KB123277

텐 드럭스

텐 드럭스

인류의 역사를 바꾼 가장 지적인 약 이야기

초판 1쇄 펴낸날 2020년 11월 11일
초판 3쇄 펴낸날 2021년 12월 3일
지은이   토머스 헤이거
옮긴이   양병찬
펴낸이   한성봉
편집   하명성·최창문·김학제·이동현·신소윤·조연주
콘텐츠제작   안상준
디자인   전혜진·김현중
마케팅   박신용·오주형·강은혜·박민지
경영지원   국지연·강지선
펴낸곳   도서출판 동아시아
등록   1998년 3월 5일 제1998-000243호
주소   서울시 중구 퇴계로30길 15-8 [필동1가 26]
페이스북   www.facebook.com/dongasiabooks
전자우편   dongasiabook@naver.com
블로그   blog.naver.com/dongasiabook
인스타그램   www.instargram.com/dongasiabook
전화   02) 757-9724, 5
팩스   02) 757-9726

ISBN   978-89-6262-354-3 03510

이 도서의 국립중앙도서관 출판예정도서목록(CIP)은
서지정보유통지원시스템 홈페이지(http://seoji.nl.go.kr)와
국가자료공동목록시스템(http://www.nl.go.kr/kolisnet)에서
이용하실 수 있습니다.(CIP제어번호: CIP2020046306)

만든 사람들
편집   하명성
크로스교열   안상준
디자인   김현중
본문조판   김경주

서곡
5만 개의 알약

몇 년 전 사업상 여행을 하는 동안, 어쩌다 보니 런던에서 하루를 벌었다. 많은 여행자와 마찬가지로, 나는 망설임 없이 영국박물관으로 직행했다. 그랬더니 아니나 다를까. 그곳에서 뭔가 비범한 장면을 목격했다.

휘황찬란하게 불 밝힌 1층의 커다란 갤러리 한복판에, 거의 1만 개의 알약으로 뒤덮인 테이블 하나가 떡하니 놓여 있는 게 아닌가! 그건 한 명의 미술가와 한 명의 의사가 공동으로 기획한 전시물로, 평균적인 영국인 한 명이 평생 동안 먹는다는 수천 회 분량의 처방약을 전시해놓은 것이었다. 기다란 직물에 엮인 채 간단한 설명서가 첨부된 알약들은 기다란 전시대를 온통 뒤덮고 있었다. 나는 내가 보고 있는 것을 믿을 수 없었다. 사람들이 정말로 그렇게 많은 알약을 집어삼킬까?

대답은 '아니올시다'다. 사람들은 더 많은 약을 복용한다. 그 전시물의 규모는 영국의 실정에 맞춘 것이었으며, '약 먹기'에 관한 한 영국인은 미국인에게 범접할 수 없다. 미국인 중 과반수는 하나 이상의 처방약을 규칙적으로 복용하고 있으며, 그중 대부분은 (보고서에 따라 다르지만) 1인당 1년에 4~12가지 처방약을 복용한다. 한 전문가가 추정한 바에 따르면, 평균적인 미국 노인은 1인당 매일 열 개의 처방약을 복용한다고 한다. 거기에 비처방약(OTC 약물over-the-counter drug, 약국에서 처방전 없이 구입할 수 있는 비타민, 감기와 인플루엔자 치료제, 아스피린, 건강기능식품)을 더해보라. 그러면 미국인들은 78.54년(평균 수명*) 동안 하루에 두 개의 알약을 먹는다는 계산이 나오며, 그들이 평생 동안 먹는 알약은 아무리 낮게 잡아도 5만 개가 넘을 것이다(그보다 많으면 많았지 적지는 않을 것이다). 미국인들은 이 세상 어느 나라 사람보다 더 많은 의약품을 소비하며, 그것을 구입하기 위해 엄청난 금액(매년 OTC 약물에 340억 달러, 처방약에 2,700억 달러)을 지불한다. 이 액수는 어느 나라도 감히 넘볼 수 없는데, 그 이유는 미국의 약값이 세계에서 제일 비싸기 때문이다. 미국은 세계 인구의 5퍼센트 미만을 차지하지만, 전 세계 제약사들의 금고로 흘러 들어가는 금액의 50퍼센트 이상을 지출한다.

게다가, 내가 지금까지 말한 약물에는 불법 약물이 포함되어 있지 않다.

역사상 오늘날의 미국만큼 많은 약을 복용하고 많은 약값을 지

---

* 2017년 세계은행 통계.

불한 나라는 없었다. 그리고 그 효과는 심대하다. 평균 수명을 수십 년 늘렸고, 인구의 고령화에 혁혁한 공을 세웠기 때문이다. 약물은 여성의 사회적·전문적 선택권을 확장했고, 우리의 인생관, 법적 태도, 국제관계를 바꿨으며 심지어 전쟁을 촉발했다.

이런 점에서 어쩌면 인류의 학명을 호모 파르마쿰Homo Pharmacum(약을 만들고 복용하는 종種)으로 바꿔야 할지도 모르겠다. 현대사회는 '약 권하는 사회'라고 해도 과언이 아니다.

이 책은 (합법적이고, 비여가용non-recreational이고 대체로 처방약인) 의약품에 초점을 맞춰, '약 권하는 사회'가 도래한 과정을 설명할 것이다. 이 책은 '의학사를 바꾼 열 가지 약물들'의 미니 전기mini-biography로, 인류의 보편적 주제를 곁들여 기술한 일련의 간단하고 생생한 스케치라고 할 수 있다.

그런 보편적 주제들 중 하나는 약물의 진화evolution of drugs다. 약drug이라는 단어 자체는 프랑스와 네덜란드의 고어古語에서 유래하며, '약초herb를 건조하는 데 사용되는 통barrel'을 뜻한다. 지금으로부터 150년 전, 약사pharmacist는 여러 면에서 오늘날의 약초상herbalist과 비슷했으며, 건조된 식물이 담긴 단지에서 의약품을 꺼내거나 조제했다. 1800년대에 나타난 의사는 '약간의 효능이 있는 의약품'들을 이용하여 스무 가지 남짓한 자연치료법을 구사했다. 그러나 의사들은 수백 가지의 쓸모없는 약물을 병용했고, 그중에는 (알코올이 풍부한) 엘릭시르elixir, 찜질제poultice, (지역의 약사들이 만들어 과장 광고를 일삼는) 알약이 포함되어 있었다. 오늘날 우리는 1만 가지 이상의 의약품을 보유하고 있는데, 표적지향성targetedness이 높고 효능이 점점 향상되는 첨단 의약품이어서 수천 년 동안 치료사들을 어리둥절하게 만들었던 질병을 치료하고 종종 완치할 수 있다.

이러한 진화 과정에 개입하여 경로를 안내한 것은, 마법의 탄환magic bullet을 추구하는 인간의 도전 정신이었다. 마법의 탄환이란 인체의 질병을 한 치의 오차도 없이 찾아내 파괴하는 의약품으로, 그 과정에서 건강을 전혀 해치지 않는 것, 이름하여 특효약을 말한다. 특효약의 목표는 늘 '전능하지만, 아무런 위험을 수반하지 않는 것'이었다. 그건 아마도 불가능한 목표였을 것이다. 그도 그럴 것이, 인류는 지금껏 완벽한 특효약을 발견한 적이 없기 때문이다. 그러나 인류는 그 목표를 향해 조금씩 다가서고 있다.

이 책을 관통하는 또 하나의 주제는 제약 산업—비평가들이 빅파마Big Pharma라고 부르는 수조 달러 규모의 베헤모스behemoth* 군단—의 성장과, 우리가 그것을 규제하는 방식의 변화 과정이다. 예컨대 1880년대에는 처방이 없어도 모든 약(심지어 아편, 코카인, 대마초가 배합된 약물 포함)을 구입할 수 있었다. 그러나 요즘에는 거의 모든 강력한 의약품을 구할 때 처방전이 필요하며, 심지어 헤로인과 같은 마약은 처방전이 있어도 살 수 없다(음, 최소한 미국에서는 그렇다). 1938년에만 해도 제약사들은 원하는 약이라면 뭐든지—사람의 생명을 위협하지만 않는다면—시장에 출시할 수 있었고, 굳이 허위 광고로 우리를 기만하려 하지 않았다. 그러나 오늘날, 처방약은 판매되기 전에 안전성과 효능이 증명되어야 한다. 약물을 규제하는 법률은 약물 자

---

* 구약성서에 나오는 힘이 센 초식동물. 레비아탄(leviathan)이 '바다의 마수'인 데 비해, 베헤모스는 '육지의 마수'로 기록되어 있다

체와 함께—때로 기상천외한 방법으로—진화해왔다.

우리의 태도 또한 변화해왔다. 1880년대에 대부분의 사람들은 자가투약권right to self-medicate을 불가침에 가까운 권리로 간주했다. 어떤 약물이 당신에게 이롭든 해롭든, 그것을 먹을 건지 말 건지는 당신의 선택권이지 의사의 소관 사항이 아니었다. 지역의 약국에 전시된 수많은 특허약patent medicine*(이를테면 방사성 물radioactive water로 만든 항암제에서부터, 아편이 섞인 시럽으로 만든 불면증 치료제에 이르기까지) 중에서 하나를 선택하는 주체는 당신의 마음이었다. 당신의 선택을 만류할 권리가 있는 사람은 아무도 없었다.

오늘날에는 사정이 완전히 달라져, 의사들이 (처방전이라는 형태로) 대부분의 약물 투여에 대한 열쇠를 쥐고 있다. 처방약을 복용하는 문제에 관한 한, 우리는 의사가 시키는 대로 해야 한다.

약물은 의료 관행마저 바꿨다. 1880년대의 의사들은 질병을 진단하고 친척들에게 위로와 조언을 제공하는 데 능숙한 가족상담사family counselor였지만, 난치병의 경과를 바꾸는 데는 거의 무능했다. 오늘날의 의사들은, 한 세기 전의 동료들에게는 꿈에서만 가능했던 기적(난치병 치료)을 행할 수 있다. 또한 그들은 종종 스케줄이 빡빡하고 데이터가 풍부한 테크노크라트로서, 환자의 손을 만지는 것보다 연구 보고서를 읽는 데 더 익숙하다.

지난 60년 동안 미국인의 평균 수명은 매년 2개월씩 연장되어

---

* 등록상표에 의해서 보호되고 의사의 처방 없이 구입할 수 있는 약물로, 과거에 돌팔이들이 행상으로 판매하던 약을 가리키는 용어로 사용되었다. 매약(賣藥)이라고도 한다.

왔는데, 그 대부분은 약물 덕분이었다. 우리는 백신 덕분에 천연두와 같은 해묵은 적을 소탕했고, 이제 폴리오^{polio}를 궁지에 몰아넣고 있다. 공중보건 노력과 더불어, 처방약은 우리의 삶을 연장하고 전반적인 건강 상태를 향상시켰다.

그렇다고 해서 커다란 위험이 사라진 것은 아니다. 합법적·불법적인 경로를 통한 약물 남용은 매년 6만 4,000명의 목숨을 앗아 가고 있는데, 이는 베트남전 기간 동안 미 육군의 연간 사망자 수를 앞지른다.

약물이 우리를 위해 한 일은 다음과 같다. 삶이 팍팍했던 시절, 그러니까 지금으로부터 200년 전에는 남성들이 여성들보다 평균적으로 두 배 오래 살았다(그 이유는 대체로 임신과 출산에 수반되는 위험 때문이었다). 그리고 모든 사람의 평균 수명은 오늘날의 약 절반 수준이었는데, 그 이유 중 상당 부분은 요절夭折과 관련되어 있었다. 만약 아기들이 출생 시 맞닥뜨리는 위험과 외상^{trauma}을 견뎌내고 유년기의 유행병—천연두, 홍역, 백일해, 디프테리아 등—에서 살아남아 성인기에 진입한다면, 행운아로 간주될 수 있었다. 그러나 그다음으로, 그들은 기아, 편도주위고름집^{quinsy}, 콜레라, 단독^{erysipelas}, 괴저^{gangrene}, 수종^{dropsy}, 매독, 성홍열$^{scarlet\ fever}$, 그 밖의 (오늘날 더 이상 들을 수 없는) 수십 가지 질병으로 사망할 수 있었다. 오늘날 우리는 주로 심장병, 암, 중년기·노년기 질환으로 사망한다. 옛날 사람들은 심장병이나 암을 별로 걱정하지 않았는데, 그런 질병에 걸릴 때까지 살아 있는 사람이 별로 없었기 때문이다. 한 무리의 과학자들은 최근 이렇게 썼다. "약물 때문에 사람들은 예전과 다른 질병을 앓고 있고, 의사들은 그런 질병에 대해 예전과 다른 생각을 품고 있으며, 질병은 사회적으로 예전과 다른 의미를 갖고 있다."

이 책에서 곧 보게 되겠지만, 백신과 항생제는 우리를 '유행병의 가엾은 희생자'에서 '유행병을 물리치는 전사戰士'로 거듭나게 했다. 더욱 효과적인 공중보건 수단—더욱 깨끗한 물, 향상된 하수처리시설, 더 나은 병원—과 함께, 약물은 '유년기 질환의 공포'를 걷어내고 '노년기 질환의 고통'을 드리웠다. 이 모든 것은 일반적으로 의학 때문이며, 콕 집어 말한다면 약물 때문이다.

약물은 우리의 문화를 바꿀 수 있는 기술적 도구의 일종이다. 그러나 곰곰이 생각해보면, 약물은 매우 특이한 도구다. 오늘날의 의약품은 첨단 제품으로, 최신식 연구실에서 수천만 달러의 투자를 통해 개발되었다. 그러나 매우 친근하고 인간적인 첨단 제품이기 때문에, 효과를 발휘하기 위해서는 인체의 일부가 되어야 한다. 즉, 당신은 그것들을 코로 흡입하고, 마시고, 삼키고, 주입하고 피부에 바름으로써 신체의 일부로 만들어야 한다. 그것들은 당신의 체내에서 용해된 후 혈류를 통해 근육에서부터 심장·간·뇌로까지 들어간다. 그런 다음 비로소 조직에 흡수되어, 당신에게 녹아든 후 당신과 한 몸이 되어 효능을 발휘하게 된다. 즉, 수용체receptor에 달라붙어 방아쇠를 당기고, 병변lesion을 달래거나 진정시키고, 병원체를 파괴하거나 조직을 보호하고, 의식을 바꾸거나 당신의 건강을 회복시킨다. 그것들은 당신을 흥분시키거나 진정시킬 수 있다. 당신을 중독시킬 수 있고 목숨을 살릴 수도 있다.

약물의 원천은 뭘까? 동물일까, 식물일까, 아니면 광물일까? 어느 것이든 가능하다. 그것들이 당신의 몸에 이로울까? 종종 그렇다. 그것들은 위험할까? 늘 그렇다. 그것들은 기적을 행할까? 그럴 수 있다. 그것들이 우리를 노예로 만들 수 있을까? 일부가 그렇다.

그렇게 강력한 약물과 의사들이 손을 잡고 점점 더 많은 질병을 정복하고 있다. 이런 식으로 바라본다면, 약물의 역사는 마치 의기양양한 진보의 행진처럼 보일 것이다. 그러나 그건 어리석은 생각이다. 앞으로 보게 되겠지만, 약물의 역사 중 상당 부분은 오류, 사고, 행운에 뿌리박고 있다.

그러나 이 책을 쓰는 동안, 나는 '고전적 개념의 진보'가 약물의 역사에서 중심적인 역할을 했다는 확신이 들기도 했다. 만약 진보라는 것을 '검증된 팩트가 계속 누적되어 논리적·합리적으로 적용되어가는 과정'이라고 정의한다면 말이다. 각각의 신약은 인체에 대한 새로운 사실을 알려주고, 인체에 대한 새로운 이해는 더 나은 약물 개발을 가능케 한다. 이러한 시스템이 잘 작동한다면, 각각의 새로운 과학적 발견은 비판, 검증, 재검증, 수정을 통해 (다른 과학자들이 이용할 수 있는) 글로벌 '팩트 도서관'의 일부가 되며 도서관은 날로 번창할 것이다. 신약 생산과 기초과학의 이 같은 시너지 효과(연구실과 약물과 인체의 상호작용)는 지난 수 세기에 걸쳐 수만 편의 과학 논문에서 기술되었으며, 오늘날 속도와 강도가 더욱 증가하고 있다. 그것이야말로 진정한 진보라고 할 수 있다. 만약 전 세계 과학자들이 힘을 모은다면, 우리는 더욱 위대한 발견의 문턱에 서게 될 것이다.

나는 이 책에 나오지 않는 내용들을 독자들에게 미리 말해두고자 한다.

이 책은 제약 산업의 역사를 학문적으로 기술한 책이 아니다. 나는 불필요한 주*를 달지 않았으며, (간단명료함을 위해 불가피하게) 세상을 뒤흔든 수많은 신약개발 사건을 생략했다. 그러므로 독자들은 모든 중요한 약물을 이 책에서 발견할 거라고 기대하지 말기 바란다. 그러나 독자들은 의학사와 오늘날의 세계를 형성한 약물 중 상당수를 발견하게 될 것이다. 바라건대 독자들이 사회의 매혹적인 부분(약물에 의해 형성된 부분)을 더 잘 이해했으면 좋겠다.

이 책은 약물을 연구하는 과학자들에게 새로운 사실을 가르치는 책이 아니다. 왜냐하면 약물 연구자들을 위해 쓴 책이 아니기 때문이다. 그보다는 차라리, 이 책은 약물에 대해 좀 알지만 더 잘 이해하고 싶어 하는 사람들을 위해 쓴 책이다. 이 책은 전문가가 아니라 일반인들을 겨냥하지만, 전문가들도 흥미로운 이야깃거리를 새로 알게 되었으면 좋겠다.

이 책은 제약업자들을 행복하게 만들기 위한 책이 아니다. 제약업계를 옹호하는 로비스트나, 제약업계를 비판하는 행동가들을 위한 책도 아니다. 제약산업의 비리에 대한 장광설도, 과학의 경이로움

* 이 책의 각주 중 99퍼센트는, 옮긴이가 독자들의 이해를 돕기 위해 삽입한 것임을 미리 알려 둔다.

에 대한 찬가讚歌도 아니다. 나에게는 휘두를 도끼도, 밀어붙일 어젠다agenda도 없다.

　나의 바람은, 의학사뿐만 아니라 오늘날의 삶(의사와의 관계에서부터 TV에 나오는 의약품 광고까지, 아편유사제 과다복용opioid abuse 유행에서부터 개인화된 의학personalized medicine의 가능성까지)에 대해 많은 것을 설명함으로써 독자들의 지적 호기심을 충족하고 새로운 세계—신약개발의 세계—로 안내하는 것뿐이다. 제약회사들은 엄청난 이익을 남기지만, 많은 사람은 필요한 약을 구입할 여력이 없다. 이 책은 그 이유에 대해 생각하도록 해줄 것이다.

개인적으로 독자들이 이 책에서 얻기를 바라는 포괄적인 교훈이 하나 있다면, 이 세상에는 좋은 약도 없고 나쁜 약도 없다는 것이다. 왜냐하면 모든 약에는 양면성이 있기 때문이다.

　달리 말한다면, 모든 효과적인 약물은 예외 없이 잠재적으로 위험한 부작용을 수반한다. 이것은 신약이 시장에 출시되었을 때 흥분에 휩싸여 망각하기 쉬운 사항이다. 엄청난 광고와 종종 언론보도의 뒷받침을 받아, 새로 발매된 블록버스터 약물은 소위 자이거 사이클Seige cycle(20세기 초 이 현상을 처음 기술한 독일 연구자 막스 자이거Max Seige의 이름을 딴 용어)을 겪게 된다. 자이거 사이클은 다음과 같이 진행된다. 놀라운 신약은 열광과 광범위한 채택을 강화한다(자이거 사이클 1단계). 이러한 허니문 기간은 몇 년 내에 신약의 위험성을 지적하는 부정적인 논문들이 증가하면서 막을 내린다(2단계). 모든 사람들은 갑자기 '어제의 경이로운 약물'에 대해 '오늘의 무시무시한 위협'이라는 경각심을 갖게 된다. 열광과 마찬가지로, 이러한 경각심도 어느덧 사라지고 3단계에 접어든다. 사람들은 '신약의 실제 효능'에 대한 올바른 이해에 기반하여 균형 잡힌 태도를 갖게 되고, 신약은 적당한 매상을 올리며 약물의 신전pantheon of drugs에서 적절한 자리를 차지하게 된다.

이제 안녕! 다른 제약사가 다음번 '기적의 약'을 발매하며, 새로운 자이거 사이클이 시작된다. '제2의 혁신적 약물'에 대한 숨 막히는 소식이 들려오면, 자이거 사이클을 기억하라.

내가 선정한 열 가지 약물 중에서, 어떤 것은 당신에게 익숙하고 어떤 것은 새로울 것이다. 이 책의 전반적인 아이디어는 나의 재능 있는 편집자 제이미슨 스톨츠에게서 나왔지만, 최종 목록은 내가 결정했다.

나는 '역사상 최고 히트작'의 표준 목록을 따르고 싶지 않았다. 그래서 나는 통상적인 후보작 중 일부—예를 들면 아스피린, 페니실린—를 과감하게 제외했다. 왜냐하면 그런 약물들은 귀에 못이 박이도록 들은 터라 이미 식상하기 때문이다. 그 대신 당신은 필Pill(경구 피임약)에서부터 옥시콘틴Oxycontin과 같은 유명한 약물들 사이에서 덜 알려진(그러나 매우 중요한) 약물, 예컨대 클로랄하이드레이트chloral hydrate(병의원에서부터 미키핀* 바Mickey Finn's bar에 이르기까지 어디서나 사용되는 녹아웃 물약knockout drop), CPZ(최초의 항정신병약antipsychotic으로, 옛날에 정신병원들을 비웠던 약물)가 기술된 장章을 발견하고 깜짝 놀랄 것이다. 이 책은 다양한 형태의 아편유사제를 총망라하는데, 그중에는 선사시대에 최초로 수확된 양귀비 수액poppy sap에서부터 생명을 위협할 정도로 강력한 합성물까지 두루 포함되어 있다. 아편유사제들은 주목할 만한데, 그 이유는 역사적 중요성(수천 년에 걸친 정제 및 개발 과정은 제약의 역사를 전반적으로 이해하는 데 큰 도움이 된다)과 현재의 중요성(오늘날 전 세계에서 유행하고 있는 중독 및 남용 물질 중 하나다) 때문이다. 게다가 아편유사제의 스토리에는 흥미로운 캐릭터들이 대거 등장하고, '중세의 천재 연금술사'에서부터 '중국의 절망한 황제'와 '의식하지 않는 화학자들로 가득 찬 실험실'에 이르기까지 이야깃 거리가 풍성하다.

신중한 독자들은, 내가 제시하는 약물의 수가 '정확히 열 개'가 아니라 '10여 개'라는 점에 주목할 것이다. 왜냐하면 어떤 장은 단일 화합물(예: 설파제sulfa)에 집중하는 데 반해, 어떤 장은 약물이 속하는 화학적 그룹(예: 스타틴statins)을 다루기 때문이다. 그러므로 숫자에 너무 집착하지 말기 바란다. 그건 별로 중요하지 않다.

여기서 중요한 것은, '역사상 가장 중요한 약물'의 최종 목록을 제시할 수 있는 사람은 아무도 없다는 것이다. 그러려고 노력하는 것은 헛된 일이므로, 나는 '약물의 역사적 중요성 + 엔터테인먼트적 가

---

* 상대방 모르게 약물이나 많은 술을 넣어서 주는 음료. 자세한 내용은 3장 참조.

치'에 대한 나의 감^慇에 기반하여 결정을 내렸다. 그리고 가독성을 감안하여, 과학 용어를 가능한 한 삼가려고 노력했다. 내가 선호하는 것은 '생생한 스토리'와 '기억할 만한 캐릭터'다. 과학자들은 내 말에 서운해하겠지만, 내 진심을 이해해줬으면 좋겠다.

약물의 세계에 온 여러분을 환영한다.

차례

서곡
5만 개의 알약
5

1장
기쁨을 주는 식물
20

2장
레이디 메리의 괴물
70

3장
미키핀
105

4장
헤로인 전성시대
117

5장
마법의 탄환
136

6장
지구상의 마지막 미개척지
168

간주곡
황금기
215

7장
섹스, 피임약, 그리고 비아그라
219

8장
요술반지
251

9장
스타틴: 나의 개인적 판단
283

10장
혈액의 완성
323

피날레
신약개발의 미래
346

주 363
참고문헌 368
옮긴이의 말 377

1장
기쁨을 주는 식물

끼니를 때울 거리를 찾아 새로운 전원지대를 어슬렁거리며 이런저런 곤충, 동물, 또는 식물의 맛을 보는 중동의 초기 수렵 채취인을 상상해보라. 일반적으로 영양가가 풍부한 씨앗은 맛볼 가치가 있다. 종종 씨앗을 둘러싸고 있는 꼬투리^{seedpod}(씨앗 주머니)와 과일도 마찬가지다. 오늘은 특별한 날이어서, 그(또는 그녀)가 개활지^{open area}에서 자라고 있는 허리 높이만 한 식물을 무더기로 발견했다고 치자. 각각의 식물들은 (무겁고 주먹만 하고 반질반질한) 연두색 꼬투리 밑에서 고개를 끄덕이고 있다.

맛볼 만한 가치가 있다고 판단되어 먼저 냄새를 맡은 후 조금 깨물어본다. 그러나 이내 얼굴을 찡그리며 뱉어낸다. 꼬투리의 과육은 입이 비틀릴 정도로 쓴데, 그건 나쁜 신호라고 할 수 있다. 인간은 많은 독성물질을 '쓴맛'으로 감지하도록 진화했는데, 이것은 자연이 우리에게 '뭘 피할 것인지'를 말해주는 방법이다. 쓴맛은 통상적으로 복통stomachache을 의미하며, 그보다 더 나쁜 것을 의미할 수도 있다.

그러므로 우리의 초기 탐험가는 '커다란 꼬투리를 가진 식물'을 외면했다. 그런데 한두 시간 후에 뭔가 이상한 일이 일어났다. 꿈결 같고, 통증이 가라앉고, 쾌적한 행복감이 들고, 신과 교통交通하게 되었다. 그 식물은 성스러웠다.

아편의 역사는 아마도 그런 식으로 시작되었을 것이다. 어쩌면 예리한 눈을 가진 초기 인간이 양귀비의 꼬투리를 먹는 동물을 발견했는데, 그 동물이 나중에 약간 이상한 행동('그 식물은 신통력을 갖고 있다'라는 신의 계시)을 하는 데 주목했을 수도 있다.

정확한 내력은 모르겠지만, 우리는 그게 대충 언제부터였는지는 안다. 인간과 이 '기적의 식물' 간의 오랜 연애는 지금으로부터 1만여 년 전, 그러니까 도시도 농업도 과학도 역사도 없던 시절에 시작되었다. 유프라테스강과 티그리스강의 계곡에서 지구 역사상 최초의 도시가 생겨날 즈음, 이 성스러운 식물의 씨는 식품으로, 쓰디쓴 수액sap은 의약품으로 사용되었으며, 그것을 찬미하는 노래가 불렸다. 오늘날 시리아의 북서부에 해당하는 지역에서 4,000년 된 궁전을 발굴할 때, 고고학자들은 주방 근처에서 이상한 방 하나를 발견했다. 거기에는 여덟 개의 난로와 수많은 솥단지들이 있었지만, 음식물 찌꺼기는 전혀 없었다. 그 대신 고고학자들은 헬리오

트로프heliotrope, 카모밀레chamomile를 비롯한 (의학에서 사용되는 것으로 알려진) 약초와 함께 양귀비의 흔적을 발견했다. 그곳이 세계 최초의 약물 생산지 중 하나였을까?

　흥미로운 고대 유적지의 중심부에서 발견된 식물은 특별한 양귀비 품종이었다. 양귀비의 꼬투리, 특히 외벽에서 나오는 수액은 강렬하고 치유력이 매우 높아, 거의 초자연적인 것처럼 보였다. 예컨대 크레타섬에서 발견된 3,000여 년 전의 테라코타 조각상은 양귀비 꼬투리로 장식된 헤드드레스를 쓴 여신을 묘사했는데, 그 꼬투리의 모양은 오늘날 수액을 수확하기 위해 절단된 꼬투리와 똑같다. "그 여신은 아편에 의해 유도된 마비topor 상태에 있는 것 같다." 한 그리스 역사가는 이렇게 썼다. "그녀는 황홀경에 빠져 있으며, 쾌감이 역력한 그녀의 얼굴은 양귀비의 작용에 의해 각성된 상상력 속의 '아름다운 환상'에서 비롯된 게 틀림없다." 어떤 고고학자들은 그 여신이 발견된 방을 가리켜, "미노아인Minoan*들이 건조된 양귀비 수액을 흡입하기 위해 사용했던 공간"이라고 제안했다.

　그리스인들은 양귀비를 잠의 신(힙노스Hypnos), 밤의 신(닉스Nyx), 죽음의 신(타나토스Thanatos)과 연관시켜, 그 이미지를 동전, 꽃병, 보석, 묘석에 새겼다. 신화에서, 여신 데메테르Demeter는 그녀의 납치된 딸 페르세포네Persephone의 통증을 양귀비를 이용해 가라앉혔다고 기술되었다. 고대의 시인 헤시오드Hesiod는 기원전 8세기에 그리스 코린

---

* 고대 그리스 시대 이전에 에게해 지역에 살았던 사람들. 그들이 건설한 미노스 문명(Minoan Civilization)의 마지막 후손이 살았던 크레타섬에서는 문화유적과 훌륭한 예술품들이 많이 발견되었다.

트Corinth 근처의 메코네Mekone라는 도시에 대해 썼는데, 메코네란 '양귀비 도시Poppy Town'라는 뜻이며, 일부 역사가들은 그 이름이 메코네를 에워쌌던 양귀비 농장에서 유래한다고 믿고 있다. 호메로스Homer는 〈일리아드Iliad〉에서 양귀비를 언급했고, 〈오디세이Odyssey〉에서는 헬레네Helen*가 수면제(잠자는 물약)를 만드는 사연을 이야기했는데, 많은 사람은 그 수면제 속에 양귀비 수액이 들어 있었을 거라고 가정한다. 히포크라테스는 양귀비를 의약품의 성분으로 자주 언급했다. 양귀비는 사원에서 치르는 의식의 일부로, 조각상에 새겨지고 무덤벽에 그려졌다. 건조한 후 먹거나 담배처럼 피웠으며, 고대인이 사용한 의약품 중 가장 강력하고 진정 효과가 탁월했다. 오늘날 양귀비는 가장 논란이 많은 약물 중 하나지만, 인류가 지금껏 발견한 약물 중 가장 중요한 것으로 여겨진다.

어떤 의미에서, 초기 인간이 천연 약물을 발견했다는 것은 경이롭다. 지구상에 존재하는 30만여 종種의 식물 중에서 95퍼센트는 '먹을 수 없는 식물'이라는 점을 상기하라. 지금 당장 밖으로 나가 주변의 숲 속에 있는 식물들을 무작위로 먹어보라. 십중팔구 갑자기 통증이 생겨 몸을 웅크리거나 토하거나 죽을 것이다. 그나마 극소수의 '먹을 수 있는 식물' 중에서, 유용한 의약품을 찾아낼 확률은 0zero에

---

* 스파르타 왕의 아내로 절세 미녀였다고 전해진다. 트로이 왕자 파리스(Paris)에게 잡혀가는 바람에 트로이 전쟁이 일어났다.

가깝다.

　그러나 우리의 선조들은 그것을 해냈다. 시행착오·영감·관찰을 통해, 전 세계의 선사시대 사람들은 약용식물을 서서히 찾아내어 차곡차곡 축적했다. 초기 치유사healer들은 인근에서 자라는 식물들을 적절히 활용하는 로커보어locavore*였다. 북유럽에서 사용된 효과적인 약초 중에는 맨드레이크 뿌리mandrake root(배탈에서 기침과 불면증에 이르기까지 모든 문제를 해결한다), 블랙 헬레보루스black hellebore(강력한 완하제laxative), 사리풀henbane(통증을 가라앉히고 쉽게 잠들게 한다), 벨라돈나belladona(수면장애와 시력장애를 해결한다)가 있었다. 다른 초기 약물들(이를테면 대마초)은 남쪽과 동쪽에서 발견되어 통상로를 따라 전파되었다. 중동과 아시아의 상인들 사이에서는 향신료(예: 계피, 후추)가 큰 인기를 끌었는데, 그것들은 양념은 물론 의약품으로도 사용되었다. 초기 치유사들은 토종 약초의 목록뿐만 아니라 그것을 활용하는 방법까지도 알았다. 1세기 네로 황제 시절, 그리스 출신의 군의관 페다니오스 디오스코리데스Pedanius Dioscorides는 『약물에 대하여De Materia Medica』라는 책(총 5권)을 통해 당시의 약초들을 정리했는데, 그것은 가장 오래되고 중요한 약물 안내서 중 하나였다. 그는 수백 가지 약초의 이름과 효능 외에, 조제법과 권장량까지도 기술했다. 식물의 잎은 건조하여 빻은 후 물에 넣어 은근한 불로 우려냈고, 뿌리는 수확하여 깨끗이 씻고 분쇄하여 연고paste로 만들거나 날로 먹었다. 어떤

_____

* '지역'을 뜻하는 '로컬(local)'과 '~식 동물'을 뜻하는 '보어(vore)'의 합성어로, 자기가 사는 지역에서 가까운 거리에서 재배·사육된 토종식품(local food)을 즐기는 사람들을 일컫는 말이다.

약초는 술이나 물에 섞었다. 의약품은 삼키거나 마시거나 흡입하거나 피부에 바르거나 좌약으로 삽입했다. 디오스코리데스의 저서는 1,000년여 동안 의학계에서 약물 사용 지침서로 군림했다.

그는 양귀비를 기술하고 그 효능을 요약했으며, 위험성도 간략히 설명했다. "조금 먹으면 통증, 수면장애, 소화불량, 기침, 배탈에 효능이 있지만, 너무 자주 먹으면 기면^{lethargy}을 초래하며 생명을 위협한다. 통증을 치료할 때는 장미 기름과 함께 뿌리고, 귀가 아픈 경우에는 아몬드오일, 사프란^{saffron}, 몰약^{myrrh}과 함께 점적點滴한다. 눈의 염증을 치료할 때는 구운 달걀노른자, 사프란과 함께 사용하고, 단독^{erysipela}과 상처를 치료할 때는 식초와 함께 사용한다. 그러나 통풍^{gout}의 경우에는 모유, 사프란과 함께 사용한다."

오늘날 양귀비에서 추출된 생약을 지칭하는 '아편^{opium}'은, '즙'을 의미하는 그리스어 '오피온^{opion}'에서 유래한다. 여러 문화권을 여행하면서, 양귀비와 '마법의 즙$^{magic\ juice}$'은 많은 이름을 얻었다. 예컨대 고대 수메르인들은 '기쁨을 주는 식물$^{hul\ gil}$', 중국인들은 '아편$^{ya pian}$'이라고 불렀다(마약을 간절히 원한다는 뜻의 'having a yen for'라는 표현은 중국어에서 유래한다).

아편은 아무 양귀비과 식물에서나 얻을 수 있는 게 아니다. 지구상에 존재하는 양귀비과科에는 30속屬이 있고, 그중 하나인 양귀비속^{Papaver}에는 28종種이 있는데, 그중 대부분은 미량의 아편을 생산하는 현란한 야생화다. 28종 중에서 상당한 양의 아편을 생산하는 것은 두 가지뿐이고, 그중에서도 재배하기 쉽고, 병충해가 적고, 물을 별로 주지 않아도 되는 것은 하나밖에 없다. 그 식물의 학명은 '파파베르

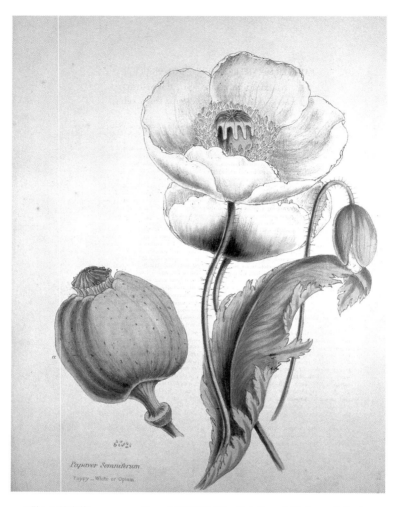

그림 1-1. 양귀비(Papaver somniferum): 하얀색 꽃, 씨 by M. A. Burnett. Wellcome Collection

솜니페룸Papaver somniferum'인데, 솜니페룸은 로마 신화에 나오는 '잠의 신' 솜누스Somnus에서 유래한다. 양귀비opium poppy라는 일반명으로 불리는 이 단일 식물은 오늘날까지 천연 아편의 거의 대부분을 제공하고 있다.

오늘날의 연구자들은 그 특별한 양귀비에 함유된 아편이 원래 풍부했는지, 아니면 초기 인간이 재배하는 과정에서 아편의 함량이 특이적으로 증가했는지를 놓고 갑론을박을 벌이고 있다. 어느 쪽이 됐든, 지금으로부터 1만 년 전 그것은 오늘날과 매우 비슷한 방법으로 재배되었으며, 의약품으로 가공되는 과정도 오늘날과 매우 흡사했다.

그리고 2,000년 전, 디오스코리데스는 양귀비의 즙을 수집하는 방법을 기술했는데, 그것은 놀랍도록 간단했다. 양귀비는 잠깐 동안 꽃을 피운 후 꽃잎을 떨군다. 그러고는 며칠 내에 반질반질한 녹색 꼬투리를 만드는데, 그것이 점점 더 커져 달걀만 한 크기가 된다. 수확하는 사람들은 꼬투리가 말라 칙칙한 갈색으로 변하는 과정을 유심히 지켜보다가, 적당한 순간에 그 표면에 일련의 얕은 칼집을 낸다. 이 칼집을 통해 '마법을 부리는 즙(수액)'이 흘러나오는데, 양귀비의 수확물 중에서 약물의 농도가 가장 높은 것이 이 수액이다(제빵과 조미調味에 널리 사용되는 양귀비씨poppy seed에는 극소량의 아편이 함유되어 있다).

신선한 양귀비즙은 물기가 많고, 희끄무레하고, 탁하고, 거의 불활성화되어 있다. 그러나 몇 시간 동안 공기 중에 노출된 후, 그것은 갈색의 끈적끈적한 찌꺼기로 변신하여 구두약과 벌꿀이 뒤섞인 것처럼 보인다. 의학적 효능이 생겨나는 것은 바로 그 시점이다. 그것을 꼬투리에서 긁어내면 끈끈한 작은 케이크를 형성하는데, 그 케이크를 끓여서 불순물을 제거한 후 남은 액체를 증발시키면 고체가 된다. 이 고체가 생아편raw opium인데, 수확한 사람들은 이것을 뭉쳐서 새까맣고 쫀득쫀득한 공 모양으로 만든다.

19세기 이전의 약물들은 '마녀, 주술사, 사제들이 밀실에서 말린 약초더미' 플러스 알파였다. 그것들은 (부분적으로는 의학적으로, 부분적으로는 마술적으로) 가공되고 결합되어, 펄펄 끓여 음료와 엘릭시르로 만들어지거나 알약으로 제조되었다. 그 과정에서 '미라의 먼지'와 '유니콘의 뿔'에서부터 '진주 가루', '건조된 호랑이 눈물'이 혼합되어 부유한 환자들을 위한 정교한 혼합물로 빚어졌다.

아편은 단연 최고의 구성 성분이었다. 그것은 술에 용해되거나 다른 성분들과 배합되어 혼합물을 형성할 수 있었고, 어떤 방식으로 섭취하든―액체나 고체 상태로 복용하든, 콧구멍에 넣든, 기체 상태로 흡입하든―효능을 발휘했다. 한 가지 섭취 방법이 다른 방법보다 약간 빠를 수는 있지만, 어떤 식으로 전달되든 동일한 범위의 효능―졸게 하기, 꿈꾸게 하기, 통증 없애기―을 발휘했다.

가장 중요한 것은, 아편은 일종의 '하늘에서 내려준 보너스'로서 환자들을 행복하게 만들었다는 것이다. 그것은 정신을 고양하는 영약靈藥, 다시 말해서 의약품의 범주를 넘어 '쾌락으로 들어가는 문'이었다. 한 역사가가 말했듯, "아편이 매력적인 것은, 언제나 상상력을 한껏 높임과 동시에 신체를 편안하게 해줬기 때문이다 … 심신의 언짢음은 희망과 평안함으로 대체되었다." '지긋지긋한 통증에서 벗어남', '행복한 느낌', '들뜬 기분', '꿈으로의 초대', 그것은 '유혹적인 효능'의 진정한 종합세트였다. 초기 사용자와 치유사들은 종종 똑같은 단어를 이용하여 그 효과를 기술했으니, '다행감euphoria'이었다. 아편은 질병과 부상의 통증을 감당함과 동시에 편안히 휴식하는 것을 가능케 했다. 그것은 초기 의사들에게 완벽한 치료 도구였지만, '신중히 사용해야 한다'라는 단서가 달려 있었다. 초기 치유사들에게도 사정은 마찬가지여서, 그들은 너무 많이 섭취할 경우 수면이 아니라 사망에 이를 수 있다는 점을 잘 알고 있었다.

아편이 시대를 초월하여 중동에서 서구세계까지, 수메르에서 아시리아·바빌로니아·이집트까지, 이집트에서 그리스·로마·서유럽까지 확산된 것은 전혀 놀랄 일이 아니다. 고대세계에서 1등품 아편의 생산지는 그리스 테베 근처의 지역으로 알려졌다. 이집트의 한 의학 문헌에는, 약 700가지 의약품에 아편이 사용되었다고 적혀 있다. 알렉산더대왕의 군대는 그리스를 넘어 이집트와 인도를 정복할 때 아편을 휴대하며, 경유지와 도착지의 주민들에게 퍼뜨렸다. 양귀비꽃은 잠·꿈·변신·죽음의 신과 결부되어 일시적·영구적인 수면의 상징이 되었다.

양귀비와 죽음의 연관성은 시적詩的인 것 이상이었다. 일찍이 기원전 3세기에 그리스의 의사들은 아편이 기쁨을 주는 만큼이나 위험을 초래한다는 사실을 알고, 의약품으로서의 가치가 위험을 상회하는지 여부를 놓고 격론을 벌였다. 그리스인들은 아편을 과용하는 환자들을 우려했고, 일단 아편을 사용하기 시작한 환자들은 끊기가 어렵다는 점도 깨달았다. 그들은 아편중독을 처음으로 기술했다.

그러나 아편의 혜택은 위험을 훨씬 능가했다. 로마가 세계를 지배한 기원전 1~2세기에, 아편은 포도주만큼이나 널리 소비되었으며 대중의 영혼을 고양하고 온갖 통증을 완화하기 위해 로마의 거리에서 양귀비 케이크—아편·설탕·달걀·꿀·밀가루·과일즙으로 구성된, 구워지지 않은 말랑말랑한 사탕—의 형태로 판매되었다. 마르쿠스 아우렐리우스 황제는 잠을 잘 자기 위해 아편을 복용한 것으로 알려져 있으며, 시인 오비디우스 역시 아편을 사용했던 것으로 유명하다.

로마제국이 몰락한 후, 아편은 아랍의 무역상과 상인들 덕분에 새로운 시장을 발견했다. 그들은 가볍고, 운반하기 쉽고, 같은 무게의 금金만큼 가치가 있는 물질을 만들어, 낙타의 등에 싣고 인도, 중국, 북아메리카에 널리 보급했다(그것은 캐러밴의 필수품이었다). 아랍의 가장 위대한 의사 중 한 명인 이븐 시나Ibn Sina(서양에서는 '아비 센나Avicenna'라고 불린다)는 서기 1000년경 "아편은 알라의 축복을 알리는 신호이므로, 매일 감사드려야 한다"라고 적었다. 그는 아편의 수많은 혜택은 물론, 위험(기억력 및 추리 능력 감퇴, 변비, 과다복용)을 신중히 기술했으며, 아편 좌약을 너무 많이 사용했다가 사망한 환자를 직접 목격했다. 이 위대한 치유사가 1,000년 전에 내린 결론은 오늘날의 태도와 매우 유사하게 들린다. "의사들은 통증의 지속 기간과 정도, 환자의 내성tolerance을 예측한 다음, 아편의 위험과 혜택을 저울질해야 한다." 그는 아편을 최후 수단으로 간주하고, 의사들에게 가능한 한 적게 사용하라고 권고했다. 이븐 시나 자신이 아편중독자였을 가능성이 높다.

이븐 시나를 비롯한 아랍의 의사들은 아편을 케이크, 차茶, 습포제, 파스, 좌약, 연고, 물약으로 만들었다. 중세의 아랍 의사들은 세계 최고의 의약품 제조자로, 여과·증류·승화·결정화―이 모든 것은 아랍인들이 말하는 '알케미al-chemie'(서양에서는 '연금술alchemy'이라고 불렀다)라는 관행의 일부인데, 알케미는 이집트어 '켐khem'에서 유래하므로, 제약 기술의 원조는 "이집트의 과학"이라고 할 수 있다―를 제

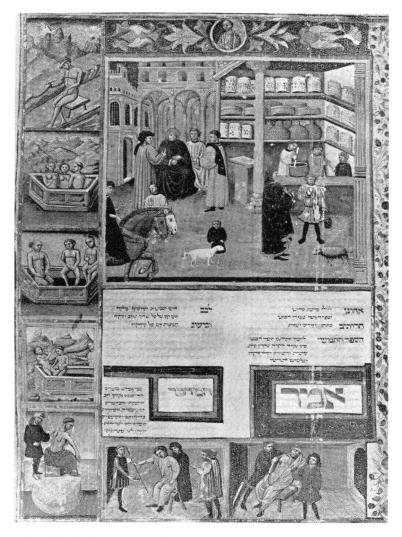

그림 1-2. 학생들에게 화학을 자세히 설명하는 이브 시나. Wellcome Collection

약에 응용하는 방법을 개발함으로써 제약 기술을 크게 확장했다. 연
금술의 기본적 아이디어는 천연원료를 이용하여 완성품을 만듦으로

써, 천연물을 '거칠고 조악한 상태'에서 '더욱 정제되고 순수한 형태'로 진화시킨다는 것이었다. 순수한 내적 정신inner spirit을 해방시킨다는 연금술의 아이디어는 우리의 언어에 구현되었다. 포도주와 맥주의 연금술적 증류는 강력한 리쿼liquor(독주)를 해방시켰는데, 우리는 그것을 아직도 '스피릿spirit'이라고 부른다. 연금술은 의약품이나 향수와 같은 유용한 물품을 만드는 수단임과 동시에, 신세계를 탐험하고 모든 사물의 정령精靈을 종교적으로 추구하는 방법이었다.

고대 이슬람의 저술들은 '아편은 훌륭한 일을 할 수 있지만, 사용자를 노예로 만들 수도 있다'라고도 천명했다. 저술가들은 아편중독을 기술하며, 위험한 환상, 게으름, 나태함, 정신력 감퇴 등의 부작용을 지적했다. "그것은 사자를 딱정벌레로 변화시키고," 한 저자는 이렇게 경고했다. "자존심 있는 사람을 겁쟁이로 만들며, 건강한 사람을 환자로 만든다."

유럽에서는 로마가 멸망한 후 아편 사용이 감소했지만, 십자군 전쟁에 참가했던 병사들이 성지Holy Land에서 아편을 갖고 돌아옴에 따라 다시 증가했다. 16세기가 되자, 아편은 이탈리아에서 영국에 이르기까지 유럽 전역에서 학질·콜레라·히스테리에서부터 통풍·가려움증·치통까지 모든 질병을 치료하기 위해 사용되었다.

아편의 옹호자 가운데는 의학사에서 가장 이상하고 매혹적인 인물 중 하나로, 필리푸스 아우레올루스 테오프라스투스 봄바스투스 폰 호헨하임Philippus Aureolus Theophrastus Bombastus von Hohenheim이라는 인상적인 이름을 가진 스위스의 연금술사 겸 혁명적인 치유사가 있었다. 오늘날 그는 파라켈수스Paracelsus로 더 알려져 있다. 그는 일종의

의학 천재medical genius인 동시에 부분적인 반골·사기꾼·신비주의자·
정신병자로서, 치료제와 치료도구가 가득 찬 가방을 둘러멘 채 거
대한 검劍(전하는 이야기에 따르면, 칼자루의 끝 부분에는 불로장생의 영
약Elixir of Life이 들어 있었다고 한다)을 들고 유럽 전역을 떠돌아다닌 전
설적인 인물이었다. 그는 마을에 들어설 때마다 주민들을 불러 모아
의술醫術을 팔고 병자를 고치고 이단적인 새 이론을 주장하고, 지역
의 치유사들에게서 정보를 수집하고, 그 당시의 정통 의학을 비난했
다. "내가 방랑 생활을 시작할 즈음에는 치통을 치료할 수 있는 의사
가 한 명도 없었고, 모든 의사는 중병重病을 거들떠보지도 않았다."
그는 이렇게 썼다. "나는 이곳저곳을 돌아다니며 확실하고 경험에
기반한 의학 지식을 추구했다. 나는 박식한 의사뿐만 아니라 양털

깎는 사람, 이발사, 현명한 남자와 여
자, 무당, 연금술사, 승려, 귀족, 평민을
막론하고 누구에게든 의견을 물었다."
그에 따르면 그는 듣고 토론하고 학습
한 다음, 최선의 아이디어를 선택하여
환자들에게 적용했다.

그는 그 과정에서 여러 권의 책을
썼지만, 그중 대부분은 그가 세상을 떠
난 뒤에도 출판되지 않았다. 한 역사가
에 따르면, "그가 쓴 책들은 읽기가 매
우 어렵고 이해하기는 더욱더 어려웠
다". 그도 그럴 것이, 환상적인 연금술

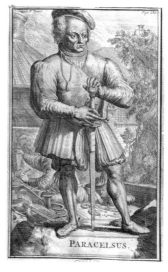

그림 1-3. 파라켈수스의 전신 초상화.
Wellcome Collection

기호, 마술적 암시, 천문학 참고문헌, 기독교 신비주의, 의학적 레시피, 신령한 영감, 철학적 심사숙고가 뒤섞여 있었기 때문이다. 그러나 그가 쓴 책의 밑바탕에는 혁신적인 의학적 아이디어의 정수精髓가 널려 있었다.

"대부분의 의사들은 자만심 강한 수다쟁이로서, 고대의 고리타분한 아이디어들을 앵무새처럼 흉내 냄으로써 부富를 쌓고, 로마·그리스·아랍 권위자들의 지혜를 섭취하지 않고 토해내며, 오래전 실수를 무한히 반복한다"라는 것이 파라켈수스의 생각이었다. 그에 대해 파라켈수스는 간단한 대안을 제시했으니, "지식을 진정으로 추구하는 사람은 자연이라는 책the book of nature을 읽어야 한다"라는 것이었다. 의사들은 고대의 권위자들이 쓴 오래된 텍스트를 맹목적으로 추종하는 대신, 현실세계에서 관찰한 의약품의 효능에 의존하고, 자연이 제공하는 모든 경이로움에 마음을 열고, 새로운 접근 방법을 발견하고, 새로운 의약품을 새로운 방법으로 사용하고, 치유 과정을 유심히 지켜본 후에 그 지식을 이용하여 치유 기술art of healing을 향상시켜야 한다고 그는 믿었다.

파라켈수스는 자신이 발견하거나 개발한 의약품을 실험하고, 새로운 혼합물을 사용해본 다음 나타나는 효과를 관찰했다. (이 과정이 오늘날 과학계에서 통용되는 '체계적 실험'이 아님을 주목하는 것이 중요하다. 그것은 '호기심에 기반한 시행착오', 즉 "여기에 뭔가 흥미로워 보이는 게 있구나. 그것을 시도해보고, 무슨 일이 일어나는지 살펴봐야겠다"라는 쪽에 가까웠다.)

그의 성공작 중에서 주목할 만한 것은, 거의 모든 질병을 치료하는 듯한 불가사의하고 기적적인 까만색 알약이었다. "나는 라우다 눔ᴸᵃᵘᵈᵃⁿᵘᵐ(아편틴크)이라는 비밀 치료제를 갖고 있다. 그것은 다른 어떤 명약名藥보다도 우월하다." 그는 1530년경에 이렇게 썼다. 그의 동시대인 중 한 명은 다음과 같이 증언했다. "그가 보유한 라우다눔이라는 알약은 쥐똥같이 생겼는데, 극심한 질병을 치료할 때만 사용되는 비장의 무기였다. 그는 그 약으로 죽은 사람을 깨울 수 있다고 자랑했는데, 그건 괜한 말이 아니었다. 죽은 것처럼 보이던 사람이 그 약을 먹고 벌떡 일어났으니 말이다."

파라켈수스의 아편틴크는 '전설 속의 물건'이 되었지만, 우리는 오늘날 그 비밀스러운 레시피를 알고 있다. 알약의 약 4분의 1은 생 아편이었고, 나머지는 사리풀, 위석ᵇᵉⁿᶻᵒᵃʳ ˢᵗᵒⁿᵉ(소·양 등의 위胃나 장腸에 생기는 결석結石), 호박ᵃᵐᵇᵉʳ, 사향ᵐᵘˢᵏ, 으깬 진주와 산호, 다양한 기름, 수사슴의 심장에서 나온 뼈, 소량의 유니콘 뿔(중세의 많은 의약품에 들어 있다고 주장되는 상상 속의 성분으로, 그 당시 '유니콘 뿔'이라고 불리던 것은 대부분 일각돌고래ⁿᵃʳʷʰᵃˡ의 엄니였다)의 환상적인(약리활성이 거의 없는) 혼합물이었다. 그러므로 아편틴크의 효능 중 대부분은 아편에서 유래했을 것이다.

파라켈수스는 자신의 견해를 확신했고, "무식한 의사는 병자를 고문하러 온 지옥의 사자다"라고 말하거나 이븐 시나의 책 중 하나를 모닥불에 던졌을 때 너무나 확신에 차 있었으므로, 많은 사람은 그를 건방진 허풍쟁이쯤으로 여겼다. 그러나 그는 돌팔이가 아니라 약학의 아버지 중 하나로, 약물 연구를 고대 이론의 질곡에서 끌어내어 더욱 현대적인 토대 위에 우뚝 세우려고 노력한 독보적인 인물이었다. 예컨대 그는 자기 자신과 추종자들에게 아편을 투여한 다음 효과를 살펴봤는데, 이런 자가실험self-experimentation은 향후 몇 세기 동안 의사들 사이에서 흔한 관행으로 자리 잡게 되었다.

1541년 파라켈수스가 세상을 떠날 즈음, 유럽에서는 아편에 대한 욕구가 상승하고 있었다. 콜럼버스는 '발견의 항해voyages of discovery'에서 아편을 찾아 유럽으로 가져온 것으로 알려져 있는데, 존 카보트, 페르디난드 마젤란, 바스쿠 다가마와 같은 탐험가들도 사정은 마찬가지였다. 유럽인들이 아편에 그렇게 열광한 이유는, 르네상스기의 수많은 알약이나 물약과 달리 효능이 탁월하기 때문이었다. 아편에 대한 인기가 상승하자, 의사들이 아편을 사용하는 방법도 다양해졌다. 어떤 영리한 의사들은 아편을 오디, 헴록hemlock*과 함께 용액에 녹인 후 해면 속에 스며들게 했다. 약물이 스며든 "잠재우는 해면"을 물에 적신 후 가열하면 증기가 뿜어져 나왔는데, 환자가 그 증기를 흡입하면 통증이 가라앉고 잠이 들었다. 그리하여 아편은 최초의 마취제로 사용되었다. 베네치아의 당밀Venetian treacle은 아편과 (꿀과 사프란에서부터 독사 고기viper's flesh에 이르기까지) 62개의 다른 성분을 혼합한 것으로, (사교상snakebite에서부터 흑사병에 이르기까지) 거의 모든 질병을 치료하는 데 사용되었다. 하늘을 찌르는 인기 때문에, 당밀은 런던에서 최초의 약물 규제가 시행되는 빌미를 제공했다. 1540년 헨리 8세는 의사들에게, 약제상apothecary을 조사하여 위험하거나 결함 있는 약물(당밀 포함)을 보고할 권한을 부여했다. 셰익스피어의 시대에 런

---

* 독미나리에서 추출한 독.

던에서 당밀을 만들도록 허가받은 사람은 한 명뿐이었는데, 그조차도 당밀을 판매하기 전에 왕립내과의사협회Royal College of Physicians의 검사를 받아야 했다.

아편을 사용한 초기 의사들의 한 가지 문제점은, 그게 얼마나 강력한지를 전혀 모른다는 것이었다. 다양한 나라에서 다양한 방법으로 제조되었기 때문에, 하나의 알약 속에 함유된 아편의 양을 정확히 알아낼 방법이 없었다. 어떤 알약은 다른 알약의 2~3배, 심지어 50배에 달하는 아편을 함유하고 있었다. 의사들은 새로운 포장을 뜯을 때마다 환자의 행운을 빌어야 했고, 돈을 내고 알약을 받아 든 환자들은 모든 것을 운명에 맡기는 수밖에 없었다.

약물의 표준화를 처음으로 시도한 사람은 1600년대의 저명한 영국 의사 토머스 시드넘이었다. 시드넘은 아편의 광팬으로, "이 '신이 내린 약물'은 인간이 만들 수 있는 어떤 약물보다도 치유력이 월등하다"라고 믿고 있었다. 그는 자신이 만든 '포도주에 용해된 아편틴크'로 유명했는데, 아편의 쓴맛을 달콤한 포트와인*, 계피, 정향clove**으로 상쇄한 것이 핵심 포인트였다. 시드넘의 액상 아편은 알약보다 삼키기 쉬웠지만, 가장 중요한 것은 조제 과정이 대체로 표준화되었다는 점이었다. 즉, 한 병에 들어가는 아편의 양을 정확히 할당하려면 용량을 매우 신중히 측정해야 했다. 시드넘은 이 액상 아편으로 큰돈을 벌었고, 파라켈수스에게 경의를 표하기 위해 라우다눔이라고 불렀다.

---

* 단맛이 나는 포르투갈산 적포도주.
** 열대성 정향나무의 꽃을 말린 것. 향신료로 씀.

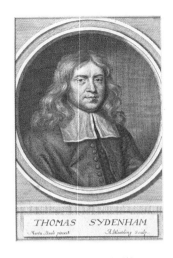

그림 1-4. 토머스 시드넘의 초상화.
Wellcome Collection

시드넘의 아편틴크는 그 자신의 개종改宗에 힘입어 공전의 히트를 쳤다. 그는 아편의 미덕을 열렬히 간증하는 바람에, 친구들에게서 "닥터 아편사랑Dr. Opiophile"이라는 별명을 얻었다. 매출이 증가함에 따라, 효능의 정확한 측정에 대한 과학적 관심도 덩달아 증가했다. 크리스토퍼 렌, 기디언 하비와 같은 영국의 연구자들은 고양이와 개를 대상으로 한 실험을 통해, 특정한 효과를 달성하는 데 필요한 용량을 알아내기 시작했다. 효능을 테스트하고 품질을 확인하는 새로운 방법이 발견됨에 따라, 아편은 의학이 기술art에서 과학science으로 전환하는 데 기여하기 시작했다.

아편은 쾌락을 위해서도 쓰였다. 아편을 기술한 최초의 영어 책 중 하나는 1700년 존 존스라는 의사가 쓴 『아편의 불가사의 해명』이다. 존스는 그 책에서, "아편은 사람을 불안에서 해방할 뿐만 아니라 업무 처리, 관리의 신속성·침착성·민첩성을 개선하고, 정신적 고양, 용기, 위기 극복 능력, 담대함, 만족감, 관대함, 집중력, 평정심을 향상시킨다"라고 말했다. 또한 "아편은 반가운 소식으로 인한 쾌감과 기분 전환감을 극대화한다"라고 하며, 아편의 효과를 '영구적인 오르가슴'에 비교했다. 아무래도 그는 아편중독자였던 것 같다.

아편을 통증 완화가 아니라 기분 전환용으로 사용하는 경향은 모든 사회계층에 만연했다. 예컨대 유명한 일기 작가 제임스 보즈웰은 1773년 3월 23일, "나는 존슨 박사와 함께 아침을 먹으며, 어제 무거웠던 마음이 간밤에 아편을 복용하고 가벼워졌다는 말을 들었다"라고 썼다. 아편은 그 시절에 우울증 치료제로 사용되었던 것 같다.

1700년대 말 내내 아편을 함유한 새로운 의약품이 범람했는데, 그중에는 도버스 파우더Dover's Powder, 퀘이커 드롭스Quaker Drops, 베이츠 박사의 퍼시픽 필스Dr. Bates' Pacific Pills가 있었다. 그런 의약품들은 의사, 동네 약국, 심지어 식료품점에서 쉽게 구입할 수 있었으며, 처방전은 필요하지 않았다. 그런 의약품들의 사용을 제한하는 법률이 없었으므로 아편은 도처에 확산되었다.

유럽의 대중은 아편을 갈망했다. 때는 바야흐로 산업혁명기여서, 빠르게 증가하는 공장 노동자들은 끔찍한 근로조건에 직면해 있었다. 확장되는 빈민가에 거주하는 저임금 노동자들은 저렴한 해방감이 필요했다. 진gin은 하나의 옵션이었고, 아편은 또 하나의 옵션이었다.

아편의 인기는 질병의 패턴 변화에 발맞춰 증가했다. 결핵이 그 대표적 사례였는데, 빠르게 성장하는 밀집된 도시의 산업 중심지는 결핵과 같은 유행병의 온상이었다. 생명을 야금야금 갉아먹는 결핵은 환자를 종종 극도의 (신체적·정신적) 고통에 빠뜨렸는데, 그 해결책은 아편밖에 없었다. 또한 오염된 상수도를 통해 맹렬히 확산되는 콜레라는 빈민가와 함께 성장하는 또 하나의 질병이었다. 콜레라는 걷잡을 수 없는 설사를 초래함으로써 목숨을 앗아 갔는데, 고맙게도 아편의 중요한 부작용 중 하나가 변비였다. 아편은 콜레라 환자들의 생명을 살리거나, 죽어가는 환자들의 통증을 누그러뜨리고 마음을 달랬다. 날로 증가하는 매춘부들은 아편의 가장 충실한 사용자 중 하나로, 아편틴크를 이용해 일상적인 고통을 완화하고 성병의 증상에 대처하고 절망감을 달랬다. 그들은 때로 고객에게 아편을 권했고, 때로는 아편을 이용해 스스로 목숨을 끊었다.* 의사들은 아편의 대리점으로 행동하며, 환자의 아편 사용을 노골적으로 부추기고 그 과정에서 돈을 벌었다. 화학자와 약제상은 아편을 함유하는 의약품이 주요 수입원이었으므로 아편 광고에 열을 올렸다.

　사실 아편은 사용하는 때와 장소에 따라 진통제가 되거나 파티약party drug**이 될 수 있고, 구세주가 되거나 자살의 수단이 될 수도 있었다. 아편은 18세기 말 서유럽에서 크게 유행했으므로, 어떤 역사가들은 그것을 낭만주의 시대(자발성, 개인적 경험, 개방된 도덕, 허황된 생각flight of fancy, 꿈 같은 공상을 강조하는 시대)의 탄생과 결부시켰다. 낭만주의 시대를 주도한 예술가와 정치가들 중 상당수—바이런과 베를리오즈에서 조지 4세와 나폴레옹에 이르기까지—가 아편을 어느 정도 사용한 것은 틀림없는 사실이다. 퍼시 셸리는 어느 날 마약에 취한 채 한 손에 피스톨 다른 손에 아편틴크를 들고 메리 울스턴크래프트(그는 그녀와 미치도록 사랑에 빠졌지만 그 당시에는 다른 여성과 결혼한 상태였다)의 방에 난입하여, "죽음이 우리를 하나로 묶을 것이오"라고 선언했다. 그들은 결혼할 수 있을 정도로 오래 살았지만, 1814년 메

---

* 아편을 과다 투여하면 호흡중추에 작용해 호흡근을 경직시키고, 결국 호흡이 점차 느려져 사망에 이를 수 있다.

** 파티나 클럽에서 사용하는 기분 전환용 약물.

리의 의붓동생이 아편틴크 과다복용으로 사망했다. 키츠는 '영웅적인 용량'을 죽 들이켰고, 새뮤얼 테일러 콜리지와 토머스 드 퀸시는 완전한 중독자였다.

"19세기의 문학은 아편틴크에 푹 빠져 있었다"라고 한 역사가는 썼다. 그리고 아편의 매력은 인텔리겐차를 훨씬 넘어서까지 마수를 뻗쳤다. 19세기 중반의 영국에서 아편은 진만큼 저렴하고 담배보다 더 널리 보급되어 노동자, 농민, 빈민층에까지 확산되었다. 여성들은 삶의 지루함에서 잠깐 벗어나기 위해 아편을 사용한 다음, 자녀들에게 건네줌으로써 허기를 달래고 울음을 그치게 했다. 남성들은 고통을 가라앉히고 말썽을 잊기 위해 아편을 사용했다. 만약 수중에 남은 아편이 있다면, 농장의 동물들에게 던져줘 (도축하기 전에) 살이 피둥피둥 찌게 만들었다.

영국의 고립된 소택지沼澤地인 펜랜즈Fenlands는 '아편의 왕국'으로 악명이 높았다. 그곳에서는 재발성 열병recurrent fever인 말라리아가 흔했고, 류머티즘도 흔했다. 퀴닌quinine(남아메리카산 나무의 껍질로 만든 말라리아 치료제)은 시골 농부들이 사용하기에는 가격이 너무 비쌌고, 의사도 감히 처방할 엄두를 내지 못했다. 굶주림에 허덕이는 농부들은 아편에 눈을 돌렸는데, 한 관찰자의 증언에 따르면 "아편은 의약품일 뿐만 아니라, 펜랜즈의 수렁과 농경생활의 고단함에서 벗어나기 위한 수단이었다". 1863년 그곳을 방문한 한 군의관은 이렇게 적었다. "웬 남성이 들판에서 괭이에 기댄 채 졸고 있는 모습을 심심찮게 볼 수 있다. 그러다가 내가 접근하면 발동이 걸려 한동안 힘차게 일한다. 중노동을 하는 사람은 일을 시작하기 전에 아편을 복용하고, 많은 사람은 맥주를 마시기 전에 아편 한 알을 맥주잔에 떨어뜨린다."

아편은 비교적 무해한 악harmless vice으로, 독한 술보다 확실히 덜 위험했다. '부주의하게 아편이 너무 많이 함유된 진정시럽soothing syrup을 먹이는 바람에 중독된 아기'에 관한 이야기들은 하나같이, '다른 아기들은 진정시럽을 오랫동안 먹어도 멀쩡하더라'라는 부연설명을 곁들였다. 1850년대의 아편 행상들은 여든 살 난 여성의 일화를 퍼뜨렸는데, 그 내용인즉 40년 동안 하루도 빠짐없이 0.5액량온스(약 15밀리리터)의 아편틴크를 먹었는데 아무런 부작용도 겪지 않았다는 것이었다. 혹시 '램프를 든 여인', '백의의 천사'로 유명한 플로렌스 나이팅게일도 간혹 아편을 사용하지 않았을까? 물론 그랬다. 만약 아편이 사람에게 해롭다면 그녀가 그랬겠는가? 1825년부터 1850년 사이에 영국의 아편 판매량은 매년 4~8퍼센트씩 증가했다. 영국 정부는 국민들의 늘어나는 아편 선호를 충족하기 위해 인도에서 양귀비 플랜테이션을 장려했고, 그것은 곧 전 세계 공급량의 상당 부분을 차지했다. 동인도회사는 아편을 전 세계에 선적하는 사업에 뛰어들었다. 아편을 재배·가공·운반·판매하는 것은 큰 돈벌이가 되었고, 영국은 그 시작일 뿐이었다. 만약 아편이 영국에서 그렇게 인기가 있다면, 다른 나라들에 더 많은 아편을 사용하라고 부추길 경우 무역상들에게 얼마나 많은 부를 가져다줬겠는가?

인도는 하나의 가능성이었다. 그러나 영국은 영국령 인도제국Raj의 신민臣民들에게 빈틈이 없기를 바랐다. 지구상에는 다른 나라들이 많았으므로, 굳이 인도를 표적으로 삼을 필요가 없었다. 그보다는 차라리, 인도를 발판으로 삼아 다른 나라들로 아편 거래를 확대할 경

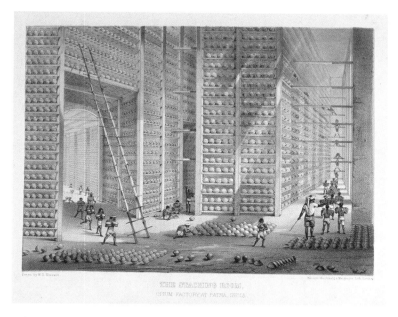

그림 1-5. 인도 파트나의 아편공장 창고의 분주한 노동자들. Lithograph after W. S. Sherwill, c. 1850 by W. S. Sherwill. Wellcome Collection

우 영국에게 더 큰 이익이 될 수 있었다. 게다가 영국의 입장에서 보면 그런 나라의 국민들이 아편에 중독되어 약화될수록 유리했다. 그래서 영국은 지구상에서 인구가 가장 많은 나라, 중국의 청조^{Celstial} Empire를 겨냥하게 되었다.

중국인들은 이미 아편에 대해 좀 알고 있었다. 그들은 일찍이 고대시대(최소한 3세기)에 아편을 처음 배웠다. 아랍의 무역상들이 중국에

아편을 전래했고, 중국의 연금술사들은 그게 흥미로운 의약품임을 발견했다. 처음에는 상류층에서 이질dysentery을 치료하고 부자의 소실小室들을 달래기 위해 소량씩 사용되었다. 그리고 약 1,000년 동안 그 이상 사용되지는 않았다.

그다음으로 최초의 유럽인 선원들이 도착했다. 그들은 무역을 간절히 원했는데, 그들이 가져온 물품 중에는 '중국인들이 귀하게 여길 것'이라고 생각한 것들이 많았다. 그러나 이미 비단을 갖고 있었던 중국인들이 거친 영국산 모직물이나 뻣뻣한 네덜란드산 리넨linen을 원할 리 없었다. 또한 이미 자기porcelain를 보유한 중국인들이 열등한 서양 도자기를 원할 리 없었다.

그러나 중국인들이 원한 게 몇 가지 있었다. 그중 하나는 새로운 '기분이 좋아지는 약초'로, 아메리카에서 건너온 식물의 잎을 말린 것, 담배였다. 중국인들은 낯선 선원들이 그 이파리 절편을 작은 파이프에 쑤셔 넣은 다음 불을 붙여 향내 나는 연기구름을 뿜어내는 장면에 매혹되었다. 그것은 바람직한 효과를 발휘했다. 중국의 엘리트들은 흡연 습관을 신속히 받아들였고, 흡연은 17세기 중국에서 크게 유행했다. 뭔가 무역할 만한 것을 찾아낸 유럽인들은 반가워하며, 담배를 광저우에서 선박떼기로 팔았다. 만약 공급이 달리면, 중국인들은 모자라는 부분을 다른 물건(예: 말라리아를 예방하는 데 도움이 되는 것으로 알려진 아편과 비소arsenic)으로 대체해달라고 했다. 대체물은 비범한 효과를 덤으로 제공한 게 분명했다.

담배가 중국에서 큰 인기를 끌며 흡연의 중독 성향이 명백해지자, 1632년 황제는 모든 형태의 흡연을 금지할 필요성을 느끼게 되었다. 그는 흡연을 뿌리 뽑기 위해, 모든 알려진 흡연 중독자들을 처형하라고 명령했다. 그러자 담배는 자취를 감췄고, 뒤이은 가뭄 기간 동안 일부 중국인들이 혼자서 몰래 아편을 피우게 되었다.

18세기 초까지 상황은 이런 식으로 전개되다가, 또 하나의 가치 있는 '말린 식물'이 등장했다. 이번 것은 중국에서 오랫동안 재배되어 왔던 것으로, 끓는 물에 담그면 '기분이 좋아지고, 에너지가 샘솟는 효과'를 내는 음료가 만들어졌는데, 바로 차※였다. 담배가 중국에서 유행했던 것처럼, 차는 영국에 도입되자마자 대박을 쳤다.

영국에서 중국산 차에 대한 수요가 급증하자, 영국의 상인들은 차와 맞교환할 뭔가—뭐든 상관없었다—를 찾아야 했다. 담배는 이미 물 건너갔으므로, 영국의 특사들은 주석, 납, 면직물, 기계식 손목시계, 건어물 등 황제의 흥미를 끌 만한 거라면 뭐든 들고 황실에 들어왔다. 그러나 그중에서 황제의 흥미를 끈 것은 단 하나도 없었다. "청조는 모든 물자를 풍부하게 보유하고 있으며, 국경 안에 부족한 제품은 하나도 없다." 중국 황제는 1800년경 이렇게 으스댔다. "그러므로 우리의 제품과 외계 야만인들의 제품을 물물교환할 필요가 없다."

제품에 대한 욕구는 없을지 몰라도, 중국인들이 갈망하는 원재료가 하나 있었다. 중국의 통화는 은銀에 기반하고 있었고, 중국인들은 귀금속을 한없이 갈망하고 있었다. 그것은 영국에게 안 좋은 소식이었다. 왜냐하면 전 세계의 은 중 대부분은 신세계에 있는 스페인 보유 광산에서 나왔기 때문이다. 영국은 약간의 은을 보유하고 있었는데, 중국의 차 수출이 급증하자 전 세계 은 공급에 불균형이 초래되어 뭔가 다른 것이 절실히 필요하게 되었다.

그러자 아편에 관심이 쏠렸다. 인도에 아편 플랜테이션이 확립되어 있었으므로, 영국은 대량의 아편을 수출할 수 있었다. 그들에게 필요한 일이라고는 중국인들을 모조리 아편 사용자로 만드는 것밖에 없었다.

중국의 황제들은 무사태평이었다. 담배를 둘러싼 문제에는 여전히 현명하게 대처하면서도, 새로운 약물을 세상에 퍼뜨리려는 영국의 노력에 직면한 중국 정부는 아편의 교역을 제한하는 포고령을 연발할 뿐이었다. 영국은 더 많은 아편을 판매할 방법을 찾아냈다. 모든 아편 흡입자들은 새로운 '돈구멍'이었는데, 일단 흡입을 시작하면 중단하려 하지 않았다. 중국 농민들의 삶은 펜랜즈 농부들의 삶과 마찬가지로 피폐해졌고, 많은 농민은 중독자가 되었다. 특히 돈 많고 할 일 없는 중국인들은 장난 삼아 아편을 피우다, 본격적으로 더 많이 구입했다. 시장은 급성장하여 1729년 영국은 광저우 항구에서 인도산 아편으로 가득 찬 궤짝 200개를 팔았다. 판매되는 궤짝은 1767년에 1,000개, 1790년에는 4,000개로 급증했다. 그 당시 중국의 황제이던 홍리Hongli(건륭제乾隆帝)와 그의 아들 용얀Yongyan(가경제嘉慶帝)은 격분했다. 그것은 외견상 담배의 재판再版이었지만, 담배보다 훨씬 더 나빴다. 새로운 약물은 유혹적일 뿐만 아니라 사용자를 게으르고 비생산적인 사람으로 만들었다. 황제의 포고령은 갈수록 강력해져, 급기야 1799년 "아편 사용을 전면 금지함과 동시에, 혐오스럽고 개탄스러운 약물을 청조에 수입하는 것을 일절 금지한다"라는 법령이 공표되었다. 공식적으로 영국은 법령에 따르지 않으면 안 되었다.

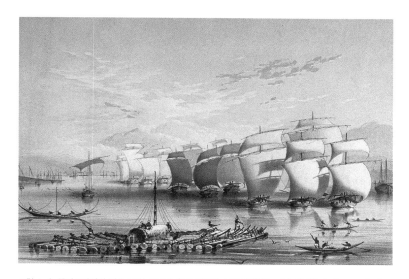

그림 1-6. 갠지스강에서 다른 보트, 뗏목과 함께 아편을 싣고 출항하는 쾌속 범선단. Lothograph after W. S. Sherwill, c. 1850 by W. S/ Sherwill. Well Collection

그러자 그들은 밀수에 눈을 돌렸다. 그로부터 몇 년이 채 지나지 않아, '반半합법적인 사업가'에서부터 '완전한 해적'에 이르기까지 약 스무 개의 그룹이 아편을 중국에 밀반입했다. 이런 부도덕한 거래자들은 중국 해안의 후미진 항구에 슬그머니 들어와, 지방 관리들에게 뇌물을 주고 수 톤의 인도산 아편을 중국에 밀반입했다. 영국 정부는 공식적으로 스캔들을 개탄했지만 비공식적으로 눈감아줬다. 동인도회사가 크게 관여했고, 엄청난 규모의 돈이 왔다 갔다 했다. 특정한 활동이 무시되고 거래가 성사되어, 아편은 인도에서 중국으로 계속 이동하며 중국에서 영국으로 이동하는 차의 결제 대금을 제공했다. 그리고 그 과정에서 이미 위태로웠던 중국 정부가 더욱 흔들렸다. 그것은 영국에게 득이 되는 일이었다. 정부가 약해질수록 황제의 간섭 없이 교역을 행하기가 수월했기 때문이다. 역사가들의 추정에 따르면, 1830년대 말 중국인구의 약 1퍼센트인 400만 명이 아편중독자였고, 밀무역항 근처에 사는 중국인들 중 중독자의 비율은 무려 90퍼센트였다고 한다. 1832년, 아편 무역이 영국령 인도의 총 국민생산에서 차지하는 비율은 6분의 1이었다.

그러자 중국 정부는 아편 무역을 영원히 종식시키기로 결정했고, 아편전쟁이 초읽기에 들어갔다.

1839년 상당한 규모의 중국군 파견대가 광저우에 있는 영국의 교역소trading post 외부에 모습을 드러냄으로써 전쟁의 뇌관을 건드렸다. 중국군 지휘관은 황제의 이름으로 "모든 아편 판매자는 약물 재고의 지분을 포기하라"라고 요구했다. 소규모 영국군의 사령관은 교역소 밖에 진주한 중국군 병사들의 위세에 눌려, 거래자들에게 '시키는 대로 하라'라고 권했다. 수천 개의 궤짝에 든 아편이 넘어오자마자, 중국군은 영국군이 보는 앞에서 커다란 모닥불을 피워 아편을 불살랐다. 그것은 외국인 거래자와 자국의 국민 모두에게 중국 정부의 입장을 천명한 사건이었다. 아편은 더 이상 관용의 대상이 아니었다.

모욕을 당해 자존심이 상한 영국 정부(빅토리아 여왕은 겨우 2년 전 왕관을 쓴 상태였다)는 광저우에 군대와 전함을 보내, 두 번의 짧은 아편전쟁의 1라운드를 시작했다. 영국은 두 번의 전투에서 모두 쉽게 승리했지만, 제대로 된 전쟁은 해보지도 못했다. 영국을 떠나 지구를 반 바퀴 돈 후, 약간의 소규모 접전과 해군 충돌이 있었을 뿐이었다. 그러나 그들은 몇 가지 중요한 사실을 실감했다. 첫 번째로 중요한 것은, 현대적이고 잘 갖춰진 영국군이 강력한 전함을 이용해 고리타분하고 허접한 중국군을 박살냈다는 것이었다. 이로써 '서양인들은 우수한 무기, 올바른 규율, 고성능 전함을 갖춘 우월한 군대를 보유하고 있다'라는 사실이 증명되었다. 그리고 아편 자체가 일익을 담당했다. 1840년 현재 수많은 중국군 장교와 사병들은 아편중독자였으므로, 전쟁이 시작되기도 전에 이미 전의를 상실하고 있었던 것이다.

두 번째로 중요한 것은, 아편전쟁으로 인해 '영국은 무역 분쟁이 생길 경우 무력을 사용한다'라는 사실이 만천하에 알려졌다는 것이다. 전쟁이 끝난 후, 영국은 막대한 전리품을 챙겼다. 황제는 빅토리아 여왕 정부에게 홍콩을 할양하고 다른 항구들을 개항하며 굴욕적인 교역 조건을 감수했다.

그리하여 청조는 강제로 개방되었지만 아편은 예외였다. 그것만은 절대로 양보할 수 없었다. 영국은 아편 수입에 대해 특별한 허가제를 요구하고, 그로 인한 부富를 아편세로 징수하라고 제안했다. 그러나 그처럼 약화된 지위에서도, 중국 황제는 분명한 선을 그었다. "밀려 들어오는 독毒의 유입을 막을 수 없다는 건 분명한 사실이다. 그러나 이윤과 관능에 눈멀어 이익을 탐하는 타락한 자들에게 굴복할 수는 없다." 청의 여덟 번째 황제 도광제道光帝는 말했다. "어떠한 회유와 협박이 있더라도, 백성의 범죄와 고통을 대가로 사익을 챙기게 하지는 않겠다." 그는 아편의 합법화를 거절했는데, 그런 완강함은 부분적으로 그의 가족사에서 비롯된 것이었다. 도광제의 세 아들이 아편에 중독되어, 궁극적으로 아편 때문에 모두 유명을 달리했기 때문이다. 전하는 이야기에 의하면, 도광제는 상심이 큰 탓에 1850년 비명횡사했다고 한다. 그러나 그는 죽을 때까지 아편 거래를 합법화하지 않았다.

그러나 그건 중요하지 않았다. 왜냐하면 아편은 중국에 너무나 깊이 뿌리내리고 있었기 때문이다. "홍콩은 세계적인 아편의 중심지이자 광범위한 약물시장으로, 자산을 보유한 사람들 중에서 정부와 관련되어 있지 않은 사람들은 거의 모두 아편 거래에 종사하고 있었다." 영국에서 파견된 홍콩 지사는 1844년 이렇게 썼다. 아편을 중국으로 들여오는 것은 공식적으로 여전히 불법이었지만, 밀수자의 힘이 커짐에 따라 영국 정부는 모른 체하게 되었다. 아편 밀매자 중 일부는 큰 상인으로 성장하여, (세계에서 제일 빠른) 소규모 쾌속 범선단을 매입하여 인도산 아편을 초고속으로 실어 날랐고, 이익금을 이용하여 영국 남작의 영지를 사들였다. 중국 해안에는 (정크*로 구성된) 대규모 해적선단이 우글거렸고, 중국은 불법과 역기능이 판치는 무정부 상태에 빠졌다. 19세기 중반에 높은 세금, 기아, (느슨한 도덕과 아편거래로 인한) 혐오감이 합세하여 혁명의 불길을 댕겼으니, 자신이 예수의 친동생이라고 믿은 중국의 컬트 지도자가 일으킨 태평천국의 난Taiping Rebellion이었다. 황제가 난을 진압하는 데 무려 14년이 걸렸는데, 그때까지 약 2,000만 명의 중국인들이 목숨을 잃고 수천만 명이 유랑자가 되었다. 정든 고향을 떠난 사람들 중 상당수는 자신의 몸에

---

* 연해(沿海)나 하천에서 사람이나 짐을 실어 나르는 데 쓰던 중국 배. 사각형 돛을 달았고 바닥이 평평했다.

'계약노동자'라는 표시를 한 채—이것은 소위 쿨리* 거래coolie trade의
시초였다—중국을 영원히 떠났다.

나라의 전망이 위태롭고 굶주림과 무법이 제국의 상당 부분을
장악함에 따라, 더 많은 중국인이 아편에 눈을 돌리게 되었다. 1888
년《런던타임스》는 중국 성인 남성의 70퍼센트가 아편을 습관적으로
사용하거나 아편에 중독되었다고 추산했다.

한 걸음 더 나아가 사태는 중국을 넘어 해외로 확산되었다. 수
만 명씩 배에 실려 미국으로 송출된 중국의 쿨리들은 아편을 소지
한 채 저임금을 받고 광업, 농업, 철도 공사에 투입되었다. 1880년대
가 되자 샌프란시스코는 스물여섯 개의 아편굴opium den과 (희부연 연
기 뒤에서 도박과 매춘이 행해지는) 무법천지의 장소로 악명이 높아졌
다. 아편은 샌프란시스코의 매춘부, 예술가, 보히미언, 돈 많은 스릴
시커thrill seeker 사이에서 인기를 끌었다. 그것은 미국의 약물 하위문

---

* 서구 제국주의에 의해 개발된 동남아, 아메리카, 아프리카 등 세계 각지의 식민지
는 대량의 노동력을 필요로 했고, 청나라의 혼란스러운 상황과 가난에서 탈피하고자
했던 수많은 중국인이 해외의 노동시장으로 빨려 들어갔다. 19세기 외국자본가나 중
국인 브로커의 모집에 응해 외국으로 송출된 노동자들은 고단한 하급노동자란 의미
에서 쿨리(苦力, kuli)라 불렸는데, 중국인 사이에서는 돼지새끼 취급을 받으며 해외로
끌려갔다고 해서 이들을 돼지새끼(豬仔)라고 불렀다. 1840년 아편전쟁 이후 광저우,
상하이, 하이커우 등지에는 외국 인력회사가 개설한 저자관(豬仔館)이 공공연히 운영
되었는데, 중국인 브로커들이 사기, 협박, 납치 등의 수단으로 쿨리를 모집했고, 쿨리
는 해외의 최종 목적지에 도달하기 위한 막대한 경비와 이자에 발목이 잡혀 노예와 다
를 바 없는 노동의 도구로 전락할 수밖에 없었다. 중국이 나라 밖으로 나가는 해외 중
국인을 '화교'라는 근사한 단어로 부르며 포용하기 시작한 것은 19세기 말 무렵으로,
그 이전까지 청조는 중국인이 나라 밖으로 떠나는 것을 엄격히 금지했으며 이를 어기
는 자들은 '버린 백성'이라 칭했다.

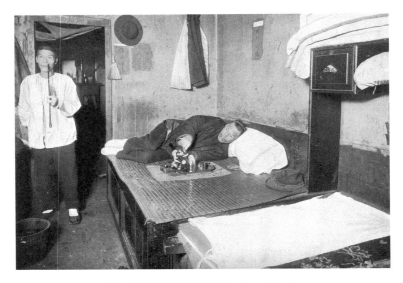

그림 1-7. 샌프란시스코의 한 아편굴. Wellcome Collection

化drug subculture의 원조였다.

수십 년 동안 아편 무역이 횡행하다 보니, 그동안 배를 불린 영국조차도 배가 터질 지경이었다. 19세기 말 중국의 부패와 비극을 드러내는 일련의 센세이셔널한 뉴스 스토리*가 영국 엘리트층에게 혐오감을 유발하자, 영국 의회에서는 마약 무역을 종식시키기로 결의했다. 그와 동시에 마약 무역에 대한 모든 공식적·비공식적 지원이 증발해

---

* 뉴스가 된 사건을 이야기 형식으로 윤색한 읽을거리.

버렸다.

그러나 아편의 폐해는 계속되었다. 제1차 세계대전 직전 또 하나의 조칙이 발표되어, 중국의 모든 아편 흡입과 아편굴을 1917년까지 중단하라고 명령했다. 그러나 황제는 이미 기력이 다한 종이호랑이여서, 칙령에 귀를 기울이는 사용자는 거의 없었다. 심지어 자금성Forbidden City에서도 사정은 마찬가지였다. 자금성의 부유한 엘리트층은 (전 국민에게 적용되는) 마약 포고령에서 예외가 된 자들로서, 아편 흡입을 거리낌 없이 계속했다.

이는 마지막 황제(선통제宣統帝)의 부인 위안룽婉容의 스토리로 이어졌다. 1906년에 태어나 열여섯 살의 나이에 무심한 젊은 황제 푸이溥儀에게 시집간 아리따운 젊은 여성은, 방자하고 공허하고 애정이라곤 눈곱만큼도 없는 삶을 영위했다. 그녀는 어린 나이에 아편 흡입을 시작하여 습관을 끊지 못했다. 수십 년간 청 제국의 몰락, 1920년대의 혁명, 1930년대의 일제침략, 제2차 세계대전, 남편의 궁극적 양위讓位를 겪으며, 그녀는 아편에서 점점 더 많은 위안을 얻었다. 1946년 제국은 먼지가 되었고, 위안룽은 습관과 중국공산당원들 모두에게 수감되었다.

공산당원들은 그녀를 구경거리로 삼았다. 황후를 독방에 가두고, 능멸하고, 아편에 손을 대지 못하게 했다. 병사와 소작농들은 감옥 옆을 줄줄이 통과하며 창살 속을 들여다보며 비웃고 킥킥거리도록 허용되었다. 위안룽은 심각한 금단증상을 겪었고, 토사물과 대변 범벅인 누더기 옷을 걸친 채 가상의 시종들을 향해 중얼거리고 흐느끼고 고함을 질렀다. 간수들은 그녀에게 청결함과 영양 보충을 불허하여, 1946년 영양실조와 금단증상으로 사망하도록 방치했다.

그것은 중국의 새로운 현실이었다. 1950년 공산당 정부는 모든 마약의 재배·판매·사용을 불법화했다. 영국이 무역을 중단한 후, 중국인들은 스스로 아편을 재배하고 있었다. 그러자 공산당 정부는 광활한 양귀비 밭을 불태우고 갈아엎어 식량 생산지로 바꿨다. 아편 재고는 불사르고 아편굴은 허물었다. 수만 명의 딜러와 중독자들은 감옥으로 보내 재교육하고, 그래도 아편을 끊지 못하면 사형에 처했다.

중국의 오랜 아편중독은 그렇게 종식되었다. 1960년, 아편은 마침내 중국에서 말끔히 청소되었다.

그러나 아편은 너무나 강력하고 유혹적이어서 사라질 수가 없었다.

1700년대 말 파리를 여행한 토머스 제퍼슨은 라브륀느La Brune라는 것을 소개받았다. 그것은 프랑스에서 사용되는 새까맣고 번지르르한 의료용 혼합물medicinal concoction로, 주요 효능은 아편에서 비롯되었다. 라브륀느에 깊은 인상을 받은 제퍼슨은 소량을 휴대하고 귀국하여, 친구들에게 '모든 통증의 첫 번째 치료제'로 강력히 권장했다.

그것은 대유행의 시작이었다. 그 당시의 한 출판물에서 선언한 바와 같이, 미국인들은 그때나 지금이나 "새로운 기계장치에서부터 새로운 특허약과 신약에 이르기까지 늘 새로운 것을 시도하고 싶어 했다". 새로운 공화국에서 우후죽순처럼 생겨난 수많은 중소제약사들은, 아편이 함유된 엘릭시르, 엑스extract*, 강장제를 마구 만들어내기 시작했다. 그런 제품들 중 상당수는 시드넘의 아편틴크를 복용하기 쉽게 변형한 액상제였다.

19세기의 미국은 '특허약의 시대', '대량광고 및 의약품 전시의 시대', '엉터리약 판매 및 과장광고의 시대'로, 누구든 돈만 내면 구입할 수 있는 OTC 약물(비처방약 또는 일반의약품)에 문호를 활짝 개방했다. 특허약―이렇게 불린 것은, 오늘날과 같은 의미의 특허를 출원해서가 아니라, 영국 왕실이 사용하는 특정 처방에 대해 왕실로부터 '특허장letter patent'을 받아, 왕실의 보증하에 광고를 할 수 있기 때문이었다―은 1800년대의 미국에서 엄청난 돈벌이감이었다. 대량광고와 OTC 혼합물 판매 중 일부에 날개를 단 것은 '얼토당토않게 부풀려진 주장', '고함량 알코올', '종종 첨가된 아편'이었다. 모퉁이 약국에서는 스타츠 유니크 프루트 코디얼Stott's Unique Fruit Cordial(아편 함유량이 3퍼센트라는 점이 독특했다), 미세스 윈슬로스 진정시럽Mrs. Winslow's Soothing Syrup(달달한 형태의 아편이 들어 있어, 보채는 아기들을 달래는 데 안성맞춤이었다), 클로로다인Chlorodyne(아편틴크, 대마초, 클로로포름의 혼합물)과 같은 치료제들을 판매했다. 의사들은 류머티즘, 콜레라, (출산에서부터 통풍에 이르기까지 다양한 원인으로 인한) 온갖 신체적 불편함에 아편을 처방했다. 아편이 함유된 특허약으로 암을 치료할 수는 없지만(그럼에도 일부 제조자들은 그렇게 주장했다), 통증을 완화하고 기침을

---

* 약재를 적당한 용매로 우려낸 추출물로, 유동엑스와 건조엑스로 나뉜다. 일정 분량의 용매만 증발시킨 후 흐를 수 있는 상태로 한 농축한 것을 유동엑스, 용매를 모두 건조한 후 분쇄하여 가루로 만든 것을 건조엑스라고 한다.

진정시키고 기분을 고양시킬 수 있다는 것은 분명했다. 아편 사용량이 급증함에 따라 수입량도 급증하여, 미국의 아편 수입량은 1840년에 1만 6,000킬로그램이었던 것이 1850년에는 4만 4,000킬로그램, 1870년에는 25만 킬로그램으로 치솟았다.

사용량이 증가하면 위험도 증가하기 마련이다. 어린이들 사이에서 부주의로 인한 과다복용이 점점 더 흔해졌지만, 귀책사유가 전적으로 어린이들에게 있는 것은 아니었다. 보채는 아기를 달랠 요량으로, 진정시럽을 과량으로 먹이는 부모들의 사례가 간혹 보고되었다. 어린이 복지 및 자선 단체들은 경고 신호를 보내기 시작했다.

성인의 경우에는 과다복용이 아니라 중독이 문제였다. 대중의 우려는 1840년부터 일찌감치 '아편에서 손을 뗄 수 없는 사람'에게 집중되며, 에드거 앨런 포의 부인을 지목하기 시작했다. 그녀는 결핵으로 죽어가던 중, 한 역사가가 "믿기 어려운 용량"이라고 기술한 아편으로 통증을 달랬다. 포 자신도 아편 사용자라는 소문이 파다했는데, 아마 사실이었을 것이다. 하지만 그래봤자 수천 명의 중독자 중한 명일뿐이었다.

많은 의사는 자신의 환자들에게 아편을 계속 권했다. 1800년대 중반의 미국에서, 아편중독은 그다지 끔찍하지 않은 일로 여겨졌다. 아편 사용을 '개탄스러운 일'로 여긴 의사들조차 대체로 "환자 자신이 적절히 통제하고 의학적으로 감독한다면, 반드시 나쁘다고 할 수 없는 습관"이라고 믿었다. 어쨌든 알코올중독보다 나은 건 분명했다.

음주는 미국의 특별한 골칫거리로, 취객들은 시끄럽고 야만적이고 간혹 폭력적―그들은 걸핏하면 총질을 하고 싸움에 휘말렸다―

이었다. 반면, 아편 사용자들은 평화롭고 과묵하고 종종 놀랍도록 행복했다. "독주는 일반적으로 동물 근성을 일깨우지만," 《뉴욕타임스》의 한 특파원은 1840년에 이렇게 썼다. "아편은 그것을 완전히 억누른다. 사실 아편은 인간 본성의 신성한 부분을 일깨워 인간 마음의 고귀한 감정을 풀가동할 수 있다." 대부분의 의사는 아편중독을 '사적인 문제', '애석하게도 공감적 치료가 필요한, 개인적 약점'으로 간주하고, 환자들에게 "습관성 중독을 서서히 완화하고, 필요하다면 한시적으로 유지용량maintenance dose을 공급해야 한다"라고 권고했다. 요컨대 의사들은 질병이나 부상을 치료하는 동안 통증을 완화할 요량으로 아편을 권함으로써 많은(아마도 대부분의) 환자를 탐닉자로 만들었다. 그러나 설사 아편에 탐닉하더라도, 일정한 선(최소 용량)을 넘지만 않는다면 인간적 존엄성을 어느 정도 유지할 수 있었으므로 과히 나쁘지 않았다.

이쯤 되자 현대 과학이 개입하여 상황을 극적으로 전환시켰다.

아편은 사용자뿐만 아니라 연구자들에게도 매혹적이었다. 구시대의 연금술사들은 현대의 화학자들에게 밀려났고, 화학자들의 권력은 과거 어느 때보다도 강력한 과학적 기법과 장비를 이용하여 크게 성장했다. 그러나 별로 바뀌지 않은 점도 있었다. 즉, 현대의 화학자들은—한물간 연금술사들과 마찬가지로—천연물질을 분리해내는 데 여전히 관심이 많아, 천연물질의 핵심 성분들을 찾아내어 정제한 다음 새로운 방법으로 재조합하려고 했다. 화학자들은 아편에 신통력을 부여하는 핵심 성분을 알아내고 싶어 했다. 의사들은 더욱 순수하고, 정제되고, 표준화된 아편 제제製劑를 환자들에게 투여하고 싶어 했다. 그들은 너 나 할 것 없이 약물의 심장부에 접근하여, 치유력과 다행감의 근간이 되는 특이적인 화합물specific chemical을 찾아내어 연구하고 싶어 했다.

최초의 획기적인 발견은 1806년, 독일의 약사 견습생 프리드리히 제르튀르너Friedrich Serturner에 의해 예상치 못한 곳에서 이루어졌다. 그는 조잡한 실험실에서 나 홀로 연구에 몰두하다가 아편의 정수精髓를 발견했는데, 그것은 여러 달에 걸친 집요한 노력의 결과물이었다. 그는 세심한 가열과 용해를 통해 끈끈한 원료물질을 분리해내어, 다양한 용매와 증류 방법을 이용하여 정제했다. 그런 다음 정제된 증기를 냉각하여 액체로 만들고, 액체를 건조하여 결정화한 다음, 그 결정을 새로운 용매에 다시 용해했다. 이러한 과정을 거쳐, 제르튀르너는 수백 가지 새로운 제제를 만들어냈다. 그는 떠돌이 개를 대상으로 아편 제제의 효능을 테스트한 다음, 몇 명의 친구들을 거쳐 마침내 자기 자신을 대상으로 테스트했다.

제르튀너는, 아편은 단일 성분이 아니라 수많은 성분의 복잡한 칵테일이라는 사실을 알아냈다. 그중에서 가장 강력한 것들은 알칼로이드alkaloid라고 불리는 화합물군群의 구성원으로, 모두 몇 가지 흔한 분자구조와 속성을 공유했으며 하나같이 쓰디쓴 맛이었다. 결론적으로 말해서, 아편에는 서너 가지의 주요 알칼로이드 화합물과 수십 가지 자질구레한 화합물들이 포함되어 있었다.

제르튀르너는 아편의 알칼로이드 중 가장 중요한 것을 최초로 정제하여—비록 거칠었지만—연구했는데, 아편의 효능 중 대부분은 그것에서 비롯되었다. 천연혼합물에서 분리된 화합물은, 같은 무게의 아편보다 열 배 강한 효능을 발휘했다. 그는 그 물질을 라틴어로 프린시피움 솜니페룸principium somniferum(수면의 원리)이라고 불렀는데, 그 이유는 사람들을 기면성 혼미drowsy stupor에 빠뜨리는 능력이 있기 때문이었다. 그는 나중에 모르피움morphium으로 이름을 바꿨는데, 그것은 그리스 신화에 나오는 꿈의 신 모르페우스Morpheus의 이름을 딴 것이었다. 오늘날 우리는 그것을 모르핀morphine이라고 부른다.

20대 초반의 알려지지 않은 아마추어 화학자에게, 그것은 믿기 어려운 성과였다. 그 당시 그의 발견이 완전히 무시된 것은 아마도 그 때문이었을 것이다. 제르튀르너는 듣보잡이었으므로, 진지한 과학자들 중에서 그의 연구에 주의를 기울인 사람은 거의 없었다. 제르튀르너는 그럼에도 연구를 꿋꿋이 계속하며 모르피움의 순도를 계속 높였고, 그때마다 자가실험을 통해 자신의 기분이 어떻게 달라지는지를 유심히 관찰했다.

자가실험은 아름답게 시작되었다. 수 시간에 걸친 다행감, 날아오르는 꿈, 통증의 종말… 그다음으로 그는 변비 때문에 고통을 겪기 시작했다. 그래서 모르피움 섭취를 중단하려고 하자, 깊은 우울증과 견디기 어려운 갈망이 찾아와 거의 미칠 지경이었다. 그래서 모르피움의 용량을 늘리려고 시도하다, 한번은 자기 자신과 세 명의 친구들을 몰살시킬 뻔했다. 그들은 30분 간격으로 고용량의 모르피움을 섭취했는데, 마지막 순간 제르튀르너가 기지를 발휘하여 구토 유발제를 사용하는 바람에 간신히 목숨을 건졌다. 결국 그의 연구는 초라하게 막을 내렸다. 수년에 걸친 연구 끝에, 그는 1812년 자신이 저지른 일에 공포감을 느꼈다. "세상 사람들로 하여금 모르피움이라는 새로운 물질의 끔찍한 효과에 관심을 갖게 하는 것이 내 의무라고 생각한다." 그는 이렇게 썼다. "그래야만 재앙을 피할 수 있다."

제르튀르너는 약국을 개업하여 품위 있는 삶을 살다, 1841년 쉰여덟 살의 나이에 무명의 약사로 세상을 떠났다. 그는 모르피움으로 재산을 모으지 않았다.

돈 버는 일은 다른 사람들에게 넘어갔다. 제르튀르너의 연구에 이어 알칼로이드에 관한 연구가 붐을 이루었고, 1820년대에는 다른 '더 유명한 과학자들'이 모르핀을 진지하게 연구하기 시작했다. 한 오래된 독일의 제약사가 모르핀을 대량으로 생산하는 데 능숙해졌다. 당신도 머크Merck*라는 이름을 들어봤을 것이다. 오늘날 그 회사는 수많은 의약품을 생산하지만, 모르핀은 그 제국이 건설되는 데 초석이 되었다.

원료물질을 분리해내고 정제하여 그 유효성분active ingredient을 연구하는 능력은 유기화학organic chemistry('생명의 분자'에 관한 연구)이라는 새로운 과학의 원동력이 되었다. 유기화학과 제약은 함께 성장했다. 19세기를 통틀어 다른 연구자들은 아편 칵테일을 더 많이 분리하여, 원료의약품 속에 들어 있는 다른 알칼로이드들을 정제했다. 그 결과 많은 알칼로이드가 쏟아져 나왔다. 1832년에 분리된 코데

---

* 프리드리히 야콥 머크(Friedrich Jacob Merck)라는 약사가 1668년 한 약국(천사약국, Engel-Apotheke)을 인수해 창업했다.

인codeine은 모르핀보다 진통 효과가 떨어지지만 탐닉성을 덜 초래했다. 주지하는 바와 같이, 그것은 오늘날 진해시럽cough syrup에 널리 사용되고 있다. 뒤이어 아편성 알칼로이드opiate alkaloid의 목록에는 테바인thebaine, 노스카핀noscapine, 파파베린papaverine, 나르코틴narcotine, 나르세인narceine이 추가되었다. 알칼로이드 화학자들의 기술이 더욱 향상되면서, 코코아, 담배, 커피, 마전자nux vomica, 기나피bark of the cinchona tree와 같은 식물에서 더 많은 알칼로이드—코카인, 니코틴, 카페인, 스트리크닌strychnine, 퀴닌, 아트로핀atropinem —가 분리되었다. 알칼로이드의 목록은 계속 확장되었다. 그것들은 모두 하나의 화합물 그룹에 속하는데, 생체활성bioactivity이 있으며 맛이 쓰다는 공통점을 갖고 있다.

그러나 모르핀은 모든 알칼로이드 중에서 첫 번째로 발견되었을 뿐만 아니라 가장 중요했다. 그것은 의료용 화합물 분야에서 아편을 신속히 대체했다. 그것은 정확한 기준과 역가力價에 맞춰 제조될 수 있었으므로, 더욱 정확한 용량을 제공함으로써 의사들에게 환자를 더 잘 치료할 수 있는 도구를 제공했다. 그것은 아편보다 훨씬 더 강력한 진통제로서, 병원 약국과 의사의 왕진 가방에서 핵심 의약품으로 자리 잡았다. 그것의 유일한 약점은, 초창기에 경구 약물이나 (왁스로 코팅된) 좌약으로 투여되어야 했기 때문에 작용이 느리고 결과가 가변적이었다는 것이다. 심지어 액상 형태로 마신 뒤에도 약물이 체내에 흡수될 때까지 기다려야 했으므로, 효과가 서서히 나타나 용량에 적응하기가 어려웠다.

의사들은 모르핀의 체내 흡수 방법이 개선되기를 원했다. 그들은 모르핀을 분말로 만들어 환자에게 들이마시게 했지만, 자칫하면 구역질을 초래할 수 있었다. 그래서 피부에 바르려고 시도했더니, 이번에는 물집이 잡혔다. 생각다 못해 피하에 삽입할 요량으로 바늘이나 가시를 이용하여 미세한 덩어리를 절개incision 부위에 집어넣으려 했지만, 너무 어려워서 용량을 통제하기가 어려웠다.

1841년 프랑스의 샤를 가브리엘 프라바즈Charles Gabriel Pravaz라는 외과의사가 새로운 의료도구를 도입함으로써 해결책을 제시했다. 프라바즈는 하지정맥류varicose vein를 치료하는 방법을 찾던 중, 약물을 이용해 혈액 응고를 늦추면 도움이 될 거라고 생각했다. 그런데 그가 사용하고 싶어 하는 약물을 경구로 투여할 경우 위장에서 파괴된다는 게 문제였다. 그는 그 약물을 정맥에 직접 전달할 방법이 필요했다. 그래서 지역의 금속 세공공에게 의뢰하여 백금으로 된 '속 빈 바늘'을 만든 다음, 바늘의 머리 부분에 작은 은 플런저silver plunger를 부착했다. 그의 아이디어는, 플런저에 약물을 탑재한 다음 바늘을 정맥에 꽂고 약물을 밀어 넣는 것이었다.

프라바즈가 발명한 것은 최초의 주사기였다. 그는 정확히 측정된 약물을 주사기로 빨아들여 피부를 통해 체내에 직접 전달함으로써, 위장과 창자라는 걸림돌을 우회하여 약물의 작용시간을 단축하고, 더 많은 약물을 원하는 부위에 보낼 수 있었다. 프라바즈는 자신의 톱햇*에 주머니를 만들고 주사기를 늘 휴대했다. 그의 발명품인 '프라바즈'는 의사들 사이에서 선풍적인 인기를 끌었다. 그것은 약물을 더욱 빠르고 정확하게 전달하는 데 필수적인 새 방법을 의사들에

---

* 서양의 남성 정장용 모자.

게 제공했다.

프라바즈는 모르핀과 찰떡궁합이었다. 약물을 인체에 직접 발사하면 순식간에 고통이 사라지고 평온함이 찾아왔으니 말이다. 한 일화에 의하면, 통증을 호소하는 환자와 마주친 간호사는 모르핀 주사한 대를 놓으며 이렇게 말했다고 한다. "나는 당신의 가장 좋은 친구가 될 거예요." 의사들은 프라바즈 덕분에 더욱 정확한 처방을 할 수 있게 되었다.

또한 새로 정제된 약물은 아편중독자들에게도 희망을 가져왔다. 일부 의사들 사이에 떠돌던 생각은 '정확히 측정된 저농도의 모르핀으로 아편중독환자를 치료하면, 아편에 대한 갈망을 무디게 함으로써 아편을 끊게 할 수 있을지도 모른다'라는 것이었다.

물론 일은 뜻대로 되지 않았다. 모르핀은 기본적으로 아편과 똑같은 약이었고, 단지 더욱 강력할 뿐이었기 때문이다. 그것은 고작해야 아편을 대체할 뿐, 치료할 수는 없었다. 프라바즈를 통해 주입된 모르핀은 중독자를 더욱 큰 흥분에 신속히 도달하게 만들었으므로, 중독의 위험은 그에 비례하여 증가했다.

1860년대의 남북전쟁 시기에 모르핀 주사는 전장戰場의 주요 의약품으로 자리 잡아, 부상당한 병사들의 통증을 완화하고 (진지에서 맹위를 떨치는) 이질과 말라리아를 치료했다. 애국적인 시민들은 군대를 위해 아편을 재배했으므로, 북부와 남부의 집 정원에는 아편꽃이 만발했고 생아편은 모르핀으로 가공되어 전선으로 긴급 수송되었다. 수백만 회 분량의 모르핀이 투여되었고, 절단된 사지나 으스러진 뼈나 외상 후 스트레스를 안고 여생을 살아가야 하는 수천 명의 참전용사들은 전쟁이 끝난 지 한참 후에도 모르핀을 자가주입^{self-injection} 하는 방법을 교육받았다.

그 결과 아편중독의 쓰나미가 몰려왔는데, 세간에서는 이것을 '군대병^{the army disease}'이라고 불렀다. 모르핀 덕분에 1870년대부터 1880년대 사이에 1인당 아편제^{opiate} 사용량은 세 배로 늘어나, 미국 최초의 아편제 위기^{opiate crisis}가 찾아왔다. 모르핀과 주사기는 우편 주문이나 약국의 OTC 창구를 통해 판매되었으므로, 원하는 사람은 누구나 얼마든지 구입할 수 있었다. 모르핀의 의학적 사용—수술, 사고, 질병이나 부상—이 증가함에 따라, 모르핀에 의존하는 환자의 수도 증가했다. 과학자들은 그 새로운 유행병을 '모르핀증^{morphinism}'이라고 부르며, 해결책을 찾으려고 노심초사했다.

1880년대의 아편제 위기는 오늘날의 아편제 위기와 매우 비슷하게 들리는데, 그 이유는 급증하는 사용자 수뿐만 아니라 사회가 대응하는 방식 때문이기도 하다. 의사와 공무원들은 처음에 온건한 접근 방법을 시도했는데, 그 내용인즉 문제점을 (이를테면 알코올중독보다 덜 심각하도록) 최소화하고, 아편에 대한 권고를 줄이는 동시에 환자의 문제를 해결할 수 있는 다른 방법을 모색하고, 심지어 시립 마약 클리닉을 실험적으로 설치하여 아편중독자에게 유지용량을 공급하는 것이었다. 약사들도 아편제 위기에 주목했다. 아편제는 많은 약국의 중요한 수입원이었지만, 일부 약국은 아편제를 일절 판매하지 않기로 결정했다. "탐욕스러운 약사들이 당신에게 모르핀이나 코데인을 판매할 것입니다." 뉴욕의 한 약국에는 이런 표지판이 걸려 있었다. "우리는 그런 약사들과 질적으로 다릅니다."

그러나 1880년대와 오늘날의 아편제 위기에는 다른 점도 있다. 오늘날의 아편제중독자들은 간혹 하층민, 즉 대도시의 마약쟁이나 농촌의 백인 쓰레기white trash*로 간주된다. 그러나 1880년대의 모르핀 중독자들(참전용사는 논외로 함)은 대체로 중상류층, 전문가, 사업가로 구성되어 있었다. 그들은 한때 통증을 호소하다가, 의사들에게 모르핀을 자가주사 하도록 교육받았다. 의사 자신도 그런 '헌신적인 모르핀 사용자' 중 하나였다. 1885년의 한 추산에 따르면, 뉴욕시 의사의 최대 3분의 1이 중독자였다.

모르핀은 여러모로 여성용 약물이었다. 여성들은 월경통과 히스테리(그 당시 히스테리는 여성이 겪는 모든 심리적 문제를 뭉뚱그린 포괄적인 용어였다)에서부터 우울증(또는 오늘날의 용어로는 멜랑콜리아) 등 다양한 문제의 해결책으로 모르핀을 권고받았다. 1800년대를 통틀어 미국의 아편팅크와 모르핀 사용자 중 대다수가 여성이라는 점은 주목할 만하다. 알코올과 담배가 남성용 약물이라면 아편제는 여성용 약물로서, 사회적 규범과 에티켓 기준에 의해 심각하게 제한된 삶에서 벗어나는 탈출구였다. 의사의 권고에 따라 아편팅크나 모르핀을 사용하기 시작한 여성 중 상당수는 중독자가 되어 조용하고 사적私的이고 드러나지 않는 습관에 매달렸는데, 그것은 많은 전문가 가정의 공공연한 비밀이었다. 그 당시 상류층의 병약자 사이에서는 아편팅크가 모르핀으로 대체되었는데, 그들은 대부분 나이 든 '시집 안 간 이모'와 '통풍 걸린 할머니'로, 탈진과 신경통을 호소하며 방 안에

---

* 미국 남부의 가난한 백인들.

처박힌 채 모르핀 주사에서 위안을 찾았다. 한 역사가의 지적에 따르면, "1870년대에 미국 남부의 전형적인 중독자는 부유한 여성 백인이었으며, 예외 없이 의학적 사용을 통해 중독되었다". 제1차 세계대전 직전 임신부의 단기 치료법으로 유행한 처방이 있었는데, 의사들은 그것을 '반수면Twilight Sleep*'이라고 불렀다. 의사들은 임신부에게 모르핀과 멀미약 스코폴라민scopolamine을 함께 처방하며 무통분만을 약속했다. 나중에 밝혀진 사실이지만, 그 처방은 통증을 가라앉히기보다는 '통증의 기억'을 모두 지웠다. 어떤 여성은 반수면 상태에서 비명을 하도 지르는 바람에 방음 장치가 된 방에 갇혀 있어야 했다. 그녀들이 깨어났을 때는 아기가 팔에 안겨 있고 고통의 기억은 하나도 남아 있지 않아, 의사들에게 감사의 뜻을 표하는 촌극을 연출했다. 주요 도시에서 반수면 협회가 우후죽순처럼 생겨났다.

의학적 치료는 종종 모르핀 습관의 시초가 되었지만, 의학이 환자를 습관에서 벗어나도록 도와주는 능력은 제한적이었다. 20세기를 앞두고 모르핀증에 대한 우려가 고조되면서, 의사는 환자에게 용량을 서서히 낮추라고 점잖게 권고했다. 그러나 그것 말고 의사가 할 수 있는 일은 별로 없었다.

중독의 개념은 신체적으로나 심리적으로나 제대로 이해되지 않았고, 그 메커니즘은 오리무중이었으며, 치료법은 종종 환자에게 떠넘겨졌다. 대부분의 중독자는 돈이 많았으므로, 약을 끊고 싶다면 주

---

* 독일에서 시작된 '다머슐라프(Dammerschlaf)'를 영어로 번역한 것. 주로 분만의 통증을 경감하기 위해, 모르핀과 스코폴라민을 주입함으로써 '의식 소실 없이 통증에 무감각한 기억상실 상태'를 유도하는 방법을 말한다.

요 도시에 갑자기 생겨난 호화판 사설 치료센터와 요양원—오늘날 마약재활사업^{drug rehab business}이라고 불리는 것의 원조—에 머물 수 있었다. 그러나 재발을 막을 수 있는 방법은 거의 없었다.

제약사에게는 '모르핀 중독'과 '모르핀 중독 치료'가 모두 돈벌이 수단이었다. 약물 생산은 진입장벽이 낮은 사업이었고, 법적인 관리감독은 거의 찾아볼 수 없었다. 누구든 얼렁뚱땅 OTC 약물을 만들어 '모든 질병(모르핀증 포함)을 치료할 수 있다'라고 광고할 수 있었다. 그런 치료제 중 상당수는 약간의 약초와 다량의 알코올을 섞은, 아무짝에도 쓸모없는 엉터리 약이었다. 어떤 것은 아편이나 모르핀을 함유하고 있어, 되레 아편중독을 조장할 뿐이었다..

모르핀은 과거의 아편중독 문제를 기묘하게 보이도록 만들었다. 낭만주의 시대에 아편틴크를 마시는 사람들의 초기 용량은 '하루에 1액량온스(샷글라스^{shot glass}*로 반 잔)'이었고, 그 속에 든 아편에는 1그레인^{grain}**의 모르핀이 함유되어 있었다. 아편틴크에 중독된 사람들은 5~6액량온스를 하루에 세 번씩 마셨을 텐데, 그래봤자 모르핀의 함량은 6그레인이었을 것이다. 그와 대조적으로, 1880년대의 노련한 모르핀 중독자는 하루에 무려 40그레인의 모르핀을 주사 맞았다.

어떤 추정에 의하면 모르핀은 19세기 말 여성들 사이에서 가장 인기 있는 자살 방법이었고, 남성들 사이에서는 권총에 이어 두 번째였다. 수십 년 동안 모르핀은 타인을 살해하는 방법으로도 인기가 높

---

* 원래 독주를 담거나 측정하기 위해 설계된 2액량온스(약 60밀리리터)짜리 작은 술잔. 글라스에 담긴 술은 스트레이트로 마시거나 칵테일에 부어 마신다.
** 65밀리그램.

았다. 희생자에게 과량의 모르핀을 먹이는 것은 쉽고, 저렴하고, 사실상 들키지 않는 방법이었다(혈액과 소변 중의 모르핀을 제대로 탐지하는 방법은 1930년대까지 개발되지 않았다). 1860년, 아편과 모르핀은 미국에서 일어난 모든 중독의 3분의 1을 차지했던 것으로 여겨진다.

모르핀을 둘러싼 이 같은 비극적인 스토리는 신문의 단골 메뉴였다. 1890년대에 빈Wien의 존경받는 교수이자 여성질병 전문가인 에버하르트 자허Eberhard Sacher의 10대 딸이 혼외임신을 했다. 그녀는 불안전한 낙태의 후유증으로 심각한 통증에 시달렸다. 아버지의 권유에 따라 모르핀으로 치료하는 바람에 딸이 중독자가 되자, 아버지는 자신을 책망했다. 그 이후 가슴 아픈 일이 일어났다. 딸의 통증과 자신의 절망 사이에서 고민하던 자허는 1891년 알고 지내는 의료기기 상점을 방문하여 주사기를 훔쳤다. 그리고 몇 시간 후 부녀父女는 모르핀 과량 투여로 사망했다. 그녀의 죽음은 사고일 수도 있고 계획된 '자살 위장 타살'일 수도 있었지만, 자세한 내막은 알 길이 없다. 그 소식으로 빈은 발칵 뒤집혔고, 합스부르크제국에서는 모르핀 규제에 대한 요구가 빗발쳤다. 그러나 공식적인 조치는 하나도 취해지지 않았다. 그도 그럴 것이, 사실상 할 수 있는 일이 없었기 때문이다.

19세기에서 20세기로 넘어갈 즈음, 무대응은 더 이상의 옵션이 아니었다. 중독으로 인한 자살, 살인, 사고 때문에 너무나 많은 생명을 잃었기 때문에 뭔가를 해야 했다. 새로운 약물이 됐든, 새로운 연구 결과가 됐든 모든 손상을 복구해야 했다. 그래서 과학자들은 보다 양성적benign인 약물을 찾는 작업에 착수했다(양성적이란, 중독과 사망의 위험이 없으면서도 여전히 통증을 완화할 수 있음을 의미한다). 그것은 한 세기 동안 진행된, '안전성이 향상되고 탐닉성 없는 아편제safer, nonaddictive opiate'를 찾아내려는 과학적 노력의 시작이었다.

또 한 가지 노력은 법제화였다. 공무원들은 '아편제를 통제해야 한다'라는 사실에 눈을 떴다. 그 결과 각종 규제, 행정지도, '마약과의 전쟁Wars on Drugs' 등의 강력한 조치가 잇따랐고, 약물 제공자는 물론 사용자까지도 타락자·범법자로 간주되었다.

만약 의학과 약학의 뒤얽힌 역사에 영향을 미친 약물을 딱 하나만 들라면, 나는 서슴없이 아편을 택하겠다. 효능이 강력하고 역사에 깊이 뿌리박고 있기 때문만은 아니다. 아편은 다른 어떤 약물보다도 약물의 이중성격dual nature을 생생하고 직접적으로 설명해준다. 모든 약물은 한편으로 큰 혜택을 줄 수 있지만, 다른 한편으로 엄청난 손상을 초래할 수 있다.

사실 '악'이라는 대가를 치르지 않고 '선'을 얻을 수는 없다. 모든 과학적 발견은 양날의 검이어서, 그 혜택은 신체적·심리적 위험과 불가피하게 관련되어 있다. 인간은 혜택만 보고 얼씨구나 하고 덤벼들었다가 위험을 뒷감당하느라 허둥대는 경우가 비일비재하다. '기쁨을 주는 식물', '신이 내린 의약품'으로 일컬어지는 아편이 그 대표적인 예다.

2장
레이디 메리의 괴물

메리 피어폰트^{Mary Pierrepont}는 예쁘고 의지가 강하고 책 읽기를 좋아하는 여성이었다. 그녀는 두 가지 행운을 갖고 태어났다. 1600년대 후반 영국의 귀족 가문에서 태어났으니 부자였을 뿐 아니라, 지위만큼이나 학문에도 치중하는 가문의 구성원이었다. 그녀가 세상에 태어나기 30년 전, 그녀의 증조부는 세계 최초의 과학 단체인 왕립학회^{Royal Society}의 창립에 기여했다. 가문의 종갓집은 세계에서 가장 크고 세련된 개인 장서로 꾸며져 있었다. 그녀의 아버지는 의원議員이었다. 그녀는 우아한 집, 최고의 음식, 가장 재치 있는 방문객에 둘러싸여, 동시대 여성의 대부분이 넘볼 수 없는 기회를 누리며 매력적인 어린 시절을 보냈다. 사랑스러운 여인으로 성장해서는 '아름다운 눈을 가진 양갓집 규수'라는 소리를 들으며 행복한 나날을 보냈다. 그녀는 영리하며 아는 게 많았고, 부모님은 그녀의 지적 능력을 더욱 향상시키기 위해 갖은 노력을 다했다. 그녀는 10대 때 가문의 장서를 독파해 라틴어를 독학하고 시를 썼으며, 주교bishop와 편지를 주고받았다.

그러나 그녀는 더 많은 것을 원했다. 그녀는 희귀한 사람 중에서도 가장 희귀한 사람, 여성 작가가 되기로 결심했다. 그녀는 주변의 말을 듣지 않고 자신의 독립성을 소중히 여겼으므로, 아버지가 신중히 고른 신랑감을 마다하고 자신이 선택한 사람과 눈이 맞아 함께 달아났다. 그녀가 선택한 사람은 샌드위치 백작의 손자인 에드워드 워틀리 몬태규였다. 몬태규는 나름 괜찮은 가문 출신이었지만, 메리에 비하면 어림도 없었다(그는 비록 고위 공무원이 되겠다는 야심을 품고 있었지만, 그렇게 되리라는 보장은 없었다). 그들의 충격적인 결혼 소식은 상류층에서 한동안 가십거리로 떠돌았다.

메리는 자신이 쓴 글 중 일부를 출판했는데, 그중 몇 편의 시가 주목을 받기 시작했다. 그녀는 재치 있고 능란한 글솜씨를 뽐냈다. 어떤 시는 가시가 좀 돋친 데다 상류층 사람들을 겨냥했기 때문에, 그녀는 익명으로 시를 발표하기로 결정했다. 그녀는 당대 최고의 재기발랄한 여성 중 하나로 명성을 날렸다. 한편 몬태규는 몬태규대로 정치적 계단을 하나씩 착실히 오르고 있었다. 두 사람은 1713년 첫 아들을 얻었다. 그들의 앞에는 꽃길이 펼쳐진 것처럼 보였다.

그러나 웬걸. 작은 반점투성이 괴물Speckled Monster이 들이닥쳤다.

첫 번째 희생자는 메리의 남동생이었다. 그는 겨우 열두 살로, 그녀가 특별히 사랑을 쏟고 있었다. 질병은 그를 갑자기 습격하여, 통증과 고열에 휩싸인 채 병석에 눕게 했다. 그는 흉측하게 일그러진 채 몇 주 만에 목숨을 잃었다.

질병의 정식 명칭은 천연두$^{small-pox}$였다(폭스란 '감염에 의해 발생하는 급성 발진성·농포성 질환'을 말하는데, 천연두를 '작은 폭스'라고 한 것은 '거대한 폭스$^{great pox}$'인 매독과 구별하기 위해서였다). 천연두는 영국에서 피할 수 없는 현실이었으며, 그즈음에는 지구촌 대부분의 지역에서 당대 최고의 킬러로 악명을 날렸다. 그것은 요원의 불길처럼 번지는 유행병으로, 나이 든 사람보다는 어린이들의 목숨을 우선적으로 노렸다. 처음 하루나 이틀 동안에는 흔한 인플루엔자와 구별할 수 없었으며, 증상이라고 해봐야 두통과 미열에 불과했다. 그러나 증세는 곧 악화되어, 맥박이 급증하고, 땀이 날 정도도 열이 오르고, 변비와 구토와 채울 수 없는 갈증이 찾아왔다. 며칠 후 가려움증을 동반한 작은 핑크빛 발진이 피부에 생겨나, 색깔이 점점 더 까매지며 깊숙이 파고들었다. 급기야 그것은 고약한 냄새가 나는 고름물집^{pustule}으로 발전했는데, 너무 가려워 긁지 않고는 못 배길 지경이었다. 때로는 수십 개의 고름물집이 가슴과 등 전체로 확산되었지만, 어떤 때는 수천 개의 발진이 모든 피부(심지어 입술, 구강, 목구멍, 콧구멍, 눈, 성기까지)를 뒤덮어 물집·얼얼함·가려움증을 동반하는 고름물집의 카펫을 형성했다. 신체는 이런 무차별 공격에 '끝없이 치솟는 열'로 맞대응했다. 환자의 몸은 퉁퉁 붓고 피부는 풍선처럼 부풀어 올라, 때로는 얼굴을 알아볼 수가 없었다. 콧구멍과 목구멍이 붓는 바람에 기도가 막혀 숨을 제대로 쉴 수가 없었다. 팽팽해지며 민감해진 고름물집은 이부자리에 스치며 터져, 걸쭉하고 역겹고 노란 고름을 뿜어냈다. 잠시도 숨을 돌릴 수 없었다.

어떤 의사들은 '최고의 치료법은 독소를 땀으로 배출하는 것'이라고 생각하여, 환자에게 담요를 뒤집어씌워 땀을 빼게 했다. 그건 소용없는 일이었다. 어떤 의사들은 그와 정반대로, 환자를 차갑고 축축한 시트로 둘러싼 다음 창문을 활짝 열었다. 그러나 그 역시 아무짝에도 소용없는 일이었다. 사혈瀉血, 하제下劑*, 완하제緩下劑, 구토유발, 그 밖의 당대의 어떤 표준 치료법도 듣지 않았다. 백약이 무효했다.

어떻게 해야 할지 아는 사람은 아무도 없었다. 왜냐하면 1700년대 초반에만 해도 천연두의 원인이 밝혀지지 않았기 때문이다. 결국 그들이 할 수 있는 일이라고는 불편함을 줄이려 노력하고, 걱정하는 가족을 안심시키며, 결과를 기다리는 것밖에 없었다. 고름물집이 나타난 지 며칠 내에 두 가지 일 중 하나가 발생했다. 약 4분의 1의 환자들은 질병이 계속 진행되어 사망했다. 그러나 4분의 3의 환자들은 차츰 회복되어 질병을 떨쳐버렸고, 그에 따라 열이 가라앉고 고름물집이 건조되어 떨어져 나가기 시작했다. 며칠 또는 몇 주의 회복기를 거쳐, 그들은 비틀거리며 병석에서 일어나 사회에 합류했다.

목숨은 건졌지만 뚜렷한 흔적이 남았다. 천연두는 일부 환자들의 눈을 멀게 했고, 상당수 환자들의 몰골을 흉측하게 만들었다. 거의 모든 생존자에게 깊은 흉터가 생겨, 고름물집이 있었던 피부에 흉한 구멍이 패었다. 당시의 한 관찰자가 쓴 것처럼, "아기가 바꿔치기

---

* 장(腸)의 내용물을 배설시킬 목적으로 사용되는 약제. 작용의 강약에 따라서 완하제(緩下劑)로부터 준하제(峻下劑)까지 있다.

한 아이changeling*로 변해 어머니가 치를 떨었고, 약혼녀의 기괴한 눈과 뺨이 연인에게 공포의 대상이 되었다". 영국에서는 대부분의 성인들이 그런 흉터를 갖고 있었다. 전하는 이야기에 의하면, 천연두의 효과를 숨기기 위해 면사포 쓰기, 짙은 화장, 가짜 애교점beauty mark이 유행했다고 한다. 한동안 여성의 패션은 작은 천 조각을 얼굴에 깊이 팬 흉터 위에 붙이는 것이었다.

그 후로도 수 세기 동안 사정은 변하지 않았다. 천연두는 전염력이 매우 강해, 벗겨진 피부 조각을 들이마시거나 환자의 고름물집을 건드리거나 환자의 옷을 만지기만 해도 옮을 수 있었다. 메리 몬태규가 살던 시절, 어떤 도시에 천연두가 유행한다는 것은 '다 때려치우고 고향으로 돌아가야 한다'라는 것을 의미했다. 그 당시의 다른 치명적 질병과 달리(예컨대 콜레라의 경우, 일반적으로 도시의 빈민가에 한정되어 있었다), 천연두는 부자와 가난한 사람을 구별하지 않았다. 그것은 궁전과 빈민굴을 가리지 않고 휩쓸며 왕을 평민처럼 쉽사리 해치웠다. 그것은 전염병의 역대급 챔피언으로, 인간이 지금껏 경험한 것 중 가장 많은 사람을 죽인 감염병이다. 유럽에서 천연두는 흑사병보다 더 많은 목숨을 앗아 갔다. "천연두는 교회의 구내묘지를 시체로 가득 채웠고," 1694년의 한 관찰자는 이렇게 썼다. "아직 천연두에 걸리지 않은 사람들에게는 영원한 공포감을, 목숨만 건진 사람들에게는 가공할 만한 위력의 흔적을 남겼다." 유럽의 탐험가와 정복자들

---

* 유럽에서 전승되던 이야기. 세례 전의 영아를 악마나 마녀, 요정이 아이 대신 요람에 넣어둔다는 '괴상한 아이'를 말한다. 이형(異形), 발육정지, 이상한 식욕이나 울음소리 등을 특징으로 한다.

이 천연두를 지니고서 (천연두를 본 적이 없는) 식민지에 도착했을 때, 그 결과는 대학살holocaust로 나타났다. 그것은 아프리카에서 모든 종족을 말살했고, 아메리카에서는 아즈텍인과 잉카인의 대부분을 살해한 다음 유럽인과 함께 북상하여 북아메리카 인디언의 대부분을 몰살시켰다. 그것은 백인 개척자에게 길을 열어준 일종의 생물학적 집단 학살biological genocide이었다. 레이디 메리의 시대에, 그것은 호주 원주민 애버리지니Aborigine 황폐화의 시작이었다.

희소식이 하나 있다면—그것을 희소식이라고 부를 수 있다면—, 천연두를 앓고 난 사람은 두 번 다시 천연두에 걸리지 않는다는 것이었다. 그것은 일종의 축복이었다. 천연두 생존자들은 전염될 걱정 없이 환자를 안전하게 보살필 수 있었기 때문이다. 그러나 (천연두의 원인을 아는 사람이 아무도 없는 것과 마찬가지로) 그 이유를 아는 사람은 아무도 없었으므로, 그것은 미스터리의 시대에 또 하나의 미스터리였다. 질병과 삶과 죽음은 인간의 이해를 벗어나는 문제였다. 오직 신神만이 질병을 보낼 수 있고, 오직 신만이 그 결과를 결정할 수 있었다. 오직 신만이 죽은 자 가운데서 산 자를 걸러낼 수 있었다.

여기서 우리가 주목할 것은, 오늘날에는 더 이상 천연두가 존재하지 않는다는 것이다. 1970년대 이후 지구상에서는 단 한 건의 천연두 사례도 발생하지 않았다. 레이디 메리의 시대와 우리의 시대 사이에, 우리는 어찌어찌하여 인류 최악의 질병을 지구상에서 몰아내는 데 성공했다. 그것은 아마도 의학사상 가장 위대한 성공일 것이다. 그것은 메리에서부터 시작되었다.

남동생이 비극적으로 사망한 지 2년 후, 레이디 메리 워틀리 몬태규—이제는 고속승진을 계속하는 남편과 함께 런던에서 살고 있었다—에게 열병이 찾아왔다. 그리고 반점이 나타났다. 그녀의 의사는 그녀가 무슨 병에 걸렸는지 거의 의심하지 않았다. 그녀는 또 한 명의 천연두 희생자로 병석에 누웠고, 천연두는 통상적인 경로를 밟았다. 증상이 심했으므로, 의사는 예후를 낙관하지 않았다. 고름물집이 확산되고 깊어지면서, 그녀는 몸을 뒤척이며 이곳저곳을 긁었다. 의사는 그녀의 남편에게 최악의 상황을 대비하라고 말했다.

그러나 메리는 다른 길을 걸을 운명을 갖고 태어난 여성이었다. 그녀는 위기를 넘기고 천연두를 떨쳐버렸다. 그로부터 몇 주 후, 그녀는 침실 문을 활짝 열고 모습을 드러냈다. 그녀의 속눈썹은 온데간데없이 사라졌고, 아름다운 눈 주변의 피부는 시뻘겋게 충혈되었다. 그것은 평생 동안 지속되며, 그녀에게 약간 험악한 표정을 선사했다. 한때 부드러웠던 피부는 곰보와 흉터로 뒤덮였다. 그러나 다른 많은 희생자들과 달리 맹인이 되지는 않았다. 그리고 그녀의 정신은 온전해 보였다.

그녀의 남편은 머지않아 오스만제국 주재 영국 대사로 임명되어(그것은 대단한 승진이었다), 임무를 수행하기 위해 콘스탄티노플(오늘날의 이스탄불)에 부임했다. 몬태규는 당초 혼자 부임할 생각이었다. 그도 그럴 것이, 1715년에만 해도 해외에 체류할 때는 장거리 여행의 험난함을 감안하여 처자를 집에 남겨두는 것이 전통이었기 때문이다.

그러나 레이디 메리는 전통적인 여성과 거리가 멀어도 한참 멀었다. 그녀는 기력을 되찾은 데다 '신기한 외국 땅'에 대한 호기심이 강렬하여 그 기회를 놓치려 하지 않았다. 그녀는 아들을 데리고 남편을 따라가겠다고 고집했다.

그녀는 여러 달 동안 힘들게 유럽을 횡단하여 동방의 이국적인 땅에 발을 들여놓았다. 그녀는 그 과정에서 쓴 일련의 괄목할 만한 편지에서 자신이 통과한 지역을 묘사했다. 레이디 몬태

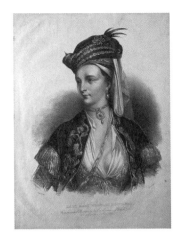

그림 2-1. 레이디 메리 워틀리 몬태규.
Lithograph by A. Deveria after C. F. Zinke. Wellcome Collection

규는 동시대의 대다수 작가들보다 솔직하고 관찰력이 뛰어났으며, 외국인에 대한 편견이 적었다. 나중에 출판되었을 때, 그녀의 서간문은 여행문학의 초기 고전이 되었다. 그것은 그녀 계획의 일부이기도 했다. 오스만제국으로 떠난 여행은 그녀에게 작가로서 명성을 쌓을 기회를 제공했다.

남편이 하루 종일 대사관에서 근무하는 동안 콘스탄티노플의 유럽인 거주 지역에 머물며, 레이디 메리는 신기한 무슬림 세계에 대해 많은 것을 배우기 시작했다. 그녀는 특히 여성들의 삶에 관심을 기울였다. 유럽인들은 일반적으로 오스만인들을 야만적인 원시인으로 간주했다. 노예를 보유하고 있고, 여성들을 하렘*에 가둬두

---

* 이슬람 국가에서 부인(첩)들이 거처하는 방. 가까운 친척 이외의 일반 남자들의 출입이 금지된 장소다.

고, 불신자들의 목을 베고, 종교생활을 한답시고 하루 종일 탑의 맨 꼭대기에서 울부짖었으니 말이다. 오스만인들은 아직도 중세시대에 사는 것 같았다.

레이디 메리는 여느 유럽인과 다른 믿음을 갖게 되었다. 대사의 부인이라는 지위 덕분에, 그녀는 콘스탄티노플의 일류 여성, 우아한 귀족 여성과 친분을 쌓을 수 있었다. 그녀는 그녀들의 아파트, 욕실, 식생활, 관습, 생각에 접근할 수 있는 이례적인 기회를 얻었다. 그녀는 오스만의 상류 여성들이 오스만의 시스템—여성은 하렘에서만 기거하고, 종교의식이 행해지는 동안 격리되어 있고, 직접적인 정치 활동이 금지됨—을 감옥보다는 '특별한 종류의 자유'로 향하는 경로로 여긴다는 사실을 알게 되었다. 그녀의 새로운 친구들은 괴롭힘을 받거나 무언가를 박탈당한 것처럼 보이지 않았다. 그녀들은 교양과 지성을 갖추고 있었고, 외견상 매우 행복해 보였으며, 그녀가 상상하지 못하는 방법으로 권력을 행사하고 있었다. 그랬다. 그녀들은 다른 여성들 사이에서 많은 시간을 보냈지만, 그런 세계 안에서 많은 유럽 여성보다 자유로웠고, 의견을 자유롭게 개진했고, 감정을 자유롭게 표현했다. 그녀들은 지식과 정보가 풍부했다. 그녀들 간의 우정은 단순한 애정에 기반했지만, 매우 강력했다. 그녀는 그녀들을 '권력을 간접적으로 행사하는 데 일가견이 있는 전문가'로 간주하게 되었다. 현대 유럽 여성들의 삶—그녀들은 남성 위주의 세계에서 권력과 관심을 얻으려고 다른 여성과 경쟁하는 경우가 너무 많았다—과 매우 다르지만, 그녀들은 완전한 삶을 영위하고 있었다.

그리고 그녀들은 자신의 몸을 서슴없이 드러냈다. 그녀들은 레이디 메리가 착용한 방호복, 무거운 가운, 뻣뻣한 지지대와 코르셋을 보고 놀랐다. 반대로 메리는 그녀들이 욕실에서 스스럼없이 옷을 벗는 것을 보고 놀랐다. 그녀의 관심을 사로잡은 수많은 사소한 것들 중 하나는, 무슬림 여성들의 흠 없고 아름다운 피부였다. 그녀들의 피부에서는 천연두 흉터를 전혀 찾아볼 수 없었다. 왜 그런 걸까?

그녀는 그 이유를 알아낸 후, 1717년의 편지에 이렇게 썼다. "당신에게 한 가지 말할 게 있어요. 그 말을 들으면 여기에 오고 싶어 할 거예요. 우리 사이에서 그렇게 흔하고 치명적인 천연두가 여기서는 아무런 해도 끼치지 않아요. 그것은 그들이 발명한 접붙임engrafting— 여기서는 그 시술을 이렇게 불러요—때문이에요. 여기서는 나이 든 여성이 접붙임을 업業으로 삼고 있어요. 매년 9월이 되어 더위가 한풀 꺾이면, 사람들은 서로에게 전갈을 보내 '가족 구성원 중에 천연두에 걸릴까 봐 걱정되는 사람이 있는지' 여부를 물어요. 그들은 그런 목적으로 파티를 여는데, 파티장(보통 열다섯 내지 열여섯 명이 모여요)에 가면 나이 든 여성이 기다리고 있어요. 그녀는 견과류 껍질(그 속에는 '천연두 물질smallpox matter(경미한 천연두 환자의 상처에서 채취한 딱지나 고름)'이 가득 들어 있어요)을 든 채, 어떤 정맥에 접붙임을 받을 건지 물어봐요. 그러고는 커다란 바늘에 '물질'을 묻혀 정맥에 찔러 넣고는(바늘에 긁히는 것보다 조금 더 아플 거예요), 텅 빈 껍질로 상처를 덮고 붕대로 칭칭 동여매요. … 접붙임을 받은 어린이는 하루 종일 뛰어놀고, 8일째 되는 날까지 완벽하게 건강한 상태를 유지해요. 그리고는 9일째 되는 날부터 열이 오르기 시작하여 이틀 동안 병상에 눕는데, 사흘을 넘기는 경우는 매우 드물어요. 얼굴에 20~30개 미만의 발진이 생기지만 드러나지는 않고, 8일째 되는 날에는 종전처럼 건강해져요. … 지금껏 그것 때문에 죽은 사람은 없었고, 장담하건대 나는 이 실험의 안전성에 완전히 만족하고 있어요. …"

그녀가 언급한 접붙임이란, 오늘날 우리가 인두법variolation이라고 부르는 것에 대한 최초의 서양식 기술description 중 하나였다. 레이디 메리의 기술은, 정맥—이것은 그녀의 의학적 지식이 부족했음을 나타내는 표시라고 할 수 있다—이라는 단어를 사용한 것을 제외하면 정확했다. 터키 사람들의 기법은, 피부(보통은 팔)를 피가 날 정도의 깊이로 단순히 긁는 것이었다. 그런 다음 그 상처에 바늘 끝만 한 양의 천연두 물질을 묻힌다. 그러면 그 '물질'이 경미한 질병을 초래했고, 질병이 다 나은 후 어린이는 더 이상 천연두에 걸릴 걱정을 할 필요가 없었다.

레이디 메리는 감탄했다. 그녀는 접붙임 절차를 영국 대사관의 내과의사와 논의했고, 프랑스 대사에게도 이야기했다. 그들은 그녀에게, 그 절차는 유럽에서 온천욕을 하며 광천수를 마시는 것만큼이나 흔하고 무해할 거라고 말해줬다. 이미 몇 명의 유럽 의사들이 고향에 보낸 편지에서 접붙임을 긍정적으로 기술했지만, 의료 관행에 아무런 영향을 미치지 못했다. 그래서 그녀는 뭔가 용감한 행동을 생각하기 시작했는데, 그건 어쩌면 매우 어리석은 행동일 수도 있었다. 그 내용인즉, 그 '야만적인 접붙임'을 자신의 아들에게 시술하는 것이었다.

그녀는 재빨리 행동해야 했다. 왜냐하면 그녀의 남편이 영국으로 소환될 거라는 통보를 받았기 때문이었다. 그녀는 남편에게 알리지 않고 (접붙임에 능한) 나이 든 여성과의 만남을 추진하고, 대사관의 외과의사—찰스 메이틀랜드라는 스코틀랜드인으로, 탐탁잖아 하는 눈치였다—를 불러 그녀가 시술하는 장면을 눈여겨보라고 당부했다. 나이 든 여성은 (상당히 경미한 환자의 신선한 물집에서 채취한 '물질'을 휴대하고) 대사관에 도착하여, 기다란 바늘로 여섯 살배기 소년의 팔을 (비명을 지를 정도로 깊이) 긁은 후 상처에서 나온 피와 '물질'을 섞어 환부에 대고 문질렀다. 그다음은 메이틀랜드의 차례였다. 그는 소년의 통증을 줄이기 위해, 바늘 대신 수술용 메스를 이용하여 소년의 다른 팔에 자국을 냈다(확실한 결과를 얻기 위해 접붙임은 통상적으로 양팔에 시술하는 것이 관례였다). 그러고는 약간의 물질을 삽입한 다음 상처를 붕대로 싸맸다.

두 사람은 경과를 지켜봤다. 아니나 다를까. 일주일 후 그 소년은 경미한 천연두에 걸렸는데, 아무런 흉터도 없이 완전히 회복되는 게 아닌가! 게다가 그는 평생 동안 두 번 다시 천연두에 걸리지 않았다. 레이디 메리가 자신의 아들을 천연두의 위험에서 구해낸 것이었다.

그것은 결정적인 사건이었다. 레이디 메리와 메이틀랜드는 터키에서, '어린이를 고의로 경미한 천연두에 걸리게 함으로써, 나중에 찾아올 수 있는 더욱 심각한—어쩌면 치명적인—천연두에서 보호하는 방법'을 배웠다. 레이디 몬태규는 개인적으로 가슴이 아팠다. 만약 그녀의 남동생이 아들과 비슷한 접종을 받았다면, 아직도 살아 있었을 테니 말이다. 그리고 그녀 자신이 접종을 받았다면, 그녀의 미모는 여전히 빛을 발하고 있었을 텐데. 그녀는 터키의 기법을 영국에 도입하기로 결심했다.

그러나 한 가지 망설여지는 게 있었으니, 영국의 의사들은 접붙임을 받아들이지 않을 것이 분명했다. 그들은 케케묵은 관행과 비효율적인 천연두 치료법 덕분에 너무 많은 돈을 벌었다는 게 문제였다. "만약 인류를 위해 자신의 주요 수입원을 파괴할 용의가 있는 의사가 한 명이라도 있었다면, 내가 그동안 영국에 쓴 편지가 영향력을 발휘했을 거예요." 레이디 몬태규는 한 편지에 이렇게 썼다. "그러나 만약 살아서 영국에 돌아갈 수 있다면, 나는 용기를 내어 그들과 전쟁을 치를 거예요."

그녀는 영국에 돌아온 후 전쟁을 시작했다. 그녀가 터키에서 접붙임에 열광하고 있을 때, 영국의 의료계는 업신여김으로 반응했다. 그들의 반발은 부분적으로 종교적(이슬람교 국가가 기독교 국가에게 뭘 가르칠 수 있단 말인가?)이었고, 부분적으로는 성차별적(배우지 못한 여성이 배운 남성 의사에게 뭘 가르치려 드는가?)이었고, 부분적으로는 의학적이었다. 1720년 영국에서 천연두를 치료하는 흔한 접근 방법은, 네 가지 체액humor — 혈액blood, 점액phlegm, 흑담즙black bile, 황담즙yellow bile — 의 균형에 대한 고대의 균형 체계였다. 그 이론에 따르면, 뭔가 새로운 것이 네 가지 체액들 사이의 균형을 깨뜨리면 질병이 발생했다. 치료법은 균형을 바로잡기 위해 설계되었다. 천연두의 경우, 고름물집은 인체가 사악한 물질vile matter을 체외로 배출함으로써 균형을 이루려는 시도가 명백했다. 의사들의 의무는 환자를 사혈, 하제, 구토유도제에 종속시킴으로써 자연이 스스로 작동하도록 돕는 것이었다.

사정이 이러하다 보니 쇠약해진 환자들은 떼죽음을 당할 수밖에.

레이디 몬태규가 열정적으로 기술한 터키풍A la Turca의 접종은 기존의 틀에 맞지 않았다. 그러므로 의사들은 그것을 무시했다.

1721년 봄, 또 한 번의 천연두 유행이 런던을 휩쓸기 시작했다. 그것은 특히 치명적이었다. 레이디 몬태규에게는 콘스탄티노플을 떠나기 직전에 출생한(그러므로 그 당시에는 너무 어려서 접종을 받을 수 없었던) 딸이 하나 있었다. 메리는 자신의 두 번째 자식을 천연두에서 보호하기로 결심했다. 그녀는 이제 세 살이었는데, 그 정도면 접종을 받을 수 있는 나이를 겨우 넘긴 상태였다. 레이디 몬태규는 메이틀랜드(그 역시 영국에 돌아와 있었다)를 불러 접종을 하라고 지시했다. 그 스코틀랜드인은 또다시 망설였다. 그도 그럴 것이, 자칫 실수라도 한다면 자신의 의학적 평판이 결정타를 맞을 수 있었기 때문이다. 그를 격려함과 동시에 다른 사람에게 동기를 부여하기 위해, 레이디 몬태규는 증인들을 불러 시술 장면을 관찰하게 했다. 그녀는 그것이 개인적 선택 이상의 것이 되기를 원했다. 그녀는 딸을 접종함으로써 접종의 효과가 만천하에 밝혀지기를 바랐다.

의사들에게 많은 영향력을 행사할 수 없었으므로, 레이디 메리는 상류층의 다른 구성원에게 접종의 장점을 지속적으로 설명해왔다. 그녀는 왕실 및 고위직 인사들과 친분이 깊었는데, 그중에는 카롤리네Caroline 왕세자비가 포함되어 있었다. 카롤리네는 왕실 의사Royal Physician를 증인 중 한 명으로 파견했다. 가발을 쓴 유력 인사들—그즈음 영국의 상류층에는 가발이 유행했다—이 모여 눈앞에서 펼쳐지는 시술을 지켜보는 가운데, 긴장한 메이틀랜드는 메스를 이용해 소녀의 피부를 조금 절개한 후 경미한 환자에게서 채취한 고름을 접종했다.

다행히 경과가 좋아, 레이디 메리의 딸은 예상했던 대로 경미한 천연두를 거쳐 회복되었고, 당대의 쟁쟁한 의료인 중 일부가 그 과정을 관찰했다. 많은 사람이 그녀의 집에 찾아와 딸을 보고 고무되자 방문객이 줄을 이었는데, 그중에는 의료인도 있었고 상류층 인사들도 있었다. 이윽고 천연두가 더욱 맹위를 떨치자, 몬태규가 속한 동아리의 귀족 중 상당수가 자신의 자녀를 접종해달라고 부탁하기 시작했다.

그 선봉에 선 사람은 왕세자비였다. 장차 조지 2세의 왕비가 될 독일 출신의 카롤리네는 그 당시 다섯 명의 자녀를 둔 어머니였는데, 그중 한 명이 언젠가 왕위를 물려받을 예정이었다. 카롤리네는 메리와 마찬가지로 매우 지적인 여성이었다. 그녀는 독일의 위대한 사상가 고트프리트 빌헬름 라이프니츠를 비롯하여 당대 최고의 지성들과 편지를 주고받고 있었다. 볼테르는 카롤리네를 '왕비복을 입은 철학자'라고 불렀다. 그러니 그녀와 메리가 죽이 맞은 것은 결코 놀랄 일이 아니었다. 메리의 딸에게 일어난 일을 두 눈으로 지켜본 후, 카롤리네는 슬하의 왕손들을 접종시키는 데 온통 정신이 팔려 있었다.

그녀는 시아버지인 조지 1세에게 허락을 해달라고 간청했지만 거절당했다. 명색이 국왕인데, 안전성의 증거도 없는 외국 기술에 왕실의 명운을 걸 수는 없었다. 카롤리네는 다른 실험을 주선할 수밖에 없었는데, 그 대상자는 뉴게이트 감옥Newgate Prison에서 지원한 죄수들

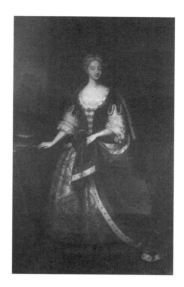

그림 2-2. 안스바흐의 카롤리네. Caroline von Ansbach by Enoch Seeman, c. 1730

이었다. 선택받은 죄수들은 그 대가로 왕의 사면을 받기로 했다.

　세 명의 남성과 세 명의 여성으로 구성된 죄수들은 20여 명의 과학자와 의사들이 지켜보는 가운데 적절한 절차에 따라 접종을 받은 후 면밀한 관찰을 받았다. 그중 다섯 명은 수 주 내에 예상했던 대로 경미한 천연두에 걸렸다가 회복되었다(나머지 한 명은 아무런 소용이 없었는데, 알고 보니 그는 이미 천연두에 걸려 있었다). 그러나 그 접종이 죄수들에게 런던을 휩쓸고 있는 '야생 천연두'에 대한 저항력(면역력)을 부여했을까? 의문을 해결하기 위해, 한 명의 죄수(열아홉 살짜리 여성)는 매일 밤 열 살짜리 중증 천연두 환자의 병상 곁을 지키라는 명령을 받았다. 그녀는 수 주 동안 환자를 돌봤지만, 천연두에 걸리지 않았다. 고무적인 결과였지만, 그것이 충분한 증거가 될 수 있었을까?

그렇지 않았다. 또 하나의 증명 절차가 준비되었는데, 이번에는 열한 명의 런던 고아들이 접종 대상자로 선정되었다. 이번에도 결과는 대성공이었다.

죄수와 고아를 대상으로 한 초기 실험은 향후 200년간 수행될 의학 실험의 밑바탕이 되었다. 즉, 어떤 신약이 인간을 대상으로 한 실험을 필요로 할 때, 가장 쉬운 방법은 '거부할 수 있는 힘이 부족한 사람이 있는 곳(감옥이나 고아원)'으로 가는 것이었다. 그곳에 가면 대상자들의 행동과 이동을 통제하는 것은 물론, 시간 경과에 따라 대상자들을 관찰할 수 있었기 때문이다. 죄수와 고아는 완벽한 대상자로 간주되었으며, 나중에는 정신병 환자와 병사에게로 범위가 확대되었다. 역사적으로 볼 때, 의학자들이 정보에 입각한 동의informed consent 같은 것에 관심을 갖게 된 것은 비교적 최근의 일이다.

1721년 9월, 뉴게이트 감옥 문이 활짝 열리며 여섯 명의 죄수들이 건강한 모습으로 석방되었다. 역사적인 순간이었다. 죄수와 고아를 대상으로 한 실험은 사상 최초의 임상시험clinical trial—사람을 대상으로 새로운 의약품이나 치료법의 안전성과 효능을 검사하는 절차를 일컫는 의학 용어—이었다. 임상시험은 오늘날 모든 현대적인 의약품 시험의 표준으로 자리 잡았다. 모든 처방약은 인간에 대한 안전성과 효능이 증명되어야 하며, 그 유일한 방법은 인간에게 투여해보는 것이다. 오늘날 임상시험에는 수백 명 내지 수천 명이 참가하는 게 보통이며, 임상시험 자체가 커다란 사업이 되었다.

그러나 1721년에는 그런 표준이 존재하지 않았다. 임상시험에 필요한 것은 몇 명의 의사, 여섯 명의 죄수, 열한 명의 고아가 전부였다. 그럼에도 오늘날의 표준에 비춰볼 때 그것은 진정한 과학 실험이었다. 시대를 앞서 고안되었고, 여러 명의 참가자를 대상으로 수행되었고, 신중히 모니터링되었으며, 관찰 과정이 기록되고 결과가 출판되었으니 말이다. 그리고 다른 의사들이 동일한 방법을 시도하여 결과를 비교했다. 의학은 바야흐로 과학으로 전환되고 있었다.

메리와 카롤리네의 선도적 증명은 효과를 톡톡히 봤다. 접종은 더 많은 과학자와 의사의 관심을 끌었고, 그들은 망설이면서도 서서히 접종을 받아들이기 시작했다.

그러나 대중을 참여시키기 위해서는 더 많은 유명 인사의 공개적인 지지가 필요했다. 1722년 봄, 카롤리네 왕세자비가 왕으로부터 '딸 중에서 가장 나이가 많은 두 명을 접종해도 좋다'라는 허락을 받았다. 그 허락은 손녀들에게만 적용되었고, 왕위를 물려받을 손자에게 적용되려면 아직도 넘어야 할 산이 많았다. 왕세자의 두 딸이 접종을 받은 후 생존하자 대중은 열광했다.

왕실의 증명은 두 가지 상반되는 결과를 얻었다. 첫째로, 증가하고 있는 영국의 귀족은 자신의 자녀를 위해 접종을 주선했고, 이는 파급효과를 통해 점점 더 많은 의사로 하여금 접종을 수행하도록 했다. 그리하여 더 많은 일반 대중이 혜택을 누리게 되었다.

두 번째 결과는 접종을 거부하는 대중의 저항운동으로, 오늘날 벌어지고 있는 백신 반대 운동의 직계 조상이었다.

조지왕조 시대Georgian era의 접종 반대론자들은 팸플릿, 신문, 술집, 커피점에서 자신들의 주장을 펼쳤다. 어떤 이는 외래적·야만적이라고 주장했고, 어떤 이들은 여성들이 앞장선 홍보 활동을 탐탁잖아 했고, 어떤 이는 경건하지 않다고 간주했고, 많은 이는 위험하다고 여겼다. 정치적인 요소도 개입되었는데, 그 이유는 왕실이 찬성할 경우 반대파가 자동적으로 의심의 눈초리를 보내기 마련이었기 때문이다.

접종 반대 세력에 유리한 정보도 많았다. 접종이 확산됨에 따라, 소수의 피접종자가 심각한 천연두로 발전하는 경우가 있었기 때문이다. 그리고 그중 일부는 사망했다. 한 집계에 따르면, 1729년까지 영국에서 879건의 접종이 행해져 17명이 사망했다. 하지만 그 정도의 사망률(50명당 한 명)은 자연적으로 감염되는 천연두의 사망률(네 명당 한 명)보다 훨씬 더 양호했으므로, 수많은 선도적 의사는 접종을 계속 지지했다. 그러나 일부 대중은 접종에 등을 돌렸는데, 그들을 선동한 사람들은 '오직 신만이 생사를 결정할 권한을 가졌으므로, 접종은 비기독교적이다'라고 주장하는 성직자들이었다. 그들은 의사들을 가리켜, '사망을 초래할 수도 있는 시술을 행하는 사람은, 신을 거역하는 죄인이다'라고 몰아세웠다.

접종 반대 운동에 기름을 부은 것은 '실패한 접종의 생생한 사례', '사망한 환자', '가족을 감염시켜 죽음에 이르게 한 환자', '외국인 혐오증xenophobia', '죄악(환자에게 고통을 겪게 하고 돈을 버는 의사)에 대한 의문'이었다.

일부 의사는 접종을 거부했고, 어떤 의사는 방법을 개선하려고 노력했다. 접종이 등장함에 따라 의학사는 과도기에 접어들어, 2,000년간 지배했던 웅장한 의학이론—4체액설Humorism—은 '과학의 응용'에서 얻은 새로운 통찰력에 길을 내줬다. 두 가지 세계에 양다리를 걸친 의사들은 접종을 옛 체계에 끼워 맞추려고 노력했다. 옛 체계에서 고름의 형성은 '좋은 현상'—훌륭한 고름laudable pus은 치유의 징후였다—으로 간주되었으므로, 영국의 의사들은 접종을 할 때 '바늘로 긁기' 대신 '메스로 긋기'를 선호했다. (피부를 절개하고 근육으로 파고들어 깊숙이 절개하는 것은, 부분적으로 고름을 더욱 확실히 생성하기 위함이었다.) 사혈, 사하瀉下*, 엄격한 식단을 강조한 것도 옛 체계 연장의 일환이었다.

그리하여 '터키식 접종'은 '영국식 접종'으로 변형되었다. 접종의 절차는 더 이상 '바늘로 재빨리 긁기 → 일정 기간 격리하기 → 경미한 질병 앓기 → 회복되기'가 아니었다. 영국의 의사들은 접종을 행하기에 앞서서 '길고 복잡한 사전 준비', '며칠 또는 수 주간의 하제 투여', '출혈', '특별한 식단'을 고집했다. 이는 절차를 더욱 길고 어렵게 만들었고, 의사들에게 더 많은 수입을 안겨줬다. 접종을 가장 먼저 받아들인 사람들은 돈 많은 귀족층이었는데, 그들은 상당한 금액을 지불할 여력이 있었다. 사정이 이러하다 보니, 가격은 그들의 부담 능력에 맞춰 책정되었다.

'영국식 접종'을 받은 어린이 중 한 명은 여덟 살짜리 고아였는데, 나중에 "수 주 동안 사전 준비를 하고, 반복적으로 사혈과 사하를 하고, 저채소 식사를 하고, 다른 소녀들과 함께 접종소inoculation stable 안에만 머물렀다"라고 회고했다. 최종적으로 '물질'에 노출되었을 때는 심신이 허약해져, 경미한 천연두에 걸렸음에도 수 주 동안 접종

---

* 설사약으로 설사를 시켜 장(腸)을 비움.

소 안에 머물다 겨우 회복되어 귀가했다. 그 사건은 소년의 기억 속에 각인되어 평생 동안 악몽처럼 떠올랐는데, 그의 이름은 바로 에드워드 제너였다.

그러나 제너의 시대—1700년대 후반—에는, 대부분의 의사들이 '접종은 천연두를 무찌르는 최선의 도구'라는 사실을 최소한 인정하고 있었다. 그리고 방법을 개선하여, 깊은 절개와 사혈을 점차로 지양하고 터키식 접종으로 복귀해 있었다. 그리하여 접종은 더욱 쉽고 저렴해졌고, 그에 따라 더욱 광범위하게 보급되었다. 접종의 대중화에 앞장선 정부의 노력도 단단히 한몫했다.

접종은 유럽 전역과 아메리카에까지 확산되었다. 아메리카의 경우, 아프리카에서 접종을 받았던 흑인 노예들이 주인인 코튼 매더Cotton Mather를 납득시켜 접종의 보급을 촉진했다. 러시아의 경우, 캐서린 대제Catherine the Great가 1768년 한 의사(그는 실패를 우려한 나머지, 만일의 경우 도망치기 위해 말을 준비해놓고 있었다)에게 비밀리에 접종을 받았다. 그 이후 접종을 받으려는 수천 명의 사람들이 인산인해를 이루었다.

레이디 메리는 마침내 승리를 거뒀다. 그녀는 오랫동안 주목할 만한 삶을 살았고, 동시대의 위대한 인물들과 어울렸고(위대한 시인이자 수필가인 알렉산더 포프가 그녀를 극찬했으며, 세간에서는 그녀가 포프를 압도한다고 평했다), 베네치아의 멋진 백작과 사랑에 빠졌고(그녀는 남편을 버리고 그를 택했다), 유럽 전역을 여행하며 지속적으로 작가로서 이름을 날렸다. 그녀의 아들(콘스탄티노플에서 접종을 받았던 소년)은 실망스러운 삶을 살다 노름꾼이 되어 가산을 탕진했다. 메리의 딸(런던

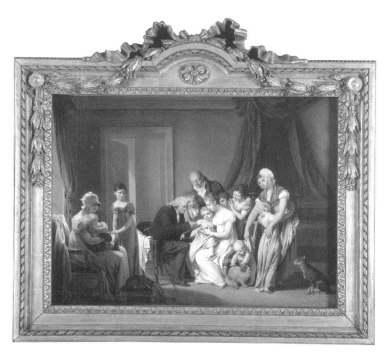

그림 2-3. L. L. 부알리, 〈종두법(Vaccination)〉, 1807 by Louis Leopold Boilly, Wellcome Collection

에서 의학적 시범 사례가 된 소녀)은 장차 영국의 수상이 될 인물과 결혼했다.

　　레이디 메리 워틀리 몬태규는 1762년 세상을 떠난 후 '의학의 개척자'로 칭송받아야 마땅했다. 그러나 그녀의 위대한 성과—유럽에 인두법을 최초로 도입함—는 최근까지 거의 알려지지 않았다. 세상의 관심과 영예는 그녀 대신 에드워드 제너(접종소에서 끔찍한 경험을 한 후 절치부심하여 '백신의 아버지'로 유명해진 소년)에게 돌아갔다.

영국에서 가장 깨끗한 얼굴을 가진 사람은 '소젖 짜는 여인들'이었는데, 그건 시골 사람이라면 누구나 아는 사실이었다. 그녀들은 매일 아침마다 소젖을 짰는데, '장밋빛 뺨'과 '크림색 피부', 그리고 '곰보나 흉터 없는 깨끗한 피부'—이게 키포인트였다—로 유명했다. 어쩌면 우유, 크림, 버터가 풍부한 식단 때문일 수도 있었지만, 뭔가 다른 요인이 작용했을 수도 있었다. 젖소의 유방에는 간혹 우두^{cowpox}라는 경미한 질병의 징후가 역력했는데, 천연두와 약간 비슷하지만 사실상 아무런 위협이 되지 않았다. 소녀들은 소젖을 짜는 도중 손에 우두 물질이 묻어, 종종 여드름 같은 발진이 나타나지만 며칠이 지나면 사라졌다. 따라서 농장에서 누군가가 천연두에 걸릴 경우, 소젖 짜는 소녀들이 간병인으로 활동하는 경우가 비일비재했다. 그건 농촌 사람들에게 잘 알려진 관행이었다.

물론 농부들도 우두에 걸릴 수 있었다. 1700년대 중반, 도싯 근처에 사는 벤저민 제스티라는 소작농에게 그런 일이 일어났다. 그는 당시 나이가 어렸고, 예트민스터 주변의 농부들과 마찬가지로 발진을 겪은 후 회복되었지만 별로 신경 쓰지 않았다. 제스티는 지역사회의 기둥으로 성장하여, 근면함과 건전한 상식을 바탕으로 날로 번창했다.

제스티의 수많은 친구와 지인들 중에 존 퓨스터라는 사람이 있었는데, 그는 우두 접종을 담당한 지역의 의사였다. 퓨스터는 '소젖 짜는 여인과 우두 간의 관계'에 대한 지역사회의 믿음을 익히 알고 있었다. 그는 한때 런던에서 '우두가 더 위중한 질병(천연두)을 예방할 수 있다'라는 내용의 강연을 한 적이 있었지만, 별로 주목을 받지 못했었다.

퓨스터가 그 아이디어를 이론화했을 수도 있지만, 그것을 실행에 옮긴 사람은 농부인 제스티였다. 1774년 유행한 천연두가 그 지역을 위협할 때, 그는 자신의 몸을 염려하지 않았다. 왜냐하면 우두에 걸린 적이 있었기 때문이다. 그의 부인과 어린 두 아들은 우두는 물론 천연두에도 걸린 적이 없었다. 그러므로 인근에서 유행하는 천연두가 그들의 목숨을 앗아 갈 수 있었다. 그래서 제스티는 자신이 보유한 방어력을 처자에게 제공하기로 결심했다. 그는 주변을 수소문하여, 이웃의 젖소 떼 중에서 우두에 걸린 젖소 한 마리를 찾아냈다. 그는 가족을 인솔하고, 들판을 가로질러 감염된 소가 있는 곳으로 갔다. 그러고는 젖소의 젖에서 '우두 물질'을 채취하여, 아내와 아들들의 팔을 '짜깁기용 바늘'로 긁은 다음 재빨리 밀어 넣었다.

이러한 '동물 → 인간 전달'은 처음에는 제대로 작동하지 않은 듯했다. 아내의 팔이 세균에 감염되었는데, 여의치 않아 의사를 불러 치료받아야 했으니 말이다. 이 사실을 안 이웃들은 그를 비웃으며 야유했고, 급기야 "신을 모욕했다"라며 진흙과 돌멩이 세례를 퍼부었다.

그러나 그 방법은 멋지게 성공하여, 그의 가족 세 명 모두 경미한 우두를 앓은 후 회복되었다. 그리하여 나중에 마을을 휩쓴 천연두 집단 감염은 그의 가족을 건드리지 않았다. 제스티는 마을 사람들의 생명도 살린 것으로 추정되지만, 겸손한 사람이었으므로 우쭐대지 않고 원만한 관계를 유지하고 싶어 했다. 그는 농사일로 되돌아갔다.

제스티의 스토리는 나중에 가서야 알려져, '장차 종두법vaccination*으로 불릴 접종법을 최초로 실행한 인물'로 기억되었다 (종두법은 '소'라는 뜻의 라틴어 '바카vacca'에서 유래한다).

종두법이라는 용어는, 제스티의 실험이 행해진 후 몇 년 후 그 성과를 독차지한 사람—에드워드 제너—의 발명품이었다. 제스티가 들판을 터덕터덕 가로지른 지 수십 년 후인 1790년대에, 제너는 신중한 과학적 연구를 통해 "'우두를 이용한 신식 접종(종두법)'이 '천연두를 이용한 구식 접종(인두법)'보다 유의미하게 안전하고 효율적"이라는 사실을 납득시켰다. 그 생각은 처음에 공격을 받다가 결국 인정을 받아, 제너에게 세계적인 명성을 안겨줬다. 과학자 프랜시스 골턴Francis Galton이 나중에 말한 것처럼, "과학에서 명성은 '아이디어를 최초로 떠올린 사람'이 아니라 '세상을 납득시킨 사람'에게 돌아간다".

더욱이 레디 몬태규의 선도적인 노력은—과학사를 장식한 수많은 여성의 노력과 마찬가지로—대부분 무시되었다.

1863년 에이브러햄 링컨은 게티스버그 연설을 행한 지 몇 시간 후 질병에 걸렸는데, 대부분의 역사가들은 그게 천연두였을 거라고 생각했다. 그는 4주 동안 앓은 후 회복되었는데, 그의 개인 비서는 그 질병으로 사망했다.

메리 몬태규, 벤저민 제스티, 에드워드 제너 등이 천연두 예방법을 세상에 누누이 알렸음에도, 천연두는 여전히 세상의 많은 부분을

---

* '천연두 물질'을 사람에게 접종하는 '인두법'과 달리, '우두 물질'을 사람에게 접종하는 예방법.

유린했고 그 이후로도 100년 동안 맹위를 떨쳤다. 20세기만 봐도, 천연두는 전 세계에서 3억 명의 목숨을 앗아 간 것으로 추정된다. 이는 20세기에 일어난 전쟁과 자연재해의 희생자 수를 모두 합한 것의 두 배가 넘는다.

그러나 천연두 백신 접종(종두법)이 진가를 발휘했다. 백신을 접종받은 사람이 늘어날수록, 천연두를 확산시킬 희생자 수가 줄어들었다. 가장 공격적인 백신 접종 전략을 채택하고 초등학생들의 백신 접종을 의무화한 나라들은 발병 건수를 계속 감소시켜 0에 근접할 수 있었다. 미국에서는 1949년, 북아메리카에서는 1952년, 유럽에서는 1953년에 마지막 천연두 발병 사례가 보고되었다. 이런 공격적인 백신 접종 노력이 모든 나라에서 경주된다면, 천연두가 지구상에서 완전히 사라질 수 있었다.

한편 사상 최고의 킬러인 천연두는 결정적인 약점 때문에 1순위 박멸 후보로 꼽히기도 했다. 첫째, 그것은 추적하기가 쉬웠다. 감염 후 이틀 만에 명백한 증상이 나타나므로, 널리 확산되기 전에 환자를 확인하여 격리하는 것이 가능했다. 둘째, 사람만을 감염시키는 병원체이므로 다른 동물을 감염시키지 않았다. 따라서 오지에 서식하는 동물 전염원animal reservoir의 몸속에 숨어 호시탐탐 재감염을 노리는 천연두 병원체는 거의 존재하지 않았다(그러나 다른 질병들, 이를테면 황열yellow fever의 경우에는 병원체가 원숭이를 감염시킨 후 인간에게 다시 점프할 수 있다). 셋째, 최근 개발된 천연두 백신은 제너의 종두법보다 훨씬 더 효과적이고 사용하기 쉽고 안전하므로, 대규모 인구를 단기간에 보호할 수 있었다.

오늘날 우리는 백신이 인체를 보호하는 메커니즘을 확실히 이해하고 있다. 몬태규, 제스티, 제너의 발견은 단순한 관찰을 통해 이루어졌다. 그들은 접종의 효과를 관찰한 후, 더 많은 사람을 대상으로 더 효율적으로 접종하는 방안을 강구했다. 그들은 접종이 효능을 발휘하는 메커니즘을 이해하지 못했는데, 그 이유는 어떤 병원체가 천연두(또는 다른 어떤 감염병)를 초래하는지 알지 못했기 때문이다.

사람들은 1800년대 후반 루이 파스퇴르Louis Pasteur와 로베르트 코흐Robert Koch 등이 "많은 질병들은 '체액의 불균형'이 아니라 '보이지 않는 생물체'(세균germ)에 의해 초래되고 확산된다"라는 사실을 발견할 때까지 기다려야 했다. 파스퇴르와 코흐의 배종설germ theory은 의학계를 폭탄처럼 강타하여, 오래된 이론을 뒤집어엎고 치유에 대한 새로운 접근 방법을 제시했다. 그런 접근 방법 중에는 다른 질병들(예: 광견병, 탄저병, 홍역, 궁극적으로 폴리오)에 대한 백신도 있었다. 제대로 된 백신은 특정 질병에 대해 기적을 일으킬 수 있었다.

그러나 모든 백신이 그런 건 아니었다. 사실, 임상시험에서 실패한 백신이 부지기수였는데, 실패의 원인은 질병의 특이성이었다. 1880년대부터 1930년대에 이르기까지, 과학자들은 그 이유를 이해하려고 노력했다. 왜 어떤 백신은 효과가 좋고, 어떤 백신은 효과가 없을까? 효과가 좋은 백신들은 왜 그럴까?

그 의문에 대한 해답은 인체의 자체적인 방어 메커니즘에서 발견되었다. 과학자들은 배종설의 등장과 백신의 개발에 힘입어 인체의 면역계를 더 잘 이해하기 시작했다. 면역계는 정교하고 세련되게 균형 잡힌 다자간 상호작용 시스템으로, 인체로 하여금 세균이나 바이러스와 같은 침입 미생물들을 색출·겨냥·파괴하도록 도와준다. '레이디 메리의 인두법'과 '제너의 종두법'은 소량의 바이러스(세균보다 훨씬 작은 감염성 미생물로, 1892년 최초로 발견되었다)를 제공함으로써, 면역계에 자명종으로 작용한 것으로 밝혀졌다. 즉, 인체는 색출된 침입자를 기억했다가(이것을 '특정 질병에 면역되었다'라고 한다), 나중에 다시 침입하면 매우 신속하게 방어 메커니즘(이것을 '면역 반응'이라고 한다)을 가동할 수 있었다.

천연두의 주범은 두 가지 두창 바이러스variola virus로 밝혀졌는데, 그중 하나인 대두창 바이러스Variola major는 매우 위험한 천연두를, 다른 하나인 소두창 바이러스Variola minor는 경미한 천연두를 초래했다. 천연두 백신은 두 가지 바이러스 모두를 잘 무찔렀으며, 사실 어떤 백신(다른 질병에 대한 백신)보다도 효과가 탁월했다. 모든 전염병은 제각기 다르다. 예컨대 인플루엔자 바이러스는 매년 변이하므로 백신의 효능이 떨어진다. 말라리아는 매우 다른 병원체—기생충—에 의해 초래된다. 말라리아는 신통한 백신이 없다. 어떤 바이러스와 세균(예: 에이즈를 일으키는 사람면역결핍바이러스HIV)은 면역계를 회피하는 방법을 고안해내어 백신의 효능을 떨어뜨린다.

그러나 천연두 백신은 효과가 탁월했으므로, 1960년대에 글로벌 건강 이니셔티브global health initiative(GHI)가 천연두를 지구상에서 없애버리기 일보 직전이었다. 그것은 실로 엄청난 노력이었다. GHI의 요원들은 정글 속으로 헤치고 들어가고, 비행기를 타고 산촌山村으로 올라가고, 아시아·남아메리카·아프리카의 오지를 찾아가, 만나는 사람들에게 모두 백신을 접종했다. 그들의 목표는 의학사상 초유의 일로, 질병을 통제하는 것이 아니라 영원히 제거하는 것이었다.

그 목적을 달성하는 데는 오랜 시간이 걸리지 않았다. 1977년, 스물세 살짜리 보건근로자이자 병원 요리사인 알리 마우 말린^{Ali Maow Maalin}은 '지구상에서 자연적으로 천연두에 감염된 마지막 사람'으로 역사에 기록되었다. 유목민과 오지를 보유한 소말리아는 천연두의 마지막 도피처 중 하나였다. 말린은 천연두에 걸리자마자 격리되었고, 그와 접촉한 사람은 모두 '최근의 접종 여부'를 체크받고 면밀한 모니터링을 받았다. 말린은 천연두에서 회복된 후 평생 동안 폴리오와 싸우는 데 헌신했다. 전 세계 보건 전문가들은 심호흡을 한 후 지켜봤다. 그로부터 몇 달 동안―천연두 바이러스가 인간 숙주 없이 살 수 있는 기간이 경과한 후에도 한참 동안―더 이상의 천연두 사례는 발견되지 않았다.

마침내 승리가 선포되었다. 사상 최고의 치명적 질병인 천연두는 사라진 것이었다.

사람들은 그런 줄만 알았다.

1978년 영국 버밍엄에 거주하는 중년의 사진작가 재닛 파커는 감기라고 여겨지는 질병에 걸렸다. 그런데 곧 발진이 돋아나고 고름 물집이 생겼다.

그녀를 진료한 의사들은 소스라치게 놀랐다. 영국에서 수십 년 동안 단 한 건의 천연두 사례도 보고되지 않았지만, 파커의 증상은 오해의 여지가 없는 천연두의 징후였기 때문이다. 역학조사 결과는 이러했다. 그녀는 지역의 병원에서 일해왔는데, 그녀의 임무는 인체의 조직 및 기관의 사진을 촬영하여 의사들에게 제공하는 것이었다. 그녀는 헨리 베드슨이라는 과학자의 연구실 바로 위에 있는 암실에서 사진을 현상했는데, 베드슨의 연구 주제가 천연두였다.

그 바이러스는 자연계에서 사라졌지만, 후세(그리고 과학 연구)를 위해 몇 개의 냉동된 샘플이 전 세계에 산재된 몇 군데 연구실에 고이 보관되어 있었다. 베드슨의 연구실은 그중 하나였다.

나중에 밝혀진 사실이지만, 베드슨의 천연두 연구실은 곤경에 처해 있었다. 그는 관계당국에서 "당신의 연구 시설은 국제적인 안전성 기준을 충족하지 않으므로, 앞으로 몇 달 내에 폐쇄될 것입니다"라는 경고를 받은 상태였다. 그리고 파커가 천연두에 걸렸을 때, 베드슨은 얼마 남지 않은 기간 동안 결과를 얻기 위해 무리수를 두고 있었다.

파커가 천연두에 걸리게 된 경위를 정확히 아는 사람은 아무도 없다. 바이러스가 병원의 공기 덕트로 들어갔을 수도 있고, 어쩌면 오염된 옷이나 장비를 통해 전염됐을 수도 있지만, 나중에 실시된 공식 조사에서도 그 경로를 찾아내지 못했다. 그러나 어찌 됐든 재닛 파커는 베드슨의 바이러스에 감염되었다.

그것은 의학적 재앙이었다. 보건당국에서는 그녀의 집을 폐쇄한 후 소독하고, 그녀의 백신 접종 기록을 체크했다. 그녀는 천연두 백신을 한 번 접종받았지만, 12년 전의 일이었다. 면역력을 계속 유지하기 위해, 천연두 백신은 몇 년마다 한 번씩 다시 맞아야 했다. 그러나 천연두가 더 이상 존재하지 않았으므로, 그녀는—다른 사람들과 마찬가지로—면역력 유지를 소홀히 했다. 영국에서는 오랫동안 천연두 발병 사례가 보고되지 않았으므로, 사람들은 굳이 불편을 감수하며 백신 접종을 받으려 하지 않았다. 많은 젊은이는 면역력을 전혀 보유하고 있지 않았다.

파커는 접촉이 의심되는 사람들과 함께 신속히 격리되었는데, 약 50명의 접촉 의심자 중에는 파커의 부모, (그녀를 병원으로 신고 온) 앰뷸런스 운전기사도 포함되어 있었다.

영국의 보건의료는 졸지에 70년 후퇴했다. 파커와 접촉한 사람들을 모두 어디에 격리할까? 1907년 가장 심각한 감염병 환자들을 격리하기 위해 건설된 '열병병원$^{fever\ hospital}$'이 있었는데, 1970년대에 거의 사용되지 않는 바람에 겨우 두 명의 직원들이 근무하고 있었다. 보건당국은 그 병원을 청소하고, 비품을 새로 공급하여 신속히 복구했다. 접촉 의심자들 중 상당수가 그곳에 수용되어 질병의 징후를 검사받았다.

대부분의 관심은 파커에게 쏠렸다. 그녀의 증세는 악화되어, 두피에서부터 손바닥과 발바닥에 이르기까지 전신에서 고름물집이 발견되었고 숨을 제대로 쉴 수 없었다. 악몽과 같은 상황이 전개되었다. 파커의 어머니도 천연두에 걸리자, 동일한 병원에 격리된 아버지는 아내와 딸이 걱정되어 좌불안석이었다. 그는 파커의 병실을 방문하던 중 심장마비로 쓰러져 며칠 만에 세상을 떠났다.

사태의 한복판에서, 천연두 연구자인 헨리 베드슨은 자기 집 정원의 창고로 들어가 자신의 혀를 끊었다. 그가 남긴 유서에는 다음과 같이 적혀 있었다. "많은 친구와 동료들이 나와 내 연구에 보내준 신뢰를 저버려 죄송합니다. 무엇보다도 아내와 사랑하는 아이들에게 오명을 씌워 미안합니다. 이게 내가 마지막으로 할 수 있는 지각 있는 행동이라고 생각하지만, 행여 그들에게 심려를 끼칠까 봐 걱정됩니다."

그로부터 10일 후, 천연두는 재닛 파커의 목숨을 앗아 갔다.

그녀의 시신은 생물재해biohazard*로 취급되었다. 장례식은 보건 당국의 감시하에 거행되었고, 경찰은 일반 승용차에 탑승한 채 장례 행렬을 수행했다. 조문객들이 일정한 거리를 유지하는 가운데, 시신은 특별히 감시되는 화장장에서 소각되었다. 나중에 의학 전문가들은 그 화장장을 면밀히 검토했다.

여러 차례의 공식적인 조사, 의회에서의 격론, 그리고 세계보건기구(WHO)의 조치가 뒤따랐다. 그 결과, "천연두는 너무나 위험하므로 그렇게 많은 연구실에서 연구될 수 없다"라는 결론이 내려졌다. 철통같은 경계를 펼치지 않는다면, 너무 위험할 것이라는 인식이 팽배했다. 파커가 사망한 지 수년 만에, 전 세계의 연구실에 보관된 천연두 바이러스 재고는 사실상 모두 파괴되었다. 오늘날 반점 투성이 괴물은 두 개의 '철저히 봉쇄된 연구실'에만 남아 있다. 하나는 조지아주 애틀랜타에 있는 미국질병통제예방센터(CDC)이고, 다른 하나는 러시아 콜트소보에 있는 국립 바이러스 및 생명공학 연구센터State Research Center of Virology and Biotechnology(VECTOR)다.

---

* 실험실이나 병원에서 세균, 바이러스 따위의 미생물이 외부로 누출됨으로써 야기되는 재해나 장애.

우리가 아는 범위에서, 천연두 바이러스의 '악성재고'가 다른 곳에 몰래 보관되어 있을 가능성을 배제할 수 없다. 1990년대에 구舊소련이 붕괴될 때, 그곳에 보관되어 있던 천연두 바이러스 샘플의 안전성에 대한 우려가 제기되었다. 2001년 이후 계속 증가하는 국제 테러리즘의 위협이 그 우려를 가중시켰다. 1994년 한 연구팀이 천연두 바이러스의 유전체 분석을 완료했고, 유전자 조작 도구가 날로 발전하고 있는 현실을 감안할 때, 어떤 악당 과학자가 살아 있는 바이러스를 재구축할 날이 오지 말란 보장이 없다.

지난 40년 동안 아무도 천연두에 걸리지 않았고 아무도 그것을 치료하지 않았으므로, 극소수의 사람들만이 그것에 대한 면역력을 보유하고 있다. 미국의 경우 1971년 모든 어린이에 대한 일상적인 천연두 백신 접종을 중단했고, 오늘날에는 한국에 배속된 육군과 다른 몇 가지 특별한 경우에 한해 천연두 백신 접종을 실시하고 있다. 지금 당장, 우리 모두는 아즈텍인, 잉카인, 또는 1700년 영국의 걸음마쟁이만큼이나 천연두에 취약하다.

이와 같은 위험에 대처하기 위해, 미국은 9·11 이후 수백만 회분량의 천연두 백신을 만들어 비축하는 긴급 프로그램을 시작했다. 그 정도의 물량이라면, 유사시에 필요한 국민 모두에게 신속히 접종할 수 있다.

모든 것은 비용/편익분석risk/benefit analysis 문제로 귀결된다. 천연두 백신 접종의 위험은 낮고 합병증이 드물지만, 분명히 존재한다. 오늘날 천연두의 위험은 0에 가까우므로, 일상적인 백신 접종을 재개할 경우 발생할 수 있는 부작용의 위험은―아무리 적더라도―감당하기 어렵다. 그럼에도 우리는 만일의 사태를 대비하여 백신을 보유하고 있어야 한다.

이러한 비용/편익분석은 모든 백신 접종에 적용되어야 한다. 어떤 결정—인플루엔자 예방주사를 맞을 건지 말 건지—은 개인에게 맡겨진다. 왜냐하면 인플루엔자는 피해가 비교적 경미한 데다 그것을 예방하는 백신 중에서 100퍼센트 효과를 나타내는 것은 없으므로, 인플루엔자 백신을 접종받을 것인지 여부는 전적으로 개인적인 문제다. 단순포진이나 대상포진과 같은 질병의 경우도 마찬가지다. 그런 질병을 예방하는 백신은 구하기 쉽고 안전하고 고위험군에게 필요하지만, 선택권은 당신에게 있다.

그런데 더욱 위험한 질병이라면 이야기가 달라진다. 건강 전문가들은 부모들에게 "디프테리아나 파상풍과 같은 심각한 질병에 대한 백신을 자녀들에게 꼭 접종해주라"라고 신신당부한다. 이 경우에는 '질병 회피'의 큰 이익이 '백신 접종'의 작은 위험을 훨씬 상회한다.

그렇다고 해서, 요즘 백신반대운동이 발 디딜 데가 없다고 생각하면 오산이다. 오늘날의 백신반대운동은 한 세기 전보다 훨씬 더 강력하고, 인터넷에서 폭발하는 루머와 공포감에 힘입어 활개를 치고 있다. 부분적으로 오늘날 백신반대운동은 백신 접종의 성공에 뿌리를 박고 있다. 백신 접종의 표적이 된 질병들은 '공포감을 조성할 능력'을 상실하고 종이호랑이가 되어버렸다. 왜냐하면 성공적인 백신들이 그런 질병들을 과거지사로 만들어버렸기 때문이다. 오늘날 천연두, 디프테리아, 폴리오 환자를 구경해본 적이 있는 사람은 거의 없다. 그도 그럴 것이, 레이디 메리처럼 남동생을 잃은 적이 없고, 재닛 파커의 어머니처럼 딸을 잃은 적이 없기 때문이다. 사정이 이렇다보니 많은 사람은 질병의 위험을 과소평가하고 백신의 위험을 침소봉대하여, "백신 접종은 혜택이 별로 없는 데 반해 위험이 엄청나게 크다"라는 착각에 빠지게 되었다.

내가 보기에 이것은 방향이 잘못돼도 한참 잘못된 것이다. 백신을 접종받지 않는 사람들이 늘어날수록 '면역력 없는 사람'의 풀^{pool}이 커지므로, 감염이 확산되는 속도는 빨라질 수밖에 없다. 천연두가 지구상에서 사라진 이유는, 충분한 사람들이 백신을 접종받고 나니 (다른 동물숙주를 보유하지 않은) 천연두가 증식할 곳을 찾지 못하고 우물쭈물하다, 결국 확산되지 못하고 소멸해버렸기 때문이다. 만약 충분한 사람이 백신을 접종받는다면 감염 위험이 0에 접근하는데, 이게 모두 집단면역^{herd immunity} 덕분이다.

천연두에 대한 승리는 어렵게 얻은 것이었다. 그로 인해 예방된 고통은 이루 헤아릴 수 없다. 수억 명의 사람들이 죽음을 피했다. 오늘날 다른 킬러들(이를 테면 폴리오)도 박멸의 사정권 안에 있다. 독립심, 위트와 영향력, 인내심을 지닌 레이디 메리가 이러한 기적의 문을 여는 데 기여했다. 우리는 그녀의 업적을 되돌아봄으로써, 그녀의 상식, 용기, 주도면밀함에 경의를 표해야 한다.

3장
미키핀

아편과 모르핀은 식물에서 얻은 천연물질이다. 19세기의 의사들이 사용할 수 있었던 거의 모든 약물들(수은mercury과 같은 몇 가지 비식물성 물질non-plant substance 포함)도 사정은 마찬가지였다. 그것들은 모두 자연에서 정제된 것이었으니 말이다.

그러나 사정이 달라지고 있었다. 현대적 의미의 과학—즉, 전적으로 관찰·실험·출판·재현에 기반한 과학—이 약물의 세계에서 이름을 떨치기 시작했다. 건강과 자연 세계를 설명하기 위해 구축됐던 오래된 구조들—약간의 아랍적 통찰을 가미하여 기독교적 틀에 억지로 꿰맞춘 그리스, 로마의 고대 이론들—은 이미 자취를 감췄다. 바야흐로 새로운 과학이 쏟아낸 신약이 밀물처럼 쏟아져 나오고 있었다.

19세기 중반, 화학만큼 역동적이고 혁명적이고 의학적으로 중요한 과학 분야는 없었다. 매우 간단한 수준에서, 화학이란 '원자들끼리 결합하여 분자를 만드는 과정'과 '분자들끼리 상호작용하는 과정'을 다루는 학문이었다. 1800년대의 화학자들이 종교와 저돌적으로 충돌한 것은 바로 두 번째 부분, 분자 수준에서였다.

그것은 생명의 정의^{definition}와 관련이 있었다. 서양에서 삶과 죽음을 나누는 경계선은 오랫동안 기독교에 의해 설정되었다. 삶과 죽음의 차이는 '신성한 힘$^{holy\ force}$'의 존재 여부였는데, 신성한 힘이란 신이 내린 것으로, '살아 있는 생명체'를 '죽은 암석'과 구별하게 해주는 핵심 단서였다. 신성한 힘은 종교적인 아이디어에 국한되지 않았다. 예컨대 1800년경 많은 과학자는 생물에서 발견된 화합물─유기화합물$^{organic\ chemicals}$─이 다른 화합물─무기화합물$^{inorganic\ chemical}$─과 근본적으로 다르다고 믿었다. 그런 믿음을 뒷받침하는 데 안성맞춤인 증거도 약간 있었다. 즉, 실험실에서 일어나는 화학반응은 대부분 거꾸로 일어날 수도 있어서, 반응물^{reactant}이 결과물^{product}로 될 수도 있고 결과물이 다시 반응물로 될 수도 있지만(이런 화학반응을 가역반응$^{reversible\ reaction}$이라고 한다), 그 당시에만 해도 생체 안에서 만들어진 화합물을 이용한 화학반응은 그럴 수 없다고 생각되었다. 당신이 와인을 포도주스로 만들거나, 달걀 프라이를 달걀로 되돌릴 수 없는 것처럼 말이다. 그 당시의 과학자들은, 생명 과정$^{process\ of\ life}$에 관여하는 유기화합물은 무기화합물과 구별되는 '내재적인 것'을 갖고 있는 게 틀림없다고 생각했다. 유기화합물의 작용은 무기화합물과 동일한 방법으로 다루거나 연구할 수 없으므로, 유기화학$^{organic\ chemistry}$이라는 새로운 분야에서 취급되었다. 유기화학에는 뭔가 독특한 게 있었으니, 무기화학과 다른 규칙 세트$^{set\ of\ rule}$에 따라 작동했고, 자연적인 힘과 질적으로 다른 힘—아마도 생기vital spark(또는 활력)—에 의해 어루만져졌다.

이러한 생기론vitalism이라는 사상이 화학에 만연한 것은 1700년 대와 1800년대 초였다. 그 당시 화학자들은 둘로 나뉘어, 한쪽에서는 "모든 화합물은 똑같으며, 유기화합물은 궁극적으로 무기화합물과 똑같은 규칙에 순응한다"라고 믿었다. 그들에 의하면 생기도 없고, 삶과 죽음을 나누는 신비로운 것도 없었다. 다른 한쪽에서는 "장담하건대 생명에 관여하는 화합물에는 뭔가 다르고, 특별하고, 아마도 신성한 것이 존재한다"라고 믿었다.

그 당시 대부분의 치유사들은 여전히 "생명에는 특별한 정신이 깃들어 있으며, 생체를 드나드는 생기의 균형이 건강을 이끈다"라고 굳게 믿었다. 서양의학에서는 이런 '특별한 힘'이라는 사상이 4체액설이라는 기치를 내걸고 수 세기 동안 의학계를 지배했다. 그것은 중의학Chinese Medicine에서는 '기氣의 흐름'으로 간주되었으며, 오늘날에는 대체의학 치유사alternative healer들의 '미묘한 에너지'라는 믿음 속에 여전히 살아남아 있다.

그러나 화학의 경우에는 그렇지 않았다. 1818년 메리 셸리Mary Shelly의 소설 『프랑켄슈타인(부제: 근대의 프로메테우스)』이 출간되면서, '삶과 죽음을 가르는 엄밀한 경계선'이라는 사상은 문학적 강타literary blow를 맞았다. 그 책의 주인공인 의사는 죽은 조직tissue에 생기를 불어넣음으로써 신처럼 행동했다. 그러나 과학적으로 치명타를 날린 것은, 1832년 독일의 화학자 프리드리히 뵐러Friedrich Wohle가 두 개의 '죽은 화합물'을 '실험실 안'에서 결합함으로써 ('생명체 안'에서만 만들어진다고 여겨졌던 물질 중 하나인) 요소^{urea} 분자를 합성할 수 있음을 증명한 사건이었다. 지금 생각하면 별거 아닌 것 같지만, 그 당시에는 커다란 일이었다. 과거 어느 때보다도 강력한 팩트와 테크닉의 집합체인 과학이 삶과 죽음의 경계를 모호하게 만들었으니 말이다. 과학자들은 하나의 문턱을 넘고 있었던 것이다.

뵐러의 위대한 친구—그리고 내가 판단하건대 가장 쇼킹한 화학자—인 유스투스 폰 리비히$^{Justus von Liebig}$는 한 걸음을 더 내디뎠다. 리비히는 경이로운 과학자 겸 진정한 천재 겸 위대한 교사로, 화학을 모든 것—특히 생명 과정—에 적용하는 데 열정을 쏟았다. 그 독일의 화학자는 생명체가 무생물 세계$^{nonliving world}$와 상호작용하는 방식—특히 그 상호작용의 화학—에 매력을 느꼈다. 예컨대 그는 세계 최초로 '성장하는 식물이 특정한 무기원소$^{mineral element}$—질소, 인, 칼륨 등—를 필요로 한다'라는 사실을 증명했다. 다시 말해서 그는 비료^{fertilizer}의 작동 원리를 설명했다. 그러므로 그는 농업화학의 아버지였다. 게다가 그는 까다롭고 만족할 줄 모르고 고집불통인 사람으로서 약물에도 평생 동안 관심을 가졌다. 그리하여 농업화학의 아버지인 동시에 (화학을 의학에 응용하는) 임상화학$^{clinical chemistry}$의 아버지가 되었다. 리비히가 했던 일은 생명 과정의 일부인 영양 섭취 및 성장이 신^{God}이 아니라 화학적 변화$^{chemical change}$에서 비롯된다는 사실을 증명한 것이었다. 그는 자신의 아이디어를 1842년 출간한 『동물화학$^{Animal Chemistry}$』에 요약해놓았다.

리비히 이후, 대부분의 과학자들은 '생명 과정은 일련의 화학반응으로 환원될 수 있다'라고 생각했다. 인체는 점점 더 세부적으로 분해되어, 궁극적으로 분자 수준으로 환원될 수 있다는 것이었다. 그 후 이러한 환원주의적 접근 방법은 생명과학의 상당 부분을 이끌었다. 신은 더 이상 논쟁에 끼어들 여지가 없었다.

리비히는 그 과정에서 수많은 흥미로운 화합물들을 만들어냈다. 그중 하나인 클로랄하이드레이트chloral hydrate는 1832년 그의 실험실에서 처음 등장했다. 이것은 100퍼센트 합성된 화합물로, 인체 내에서는 발견될 수 없는 것

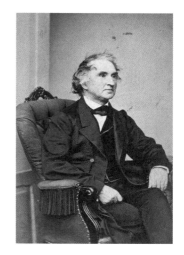

그림 3-1. 유스투스 폰 리비히. Photograph by F. Hanfstaengl. Wellcome Collection.

이었다. 그러므로—지금까지 알려진 바에 의하면—리비히가 실험실에서 만들 때까지 지구상에서 발견된 적이 없었다. 그럼에도 그것은 의약품으로 사용될 운명이었다.

리비히는 그런 운명을 알지 못했고, 심지어 생각해본 적도 없었다. 그는 그저 분자를 만지작거리며 놀다가, 하나가 다른 것으로 전환될 수 있다는 사실을 안 것뿐이었다. 예컨대 그는 클로랄하이드레이트가 무겁고 달콤한 냄새를 풍기는 액체, 클로로포름chloroform으로 전환될 수 있음을 발견했다. 클로로포름 연기는 사람을 무의식 상태에 빠뜨릴 수 있었는데, 1850년대에 환자를 수술 이전에 잠재우는 방법으로 사용될 수 있는지 여부를 테스트받았다. 그러나 그것을 다루기가 너무 어려운 데다 위험했으므로—환자가 과량을 들이마시기가 쉬워, 수술대 위에서 사고사事故死가 발생하곤 했다—, 연구자들은 그것

을 한쪽으로 치워놓고 대안을 찾기 시작했다. 리비히는 일찍이 실험실에서 클로랄하이드레이트를 클로로포름으로 전환할 수 있음을 증명했다. 그렇다면 인체 내에서도 똑같은 일이 일어날 수 있지 않을까? 클로랄하이드레이트가 클로로포름의 안전한 대안일 수 있지 않을까? 그들은 동물을 대상으로 그런 아이디어를 실험하기 시작했다.

클로랄하이드레이트는 실온room temperature에서 고체이지만, 알코올과 섞기만 하면 (쉽게 섭취할 수 있는) 액체로 만들 수 있다. 고체 상태든 액체 상태든, 그것은 1860년대에 인간을 잠들게 하는 데 안성맞춤인 것으로 밝혀졌다. 그것은 너무나 오랫동안 우리 곁에 있었기에 특허를 출원할 수 없었지만—리비히가 처음 만든 후 수십 년이 지나도록 의학적으로는 사용되지 않았다—, 수많은 기업에 의해 만들어져 널리 사용되었다.

아편과 같은 천연약물들은 사용자를 졸리게 만들 수 있었지만, 다른 효과도 발휘했다. 그러므로 많은 역사가들이 보기에, 클로랄하이드레이트는 최초의 진정한 수면제sleeping pill—의사들은 이런 약들을 통틀어 최면제hypnotic라고 부른다—라고 할 수 있었다. 미량의 클로랄은 환자를 진정시킬 수 있지만, 약간량은 환자의 수면을 도와주고, 다량은 환자를 뻗어버리게 할 수 있다. 1869년 클로랄은 수면보조제로 판매되었고, 수술 전에 환자를 달래는 방법으로 사용되었다. 그러나 클로랄은 최면제의 원조라기보다, 오늘날 널리 사용되는 전합성약물totally synthetic drug의 원조였다.

그 후 몇 년 이내에 클로랄은 전 세계적으로 유행했다. 모르핀과 마찬가지로, 그것은 의약품인 동시에 여가용 약물recreational drug로 간주되었다. 신경이 과민한 빅토리아 시대 사람들은 그것을 신경안정제tranquilizer로 사용했다. 불면증 환자들은 잠자리에 들 때 그것을 게걸스럽게 섭취했고, 파티에 빈번히 드나드는 사람들은 그 효과를 여러모로 활용했다. 1874년《뉴욕타임스》런던 특파원은 이렇게 보도했다. "클로랄은 유행의 첨단을 걷는 최면제로, 자연의 달콤한 회복제sweet restorer인 숙면balmy sleep에 호소한다."

클로랄은 또한 위험했다. 사용이 확산됨에 따라 '우발적인 과량 투여'와 '자살을 위한 사용'이 보도되었고, 사태는 갈수록 악화되었다.

1900년 어느 가을날 저녁, 제니 보스히터라는 열일곱 살짜리 소녀가 조카딸을 위한 베이비 파우더를 구입하기 위해, 노동자층이 거주하는 뉴저지주 패터슨 소재 아파트 문을 나섰다. 그녀는 집에 돌아오지 않았다. 다음 날 아침, 한 우유 배달부가 퍼세익Passaic 강가에서 그녀의 시신을 발견했다. 그녀는 약물에 중독된 상태에서 강간을 당한 것으로 보였다. 부검 결과 그녀는 클로랄하이드레이트를 과량 섭취한 것으로 밝혀졌다.

얼마 후 밝혀진 스토리는 도금시대Gilded Age*의 유명한 쟁점cause

---

* 미국의 작가 마크 트웨인이 C. D. 워너와 합작하여 1873년에 발표한 풍자소설. 남북전쟁 후의 미국이 농업국에서 공업국으로 전환하는 과정에서 악몽 같은 물욕에 사로잡혀 각종 사회적 부정이 속출하는 시대를 통렬한 필치로 비판한 작품이다. 미국에서 1865년~1890년경에 이르는 시대를 '도금시대'라고 부르는데 이 작품에서 유래한 것이다.

*célèbre*이 되었다. 보스히터의 시신이 발견된 지 며칠 후, 한 '말이 끄는 택시'의 운전기사는 "내가 전날 밤 한 술집에서 그녀를 태웠을 때, 술집의 옆문에서 그녀를 데리고 나온 네 명의 사내를 봤다"라고 자백했다. 그녀는 의식이 없었지만 살아 있었다. 그 사내들은 운전기사에게 시골의 외딴 곳으로 가자고 했는데, 운전기사의 진술에 따르면 그들은 그곳에서 담요 한 장을 편 후 돌아가면서 그녀를 성적으로 유린했다. 그들이 성폭행을 멈춘 것은, 그녀가 구토를 할 때뿐이었다. 그들이 그녀를 데리고 택시로 돌아왔을 때, 그녀는 축 처진 채 아무런 반응이 없었다. 그러자 성폭행범들은 걱정이 되는 모양이었다. 네 명의 청년들은 연줄이 좋은 것 같았다. 그들은 운전기사에게 '어떤 잘나가는 동네 의사'의 집으로 가자고 했는데, 그 의사는 한 성폭행범의 가족과 친분이 있었다. 그러나 때는 이미 늦었다. 그 소녀는 죽어 있었다. 그들은 그녀의 시신을 택시에 다시 싣고, 운전기사에게 퍼세익강으로 가자고 했다. 그러고는 시신을 버린 후, 그에게 10달러를 쥐어주며 입을 다물어달라고 했다.

그러나 10달러로는 어림도 없었다. 운전기사는 며칠 후 경찰에 자진 출두했고, 경찰은 문제의 의사에게 달려갔고, 그 의사는 청년들의 신원을 알려줬다. 그 청년들은 모두 덕망과 부富를 겸비한 지역 명문가의 자제들이었다. 그중 한 명은 한 재판관의 형제였다.

네 명의 사내들은 일제히 희생자를 비난하며, "우리와 자발적으로 합석하여 눈짓을 주고받으며 취하도록 마셨고, 두 팔로 우리를 껴안았다"라고 말했다. 그들은 그녀에게 압생트absinthe와 샴페인을 사줬지만, 클로랄에 대해서는 맹세코 아무것도 모른다고 주장했다.

"드라이브를 하려고 그녀를 택시에 태웠을 뿐인데, 그녀가 의식을 잃자 덜컥 겁이 났고, 그녀가 죽었을 때는 패닉에 빠졌다"라고 진술했다. 그들은 그녀의 속옷이 벗겨진 이유를 설명할 수 없었다. 또는 클로랄이 들어 있는 술병 하나가 시신 근처에서 발견된 경위도 설명할 수 없었다.

마을의 부유층은 청년들을 믿는 쪽을 선택했고, '문란한 공순이'에 관한 루머가 떠돌기 시작했다. 공장에 다니는 10대 매춘부가 1순위 고객인 귀공자를 유혹하다 변을 당했다고 말이다. 그러자 한 좌익 언론이 보스히터를 옹호하며, 그녀의 죽음을 '타락한 상류층이 노동자층에게 저지른 성폭행'으로 규정했다. 다른 언론들은 양측의 논쟁을 즐겼다.

재판은 굉장한 구경거리가 되었고, 법정을 가득 메운 방청객들은 법정이 떠나가도록 시끌벅적거렸다. 방청권을 얻지 못한 수백 명의 구경꾼들은 밖에서 웅성거리다, 도착하는 증인들에게 호통을 쳤다.

네 명의 청년들은 지역을 주름잡는 변호사들의 조언하에 대질심문을 받으며, 당초의 주장을 고수했다. 그러나 유죄 증거가 너무 명확해 빠져나갈 수가 없었으므로, 3일 후 전원 2급살인 판결을 받았다. 그중 세 명은 30년 징역형을 선고받았고, 나머지 한 명은 결국 범행을 자백하고 세부적인 범행 내역을 진술함으로써 15년 징역형을 선고받았다. 네 명 모두 형기의 절반 정도만 복역한 후 석방되었는데, 한 언론은 이를 가리켜 "패터슨의 영향력 있는 계층이 피고인들을 대신하여 수년간 끈질기게 관대한 처분을 호소한 덕분"이라고 했다.

제니 보스히터는 '클로랄하이드레이트와 알코올의 혼합물' 때문에 사망했는데, 이 혼합물을 흔히 '녹아웃 물약'이라고 부른다. 그것은 본래 데이트강간date-rape 약물로 사용되었지만, 다른 용도로도 사용되었다.

예컨대 미키 핀Mickey Finn이라는 사람이 있었다. 지금은 고유명사가 아니라 관용구가 되었지만, 핀은 19세기에서 20세기로 넘어갈 때쯤 시카고의 사우스사이드South Side에 있는 술집에서 바텐더와 매니저로 일했던 실제 인물이었다. 1903년 "골드투스Gold Tooth"라는 별명을 가진 메리 손튼Mary Thorton이라는 매춘부가 증언한 바에 따르면, 론스타살롱Lone Star Saloon이라는 술집의 매니저인 마이클 핀이 고객을 중독시켜 돈을 갈취했다고 한다. 그의 수법은 간단하다. 그 또는 그의 부하(웨이터 또는 식모)는 '고객이 될 만한 사람'의 술에 클로랄하이드레이트 몇 방울을 몰래 섞는다. 약물이 효과를 발휘하면, 정신이 반쯤 나간 고객은 밀실로 안내되어(또는 끌려가) 돈을 뺏기고 뒷골목에 버려진다. 나중에 희생자는 자초지종을 거의 기억하지 못한다.

핀은 체포되었고 그가 운영하는 술집은 폐쇄되었지만, "누군가의 술에 몰래 최면제 넣기slipping somebody a Mickey" 수법은 이제 시작이었다. 미국 사회에서 녹아웃 물약은 범죄 구조의 일부로 자리 잡았다.

클로랄의 합법적인 사용—대부분의 사용 장소는 정신병원이었다—은 불법 사용보다 훨씬 더 중요했다. 정신병 환자들은 간혹 자제력을 잃거나 조증mania 상태가 되거나 허우적거리는데, 이는 자신뿐만 아니라 주변 사람들에게도 위험하다. 한때는 간병인이 완력이나 스트레이트재킷straitjacket(구속복) 등을 이용하여 그들을 제지했고, 아편, 모르핀, 대마초 등을 이용해 그들을 진정시켰다. 그러나 환자를 녹아웃시키는 데는 클로랄만큼 효과적이고 빠르고 조절 가능한 게 없었다. 게다가 클로랄은 환각을 유발할 가능성이 낮았다. 소량의 클로랄은 초조한 환자를 진정시키고, 환자와 간병인 모두에게 숙면을 보장했다. 19세기 말부터 20세기 초까지 30년 동안, 병원을 방문한 사람은 누구나 눈가리개를 하더라도 정신병동을 찾아갈 수 있었다. 그 비밀은 환자의 숨결에서 나는 과일(배) 향기였는데, 그것은 클로랄 특유의 냄새였다. 정신병동에서는 그 냄새가 진동했다.

클로랄의 시대는 1905년경까지 계속되다가, 훨씬 더 우수한 합성약물인 바르비투르염barbiturate이 등장하면서 막을 내렸다. 1950년 대와 1960년대에는 오늘날 사용되는 신경안정제의 초기 형태가 등장했고, 그 후 더욱 강력한 항정신병제antipsychotic(6장의 클로르프로마진chlorpromazine 참조)가 개발되었다.

우리는 오늘날 수백 가지의 향상된 수면제와 이완제relaxant를 보유하고 있으며, 범죄자들은 더욱 다양한 약물을 희생자의 술에 섞는다. 클로랄은 아직도 처방되어 사용되지만(무엇보다도, 마릴린 먼로와 애너 니콜 스미스의 목숨을 앗아 간 약물 칵테일 속에 포함되어 있었다), 이제는 주류에서 완전히 밀려났다.

그러나 그것은 의학사에서 한자리를 차지했다. 클로랄은 가장 널리 사용되는 전합성약물의 원조로서 신기원을 이뤘다. 그리하여, "실험실에서 시험관 연구를 하는 과학자들이 만든 약이 '자연이 만든 약'과 맞먹거나, 그것을 능가하는 힘을 발휘할 수 있다"라는 사실을 증명했다. 정신건강 전문가들은 그것을 열렬히 받아들였고, 잠 못이루는 대중들은 그것을 열광적으로 사용했으며, 심지어 언론은 그것이 충격적인 범죄에 사용된 사례에 주목했다. 이 모든 것은 '실험실에서 만든 약물들'을 탐구하는 데 긍정적인 요인으로 작용했다.

리비히와 뵐러의 과학적 계승자들, 즉 1800년대 말과 1900년대 초에 등장한 여러 세대의 유기화학자들은 (인체에 작용하는) 분자들을 만지작거리며, 몇 개의 분자를 여기에 첨가하고, 몇 개의 분자를 저기서 끄집어내고, 특정한 목적으로 분자들을 재단하는 장인匠人이 되었다. 그들은 더 많은 화합물을 만들어 동물과 인간을 대상으로 테스트했고, 어떤 화합물이 건강에 이롭고 어떤 화합물이 건강에 해로운지를 더 많이 알게 되었다. 화학 산업이 전반적으로 붐을 이루게 되면서, 몇 명의 화학자는 새로운 합성약물을 발견하려고 노력하는 데 헌신하기 시작했다.

오늘날 우리가 '빅파마'라고 부르는 거대 제약사 군단은 녹아웃 물약에서 비롯되었다고 해도 과언이 아니다.

4장
헤로인 전성시대

대체로 모르핀 주사의 즐거움 덕분에, 1900년에는 7,600만 명의 미국인 중 약 30만 명이 아편제에 중독되어 있었던 것으로 추정된다. 그렇다면 그 당시의 아편제 중독률은 1,000명당 약 네 명꼴이라는 계산이 나오는데, 이는 거의 한 세기 후인 1990년대와 얼추 비슷한 수치였다. 물론 최근 20년 동안 아편유사제 중독률은 상당히 급증했지만, 유행이라는 관점에서 보면 그때나 지금이나 많은 면에서 비슷했다. 지금과 마찬가지로, 그때도 매년 수천 명이 아편제 과다복용으로 사망했다. 그리고 지금과 마찬가지로, 그때도 모든 사람이 아편제의 어두운 면을 알고 있었다. 그도 그럴 것이, 모두가 신문지상에서 "자살과 과다복용", "중독과 절망"에 대한 기사를 읽었기 때문이다. 그리고 지금과 마찬가지로, 그때도 "뭘 어떻게 해야 하는지"를 아는 사람은 아무도 없었다.

중요한 차이가 있다면, 1900년에는 아편과 모르핀이 함유된 약물을 처방 없이 구입할 수 있었다는 것이다. 누구나 마음만 먹으면 길모퉁이의 약국에서 약간의 모르핀을 구입할 수 있었다.

그러나 유행병 같은 아편중독에 직면하여, 점점 더 많은 의사·입법자·행동가들이 '모르핀을 통제하기 위해 뭔가를 해야 한다'라고 요구하게 되었다. 완전한 금지는 옵션이 아니었다. 왜냐하면 모르핀은 너무나 귀중한 의약품이어서 완전히 금지한다는 게 현실적으로 불가능했기 때문이다. 그러나 어느 정도 규제해야 한다는 압력은 점점 더 거세졌다.

정치인들이 법에 근거해서 반대하는 동안, 과학자들은 법을 무의미하게 만들 뭔가를 찾았다. 그들은 약간 새로운 형태의 모르핀, 즉 '중독성은 없고 진통 효과만 있는' 모르핀을 발견하고 싶어 했다. 이러한 '마법의 약'은 약물 연구자들의 성배holy grail로 떠올랐다. 화학자들은 모르핀 분자의 변형에 착수하여, 하나의 측쇄side chain를 여기에 첨가하고 한두 개의 원자를 저기에서 꺼내는 등 탐구를 계속했다.

해를 거듭할수록 화학자들은 원하는 목표에 한 걸음씩 다가섰다. 1900년 전후 수십 년 동안은 '화학의 황금기'로, 특히 유기화학(단백질, 당sugar, 지방과 같은 탄소함유분자carbon-containing molecule, 즉 생명의 분자를 연구하는 과학)이라는 하위 분야가 급속도로 발전했다. 그 마법사 같은 화학자들은 인체를 구성하는 거의 모든 분자에 대해 자신들이 원하는 거의 모든 변형을 가할 수 있는 듯싶었다. 그들은 '당이 조립되는 과정', '음식물이 소화되는 과정', '효소(생화학반응의 촉매)가 작동하는 메커니즘'을 익혔다. 그들은 다른 사람들이 나무나 금속을 가공하는 것처럼 분자를 형성했다. 그들은 뭐든 할 수 있는 것처럼 보였다.

　동물실험은 과학이라기보다는 거의 예술이었다. 실험용 시궁쥐, 개, 생쥐, 기니피그, 토끼는 (자기들끼리는 물론 인간과도) 다른 대사계$^{metabolic\ system}$를 보유하고 있어서, 신약에 대해 각각 다르게 반응할 수 있었다. 그에 더하여—그리고 이게 가장 중요했다—그들은 연구자들에게 '어떤 기분을 느끼는지'를 말해줄 수 없었다. 그들의 기분을 모르니, 과학자들은 동물의 반응을 테스트하기 위해 다른 방법을 강구하는 수밖에 없었다. 그것은 때로—감염이 치료되었는지를 살펴보는 경우—쉬웠고, 때로—시궁쥐의 우울증 정도를 측정하는 경우—어려웠다.

　그럼에도 신약의 독성을 확인하고 효능을 대충이라도 알아내야 하는 연구자들에게, 동물을 이용한 테스트는 오늘날까지 최선의 방법 중 하나로 남아 있다.

　1870년대에 런던에서 활약하던 화학자의 사정도 마찬가지였다. 그는 자신이 새로 고안해낸 아세틸화된 모르핀$^{acetylated\ morphine}$을 실험용 동물들에게 투여해봤다. 그랬더니 아무런 일도 일어나지 않았다. 저용량을 투여하니 독성이 없었지만, 아무런 작용도 하지 않는 것 같았다. 대부분의 실험이 그렇듯, 그 실험은 막다른 길이나 마찬가지였다. 그는 연구 결과를 간단히 적어 저널에 제출하고, 아세틸화된 모르핀을 폐기한 후 다른 화합물에 눈을 돌렸다.

　그 논문이 저널에 실린 지 20년이 흐르는 동안, 다른 화학자들은 모르핀과 다른 주요 알칼로이드—아편, 코데인, 테바인—를 갖고서 연구를 계속했다. 그들은 알칼로이드를 분해한 뒤 새로운 원자를 끼워 넣어 수백 개의 유도체derivatives를 창조했다. 성배는 나타나지 않았다. 세계에서 가장 위대한 유기화학자들은 온갖 진보된 기술을 구사했음에도 아무런 성과를 거두지 못했다.

방금 설명한 것은 20세기에 진입하기 직전까지의 상황이었다. 1890년대 말, 독일의 한 염료 제조업체가 회사를 나누기로 결정했다. 바이엘Bayer이라는 이름의 그 회사는 화학자들의 집합체였는데, 그들의 임무는 콜타르coal tar(가스등의 시대Gaslight Era를 밝힌, 가스를 생산하는 과정에서 나온 폐기물)를 가치 있는 화합물(예: 합성염료)로 전환하는 것이었다. 빅토리아 여왕이 1862년 연보라색―한 화학자의 실험실에서 만들어진 새로운 색깔―드레스를 입은 후, 합성직물염료가 크게 유행했다. 화학자들은 콜타르에서 형형색색의 새로운 색깔들―그 색깔들은 휘황찬란한 무지개를 형성했다―을 만들기 시작했다. 염료게임에 참가한 사람들은 모두 한밑천을 챙겼지만, 1890년대의 독일에는 수많은 염료회사가 우글거렸다. 시장은 이미 포화 상태였다.

바이엘은 궁리 끝에, 화학자들을 또 한 가지 돈 되는 화학제품―약물―분야에 배치했다. 클로랄하이드레이트와 같은 합성약물의 성공(3장 참조)에서 영감을 받아, 바이엘은 (더 많은 질병을 치료할 수 있는) 실험화합물을 더 많이 발견하기로 결정했다. 의약품 제조 쪽으로 진출하기로 한 의사결정은 약간 위험했지만, 잠재적 보상은 엄청나게 컸다. 기본적 접근 방법은 염료나 약물이나 거기서 거기였다. 흔하고 비교적 저렴한 천연물질(예: 염료의 경우 석탄, 약물의 경우 아편)에서 시작하여, 유기화학자들을 시켜 그 속의 분자들을 '훨씬 더 값나가는 것'으로 전환될 때까지 변형하게 하는 것이었다. 이렇게 새로 창조된 화합물은 특허를 출원한 후, 막대한 이윤을 남기고 판매할 수 있었다.

바이엘이 약물 쪽으로 방향을 튼 직후, 젊은 화학자 중 한 명인 펠릭스 호프만Felix Hoffmann이 노다지를 두 번 캤다. 1897년 여름, 그 역시 분자에 아세틸기acetyl group를 붙이는 작업에서부터 시작했다. 그는 흰버드나무껍질willow bark(버드나무껍질은 오랫동안 열병 환자를 치료하는 약초로 사용되어왔었다)에서 분리된 물질에 아세틸기를 붙여, 새롭고 효과적인 해열진통제를 탄생시켰다. 회사에서는 그가 만든 의약품에 바이엘 아스피린Bayer Aspirin이라는 이름을 붙였다. 다음으로, 그가 동일한 아세틸기를 모르핀에 붙이자, 수십 년 전 런던의 화학자가 이미 테스트한 후 폐기했던 것과 동일한 분자(아세틸화된 모르핀)가 생겨났다. 그러나 바이엘은 그 분자를 버리지 않고, 다양한 동물을 대상으로 테스트한 후 그 결과를 더욱 긍정적으로 해석했다. 그들은 심지어 공장에서 몇 명의 젊은 노동자를 선발하여, 인간을 대상으로 약물의 효능을 테스트했다.

그 결과는 경이로웠다. 독일의 노동자들은 호프만의 새로운 약물을 복용해보고 '기분이 매우 좋다'라고 보고했다. 아니, '매우 좋은 기분'이 아니라 '날아갈 듯한 기분'이라고 했다. 그들은 행복하고, 든든하고, 자신감이 넘치고, 영웅적인 느낌이 든다고 했다.

그 정도면 몇 가지 실험의약품을 챙겨 '적절하다고 생각되는 환자에게 시도해보라'라는 말과 함께 두 명의 베를린 의사에게 보내기에 충분했다. 두 번째 시험 결과도 역시 인상적이었다. 바이엘의 아세틸화된 모르핀은 모르핀과 마찬가지로 통증을 완화할 뿐 아니라, 기침을 멈추고 인후통^{sore throat}을 관리하는 데 탁월한 효능을 발휘하는 것으로 밝혀졌다. 신약을 투여받은 결핵 환자들은 각혈을 멈췄다. 그것은 정신을 고양하고 희망감을 되살리는 '쾌적한 부작용'이었으며, 심각한 합병증이나 부작용은 발견되지 않았다.

　　바이엘은 더 이상의 말을 들을 필요가 없었다. 열광한 경영진은

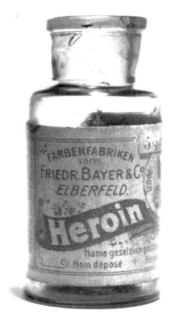

그림 4-1. 바이엘 헤로인. c. 1900

'경이로운 신약'을 시장에 내놓을 계획을 세웠다. 그러나 그러려면 먼저 '기억하기 쉬운 상품명'을 생각해내야 했다. 경영진은 '경이로운 약'이라는 뜻의 독일어 '뷘덜리히Wünderlich'를 고려했지만, 영웅적이라는 뜻의 독일어 '헤로리시herorish'로 낙착을 봤다. 그러나 그들의 신약은 바이엘 헤로인Bayer Heroin이라는 이름으로 불리게 된다.

테스트 결과, 헤로인은 모르핀보다 다섯 배 강력하면서도 습관을 훨씬 덜 유발하고, 코데인보다 열 배 효과적이면서도 독성은 훨씬 더 적은 것으로 나타났다. 바이엘의 전문가들에게, 헤로인은 인체의 기도airway를 여는 특이한 추가 능력을 가진 것처럼 보였다. 그래서 그들은 1차적으로 기침 및 호흡장애 치료제로, 2차적으로 모르핀 중독 치료제로 판매하기 시작했다. 환자들은 행복한 마음으로 모르핀을 포기하고 헤로인으로 갈아탔다. 그들은 신약을 사랑했고 의사들도 그랬다. 헤로인은 널리 확산되었다. 20세기 초 전 세계의 사용자들은 시어스로벅의 카탈로그를 보고 1달러 50센트짜리 바이엘 헤로인을 우편으로 주문하면, 멋진 케이스에 담긴 '하나의 주사기, 두 개의 바늘, 두 개의 바이알*'을 받아볼 수 있었다. 바이엘 헤로인의 성공을 강조한 초기의 과학적 프레젠테이션은 청중의 기립박수를 받았다.

그러나 문제가 하나 있었다. 바이엘이 헤로인의 원조가 아니기 때문에—그 분자는 본래 수십 년 전 런던의 한 화학자가 만든 것이었다—약물에 대한 특허보호patent protection가 미약했고, 이를 눈치챈 다른 제약회사들이 벌떼처럼 몰려들어 생산하기 시작했기 때문이다. 바

---

* 주사용 유리 용기의 하나.

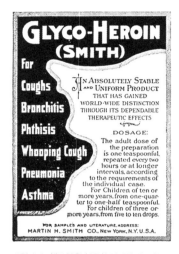

그림 4-2. 헤로인을 함유한 감기약에 대한
1914년의 광고

이엘이 헤로인에서 대문자H를 소문자h로 바꾸자, 바야흐로 '약물 생산'이 아니라 '약물 사냥' 시대가 시작되었다. 헤로인이 가미된 기침용 로젠지lozenge*가 수백만 개 팔려나갔다. 헤로인을 함유한 엘릭시르는 모든 연령대(심지어 유아까지도)의 환자들에게 안전하다고 소개되었다. 엘릭시르는 이 약국 저 약국의 카운터에서 판매되었고, 당뇨병에서부터 고혈압, 딸꾹질, 님포마니아nymphomania**(헤로인이 님포마니아 치료에 사용된 것은 약간의 현실에 기반했다. 중독자들의 말을 들어보면 알겠지만, 헤로인은 성욕을 고갈시킨다고 한다)에 이르기까지 모든 질병을 치료한다고 선전되었다. 1906년 미국의사협회American Medical Association(AMA)는 헤로인을 일반적 용도, 특히 모르핀 대체제로 승인했다.

'새로운 기적의 약'에 대한 특허를 출원할 방법이 없자, 발을 동동 구르던 바이엘은 이윽고 다른 헤로인으로 갈아탔다가 1910년경에는 헤로인 생산을 완전히 중단했다. 그리고 그즈음 바이엘 아스피린의 글로벌 성공으로 떼돈을 번 여세를 몰아 아스피린에 총력을 기울였다. 한때 만지작거리던 염료는 뒷전에 두고 의약품을 전면에 내세웠다.

---

* 약효가 있는, 입에서 녹여 먹는 마름모꼴 캔디.

** 여성의 비정상적인 성욕항진증. 남성의 경우에는 '사티리아시스(satyriasis)'라고 한다.

헤로인이 확산되자, 의사들은 (따지고 보면 그리 대단할 것도 없는) 두 가지 유의사항을 재빨리 간파했다. 첫 번째 유의사항은 '헤로인이 호흡계에 이롭다는 바이엘의 생각은 틀렸다'라는 것이었다. 왜냐하면 헤로인은 기도를 여는 특별한 작용을 하지 않는 것으로 밝혀졌기 때문이다. 두 번째 유의사항은 '모르핀이 아편중독에 대한 정답이 아니었던 것처럼, 헤로인이 모르핀 중독에 대한 정답이 아니다'라는 것이었다. 오히려 헤로인의 중독성은 모르핀의 중독성을 훨씬 능가하는 것으로 밝혀졌다. 그리하여 모르핀의 해묵은 악몽이 재현되기에 이르렀다. 의사들은 진료실에서 더 많은 헤로인 중독자를 발견하기 시작했고, 언론에서는 더 많은 과다복용 사례를 보도하기 시작했다. 헤로인은 몇 가지 면에서 모르핀과 달랐지만, 중요한 면에서는 그렇지 않았다. 업그레이드와 버전업을 거듭함에 따라 효능만 증가하고 중독성은 감소하지 않는 것처럼 보였다. 아편과 그 자손들—모르핀, 헤로인, 그리고 오늘날의 최신 합성 아편유사제들—은 모두 멋들어진 약물로, 통증을 완화하고 (최소한 처음에는) 기분을 고양하는 데 탁월한 효능을 발휘하지만, 시작하기는 쉬워도 일단 습관화되면 끊기가 극도로 어렵다.

'약물중독drug addict'이라는 용어가 의학서적에 처음 등장한 것은 1900년경으로, '약물광drug fending'이라는 구절이 언론에서 널리 사용된 것과 때를 같이했다. (참고로, 아편제opiate라는 용어는 아편에서 직접 유도된 화합물—이를 테면 모르핀과 헤로인—을 가리키며, 아편유사제opioid라는 용어는 오늘날의 합성 진통제까지도 포함하는 더욱 광범위한 개념이다.)

약물중독은 아편제에 국한된 문제가 아니었다. 합법적인 코카인

(병원과 치과에서 널리 사용되었고, 잠깐 동안 코카콜라에 미량 함유되었다), 합법적인 대마초(특허약에 드물지 않게 들어가는 성분), 에테르^{ether}나 일산화질소(일명 웃음가스^{laughing gas})와 같은 합법적인 마취제도 문제였다. 최초의 수면제인 클로랄하이드레이트와 바이엘의 새로운 수면제 바르비투르염도 무시할 수 없었다. 매년 새로운 약물들이 등장하는 데도, 과장된 주장만 범람할 뿐 규제 조치는 찾아보기 힘들었다.

제1차 세계대전이 일어나기 직전, 미국은 약물중독이라는 현실에 눈을 떴다. 약물로 인해 가족이 해체되고, 중독녀의 매춘과 중독남의 강도짓이 늘어나고, 재정 파탄과 인격 파괴가 초래되었다. 머크레이킹^{muckraking}(추문 폭로)을 업으로 하는 저널리스트들은 특허약에서부터 화학물질이 함유된 화장품에 이르기까지 약물의 위험을 폭로하기 시작했다. 약물반대운동은 의료전문가와 보건당국, 가정주부와 신문 편집자, 공상적 정치가와 현실적 경찰을 한데 모아, 약물 통제를 위한 광범위한 사회운동을 형성했다. 그중 일부는 성경에 기초한 금주운동^{temperance movement}에서 비롯되었고, 일부는 개혁 성향의 진보정치^{Progressive politics}에서 출발했다. 도덕주의와 의학이 약간의 인종주의─아편굴에 우글거리는 중국인, 마리화나에 찌든 멕시코인, 약물을 갈망하는 흑인들을 상기하라─와 뒤섞여 약물 반대 캠페인을 추동했다.

이 모든 것은 시어도어 루스벨트^{Theodore Roosevelt}(TR)가 대통령으로 있을 때 정점에 달했다. 루스벨트은 진보적인 데다, 깨끗한 정부와 단호한 행동^{decisive action}에 헌신한 인물이었다. 많은 사람과 마찬가지로 그는 '특허약 제조자들이 비밀스러운 레시피에 대한 과장된 주

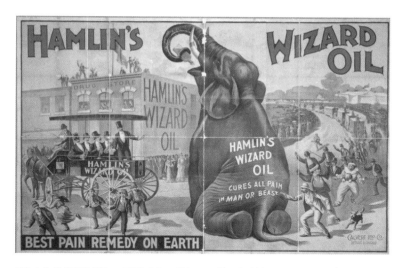

그림 4-3. 한 특허약 광고. c. 1890. Calvert Lithographing Co. Lithographer. Hamlin's Wizard Oil. Courtesy: Library of Congress

장으로 대중을 속이며, 그 속에는 아편·헤로인·코카인·알코올이 들어 있다'라고 믿었다. 루스벨트 행정부는 1906년 (특허약 로비스트들의 격렬한 반대를 무릅쓰고) 미국 최초의 연방약물통제법인 '식품위생과 약품에 관한 법률Pure Food and Drug Act'의 통과를 밀어붙였다.

법률은 마침내 통과되었지만, 대부분의 주안점은 '오염되거나 부패하지 않은 식품'에 있었고, 약물에 관한 조항들은 '특허약의 광고를 더욱 정확히 하라'라는 훈계에 불과하여 이빨 빠진 호랑이를 연상시켰다. 그러나 그것은 시작에 불과했다. 루스벨트는 중국의 아편 무역에 맞서, 1909년 상하이에서 열리는 제1차 국제아편회의International Opium Conference를 추진함과 동시에 2년 후 열리는 헤이그 회의를 강력히 지지했다. 미국은 1909년 연방아편수입금지법Opium

Exclusion Act을 통과시킨 후(이것은 아편 사용에 대한 범죄화criminalization*의 중요한 첫걸음이었다), 1912년 제1차 국제약물통제협약International Drug Control Treaty에 서명했다.

이 모든 것은 1914년 최초의 유의미한 마약방지법antidrug law인 해리슨법Harrison Act으로 귀결되었는데, 이 법은 마약narcotic의 생산·수입·배포에 대한 규제 및 과세 방법을 규정했다. 그렇다면 '마약'이란 무엇을 의미했을까? 의사들은 수면과 혼미stupor를 유도하는 약물을 기술하기 위해 그 용어를 사용했다. 그러나 경찰과 입법자에게, 마약이란 중독을 초래하는 습관성 약물heavy drug이었다. 그러므로 해리슨법에는 코카인이 포함되었는데, 코카인은 아이러니하게도 사용자를 (잠들게 하는 대신) 흥분시키는 약물이었다. 또한 해리슨법 원안에는 희한하게도 헤로인이 포함되지 않았다가 몇 년 후 추가되는 진풍경이 벌어졌다. 요컨대 해리슨법은 대체로 아편과 모르핀을 겨냥했다. 이에 따라 미국의 모든 의사와 약사들은 사상 최초로 면허를 등록하고, 회비를 납부하고, 아편·모르핀·마약이 포함된 거래(처방과 조제)를 빠짐없이 기록했다.

특허약 제조자들은 이에 대항하여, "미국에서 오랫동안 옹호되어온 '복용할 약물을 스스로 선택할 권리'를 침해하는 것"이라고 주장했다. 그러나 그들은 규제를 멈출 수 없었다. 해리슨법이 통과된 후, (모든 마약 처방을 기록해야 하는) 정직한 의사들은 처방을 줄였고, 약사들은 마약 관리에 더욱 신중을 기하게 되었으며, 환자들은 마약

---

* 특정한 행위를 법률 제정에 의해 범죄로 규정하는 과정.

사용을 재고再考하게 되었다. 미국으로 선적된 아편은 1906년에 4만 2,000톤이던 것이 1934년에는 8,000톤으로 급감했다.

다른 한편, 해리슨법은 오늘날까지 계속되고 있는 논의의 장場을 마련했다. 약물중독은 도덕적 결함moral failing인가, 아니면 질병인가? 다시 말해서, 약물중독자들은 범죄자로 간주하여 처벌해야 하나, 아니면 환자로 간주하여 치료해야 하나?

해리슨법은 논의의 초점을 더욱 분명히 하여, 정부를 범죄화의 주축으로 삼았다. 이는 많은 의사를 곤경에 빠뜨렸다. 왜냐하면 의사는 아직도 환자에게 마약을 처방하고 투약할 수 있었지만, 법조문에는 "전문적 관행professional practice의 맥락에서만 허용된다"라고 적혀 있었기 때문이다. 예컨대 외과수술을 집도한 후 환자의 통증을 모르핀으로 다스리는 것은 가능했다.

그러나 마약을 이용하여 모르핀 중독 환자를 치료하는 것은 어땠을까? 그것도 허용되었을까? 법률이 시행되기 전, 대부분의 의사들은 약물중독을 의학적 문제로 간주하고, 그것을 치료하는 것이 자신들의 임무라고 생각했다. 그들은 모르핀이나 헤로인을 약물중독 환자에게 처방함으로써, 마약의 품질을 관리하고 용량을 낮춤과 동시에 마약에서 서서히 벗어나도록 도와줬다. 그러나 해리슨법은 마약중독을 질병이 아니라 범죄로 간주했으므로, 마약을 이용하여 마약중독을 치료한다는 것은 합법적인 '전문적 관행'이 아니었다. 따라서 '중독자에게 마약을 처방한 의사들은 범죄자'라는 명제는 괴상망측하지만 참이 되었다. 해리슨법이 통과된 지 몇 년 안에, 약 2만 5,000명의 의사들이 마약 관련 혐의로 기소되었고, 그중 약 3,000명이 유죄를 선고받아 철창신세를 졌다.

늘 그렇듯, 합법적인 용량을 구할 수 없는 중독자들은 거리로 쏟아져나갔다. 그에 따라 해리슨법이 통과된 후 불법약물 시장이 번성했다. 범죄와 약물이 빚어낼 오랜 로맨스의 시작이었다. 1930년 미국의 교도소에서 복역하는 기결수 중 약 3분의 1은, 해리슨법에 의해 기소된 사람들이었다.

1925년에는 해리슨법이 재해석되어 '마약중독자에 대한 의학적 처방' 중 일부가 허용되었지만, 그즈음에는 정형화된 패턴이 이미 확립되어 있었다. 정부의 눈으로 볼 때, 마약중독은 범죄행위였다. 아편중독자는 더 이상 상용자habitue가 아니었고, 모르핀 사용자는 더 이상 '가엾은 습관deplorable habit을 가진 이웃'이 아니었다. 이제 그들은 약물에 대한 갈망yen 때문에 생겨난 미친 쓰레기junky와 마약쟁이hophead였다(엔, 정키, 홉헤드는 모두 아편을 중국인들과 연관시킨 용어다). 연기 자욱한 방에서 죄 없는 백인 여성을 위협하는 '심술궂은 중국인'에 대한 오만 가지 싸구려 이미지와 함께, 푸맨추Fu Manchu*의 망령이 생겨났다. 그것은 역사에 대한 잔인한 왜곡이었다. 영국의 상인들은 일찍이 인도의 아편을 중국에 밀매함으로써 수백만 명의 중국인들을 중독자로 만들지 않았던가! 이제 중국인들은 나쁜 놈이고, 푸맨추의 숙적인 영국인 네일랜드 스미스Nayland Smith는 영웅이었다.

아이러니하게도 해리슨법의 최대 수혜자는 헤로인이었다. 바이엘이 판매를 중단하고 1914년 이후 법망에서 벗어나자, 헤로인은 신

---

* 영국의 소설가 색스 로머(Sax Rohmer, 1883~1959)의 작품에 등장하는 동양인 악당. 팔자 수염이 특징임.

속하게 거리의 약물street drug이 되었다. 모르핀, 심지어 생아편으로 헤로인을 만들기는 비교적 쉬웠으므로, 범죄자들이 가만둘 리 없었다. 게다가 헤로인은 액상인 모르핀보다 숨기거나 이리저리 운반하기가 쉬웠다. 분말화된 헤로인의 농도가 높아졌으므로, 몇 덩어리만 있어도 거리에서 큰돈을 벌 수 있었다. 그것은 너무 강력해서, 다른 약물이나 불활성 충전재inert filler를 배합함으로써 용량을 줄일 수 있었고, 사용자들에게 (숨기기 쉬운) 소용량 팩으로 판매할 수 있었다. 청춘남녀들이 헤로인을 코로 흡입하는 스니핑 파티sniffing party가 신문지상에 보도되었고, 소도시의 뒷골목에서 죽어가는 처량한 헤로인 중독자들의 일화도 인구에 회자되었다.

　　1924년 헤로인이 해리슨법에 포함되었을 때, 헤로인은 이미 재즈 시대Jazz Age*의 젊은 가장家長과 플래퍼flapper**들 사이에서 언더그라운드 패션***으로 자리 잡고 있었으며, 특히 뉴욕과 같은 대도시에서 인기를 끌었다. 무성영화 시대의 할리우드에서는, '더 카운트The Count'로 알려진 1920년대의 딜러가 '땅콩껍질 속의 헤로인'을 한 봉투씩 판매하기로 유명했다. 더 카운트의 고객 중 한 명인 월리스 레이드Wallace Reid는 세계에서 가장 완벽한 사랑꾼, 가장 멋진 남자 영화배우로 명성을 날렸다. 헤로인 중독이 심각해짐에 따라, 레이드의 경력은 사양길에 접어들었다. 그는 1923년 요양원에서 사망하는 것으

---

* 제1차 세계대전 이후부터 1920년대까지의 향락적이고 사치스러웠던 재즈 전성기.
** 1920년대는 미국의 성(性) 혁명 시대로 기록되는데, 이 혁명의 선두 주자가 바로 플래퍼(건달 아가씨, 왈가닥)였다.
*** 새로 떠오르는 디자이너들의 패션 작품. 대형 전문 매장에서 판매하지는 않지만 고객층을 가지고 있으며, 개성 있는 제품을 소량으로 생산한다.

로 생을 마감했다.

　미국이 약물을 범죄화하는 동안, 영국은 다른 길을 선택했다. 1926년 런던의 한 특별위원회는 약물중독자를 범죄자가 아니라 의학적 환자로 규정함으로써, 영국식 의료 관행의 기틀을 마련했다. 예컨대 1950년대의 영국에서는 죽어가던 환자들이 브롬톤^{Brompton} 칵테일을 여전히 복용할 수 있었는데, 그것은 모르핀·코데인·대마초·클로로포름·진·향료·감미료의 강력한 혼합물이었다. 한 의사는 이렇게 썼다. "아무런 희망도, 회복의 가능성도 없이 죽음이 가까워 오는 상황에서, 브롬톤 칵테일은 낙관론을 가져다줬다."

　오늘날에는 브롬톤 칵테일을 더 이상 구할 수 없지만, 영국은 지구상에서 의사의 헤로인 처방이 합법화된 유일한 국가로 남아 있다(그러나 헤로인은 통상적으로 말기돌봄^{end-of-life care}에서 통증을 관리하는 데 사용되며, 의사가 헤로인을 처방하는 경우는 극히 드물다). 그리고 오늘날 영국의 헤로인 중독률은 미국의 몇 분의 1에 불과하다.

헤로인은 부분적인 천연물—아편에 함유된 천연 알칼로이드 중 하나인 모르핀의 유도체—인 동시에 부분적인 합성물로, 천연분자를 만지작거리며 몇 개의 원자를 첨가하고 삭제한 결과물이다. 그러므로 헤로인을 반합성 아편제제^{semisynthetic opiate drug}라고 부른다.

　1900년 이후 많은 연구실은 (새로운 반합성 헤로인을 창조하기 위한) 바이엘의 작업을 반복했다. 그들은 아편의 알칼로이드—모르핀,

코데인, 테바인 등—에서 시작하여, 그것들의 유효성분을 찾아내려고 노력했다. 그 분자들은 연구하기가 여간 까다롭지 않았다. 예컨대 모르핀은 다섯 개의 원자 고리가 결합된 복잡한 구조를 갖고 있는데, 어떤 연구실에서는 거기서 가장 작은 유효성분을 떼어낸 다음 그 성분을 산산조각 내어 분자의 심장을 찾아내려고 노력했다. 그러고는 그 조각들을 만지작거리며, 상이한 원자를 대체하고 측쇄를 첨가하여 반합성물로 만들었다.

제1차 세계대전이 발발할 즈음, 비중독성 진통제^{nonaddictive painkiller}라는 성배를 찾던 화학자들은 수백 개의 반합성 유도체를 만들어 테스트했다. 그중 몇 가지가 시장에 출시되었지만, 성공한 것은 극소수였다. 1920년 코데인은 약간 수정되어 히드로코돈^{hydrocodone}(이것은 아세트아미노펜^{acetaminophen}과 혼합되어 오늘날의 비코딘^{Vicodin}이 되었다)으로 거듭났다. 1924년 모르핀도 코데인과 비슷한 과정을 거쳐 히드로모르폰^{hydromorphone}으로 재탄생하여 특허를 취득했고, 오늘날까지도 딜라우디드^{Dilaudid}라는 상품명으로 판매되고 있다. 1916년 화학자들은 코데인을 개조하여 옥시코돈^{oxycodone}을 만들었는데, 이것은 매우 강력한 반합성물로서 퍼코셋^{Percocet}(지금은 옥시콘틴^{Oxycontin}이라는 이름의 강력한 서방형 제제^{time-release formulation}*로 악명이 높다)의 핵심 성분으로 알려져 있다. 이러한 반합성 아편제들은 모두 효과적인 진통제이지만, 사용자를 약간 멍하게 만들며 여전히 중독성이 있다.

---

* '서방형(徐放型)'이란, 문자 그대로 '서서히 방출되는 형태'를 의미한다.

까무러칠 만큼 강력한 것들도 발견되었다. 예컨대 1960년, 스코틀랜드의 한 연구팀은 아편에서 발견되는 천연 알칼로이드 중 하나인 테바인을 여러 번 반복해 변형했다. 하루는 한 연구원이 작업대 위에 있던 유리막대를 이용하여 몇 잔의 차茶를 휘저었다. 차를 마신 지 몇 분 후, 여러 명의 연구원들이 마룻바닥에 쓰러져 의식 불명이 되었다. 그 유리막대는, 그들이 연구하던 새로운 분자 중 하나에 오염되어 있었다. 알고 보니 그것은 모르핀보다 수천 배 강력한 슈퍼 반합성물이었다. 그것은 이모빌론Immobilon이라는 상품명을 달고, 코끼리와 코뿔소를 기절시키기 위한 화살에서 사용처를 찾았다.

반합성물인 옥시콘틴(옥시oxy, 코튼cotton, 키커스kickers, 빈스beans, 힐빌리 헤로인hillbilly heroin으로도 알려져 있다)은 '오늘날의 아편제opiate du jour'로서 많은 언론의 헤드라인을 장식했고, 전 세계 유통량의 약 80퍼센트는 미국에서 소비되고 있다. 옥시는 아편제 중독의 무대를 '이너시티inner-city*의 거리'에서 '미국 중부의 소도시'로 옮기는 데 성공했다. 거의 모든 지역의 시민이 그것을 사용했지만, 그것은 특히 농촌의 가난한 백인들 사이에서 인기가 높다. 과량 투여(보통 알코올이나 다른 아편유사제와 함께 사용된다)와 옥시에 의존한 자살oxy-assisted suicide은, 그들의 평균 수명이 감소하는 주요한 이유다. 아이러니하게도 이러한 하향 이동 현상은 지난 한 세기 동안 의학이 거둔 성과와 정면으로 배치된다.

옥시의 대중적 인기가 그렇게 높은 데는 많은 이유가 있다. 그러

---

* 주택 환경이 악화되어 도심 지역에 야간 인구가 급격히 줄고, 근린 관계 따위가 붕괴되어 행정구가 존립하기 어려워진 대도시.

나 그 핵심적 이유는 중독성이다. 170년 전 중국이 '아편중독자의 나라'로 전락했을 때도 그랬고, 1880년대에 모르핀이 '미국의 국민 스캔들'로 부상했을 때도 그랬고, 1950년대에 헤로인이 '미국 최악의 약물'로 등극했을 때도 그랬다. 옥시는 아편제의 일종이며, 모든 아편제는 예외 없이 중독성이 매우 높다.

수십 년에 걸친 연구와 수천 번의 실패에도 불구하고, 반합성 경로는 비중독성 분자nonaddictive molecule라는 기적에 도달하지 못했다. 그러자 연구자들은 전략을 수정하여, 다른 접근 방법을 모색했다. 그들은 완전히 새로운 무엇, 즉 모르핀이나 코데인에 기반하지 않는(또는 아편의 어떤 부분에도 기반하지 않는) 의약품을 찾기 시작했다. 그러려면 100퍼센트 합성에만 의존하여, 100퍼센트 새로운 구조를 만들어야 했다.

놀랍게도 그들은 몇 가지 구조를 발견했다. 그런 신합성물 중에서 가장 강력한 것—이를테면 펜타닐fentanyl과 카펜타닐carfentanil—의 진통 효과는 모르핀과 비견될 정도가 아니라, 자그마치 수백 배에 달할 수 있다. 그러나 여전히 해결되지 않은 난제難題가 있으니, 중독성이 예외 없이 높다는 것이다.

합성물의 스토리는 아편유사제의 오남용을 이해하는 데 매우 중요하다. 이 내용은 8장에서 더욱 자세히 다룬다.

5장
마법의 탄환

제2차 세계대전 직전의 의사들은 자신을 완전한 현대인으로 여겼다. 그들은 수술의 달인이었다. 그들은 질병에서 세균이 수행하는 역할을 속속들이 알고 있었다(또는 안다고 생각했다). 그들이 사용할 수 있는 효과적인 백신의 수는 점점 더 늘어나고 있었다. 그들은 pH 미터, 전자현미경, 엑스선 촬영기, 방사성 동위원소와 같은 정교한 도구에 접근할 수 있었으며, 그것들을 사용하여 질병의 뿌리를 향해 다가가고 있었다. 유전자, 단백질, 그 밖의 생명 분자 수준에서 궁극적인 해답이 나올 것이며, 과학자들이 조만간 모든 것을 파헤칠 거라는 엄청난 낙관론에 휩싸여 있었다. 그러나 한 가지 기본적인 면에서, 1930년의 의학은 선사시대 인간의 치유 관행보다 나을 게 없었다. 대부분의 감염병에 관한 한, 흰색 가운을 착용한 현대적인 의사들은 딸랑이를 흔드는 무당만큼이나 무력한 존재였다. 일단 인체가 위험한 세균에 감염되기 시작되면, 과학이 그것을 멈추기 위해 할 수 있는 것은 아무것도 없었다. 감염이 진행되어 환자를 죽이거나, 인체가 스스로 감염과 싸워 이기거나 둘 중 하나였다.

세균은 마을과 온 나라를 휩쓰는 치명적 유행병―폐렴, 콜레라, 디프테리아, 결핵, 수막염, 그 밖의 수백 가지 질병―의 주범이었다. 자연계에 존재하는 세균 중 대다수는 인간에게 무해하거나 건강에 필수적이다(소화관에 서식하는 유익균이 없다면, 당신은 죽을 것이다). 그러나 몇 가지 세균은 위험했고, 극소수 세균은 멈출 수 없었다.

최악의 세균성 감염병 중에는 몇 가지 연쇄구균^{streptococcus}에 의해 초래되는 것들이 있었다. 척박한 환경에 강한 연쇄구균은 어디에서나―흙, 먼지, 인간의 코·피부·목구멍―발견되는데, 대부분은 무해하지만 몇 가지는 살인마다. 연쇄구균은 짜증스러운 발진에서부터 연쇄구균인두염^{strep throat}과 성홍열^{scarlet fever}에 이르기까지 10여 가지 상이한 질병을 초래할 수 있다. 가장 위험한 것 중 하나는 연쇄구균 패혈증^{strep blood infection}이다. 1930년대 전에만 해도, 사소한 상처―예를 들면 더러운 면도날에 베인 조그만 상처―가 재앙을 초래할 수 있었다. 일단 그런 상처가 생기면 고약한 연쇄구균으로 인한 혈액감염이 만발하므로, 온 세상의 돈과 권력을 동원해도 생명을 살릴 수 없었다.

1924년 캘빈 쿨리지 미국 대통령의 10대 아들이 백악관에서 테니스를 친 후 발가락 하나에 물집이 생겼다. 그는 환부에 요오드를 조금 바른 후 그 일을 까맣게 잊었다. 그러나 상처가 악화되어 백악관 주치의를 불렀을 때는 이미 너무 늦었다. 물집을 감염시킨 고약한 연쇄구균이 혈류에 침투했기 때문이다. 그는 일주일 동안 감염과 싸웠다. 그러나 미국 최고의 의사들이 최선을 다했음에도 꺼져가는 생명을 살릴 수 없었다.

연쇄구균은 모든 의사들의 악몽이었다.

우리는 오늘날 항생제를 당연히 여긴다. 자녀의 귀가 감염된다면 의사에게 항생제를 처방받는다. 만약 노부모가 폐렴에 걸린다면, 병원에 가서 항생제를 구해 온다. 기침이 너무 오래 지속된다면, 동네 의사에게 항생제를 줄 수 있느냐고 묻는다. 항생제가 수백만 명의 목숨을 살렸으므로, 전문가들은 항생제 하나만으로도 인류의 수명이 10년 연장되었다고 말할 정도다.

대부분의 사람들에게 최초의 항생제가 뭐냐고 묻는다면, 곧바로 페니실린이라고 대답할 것이다. 그러나 진짜 항생제 혁명은 페니실린이 널리 보급되기 여러 해 전에 시작되었다.

그것은 독일의 핑크빛 생쥐를 가둬놓은 우리 안에서 시작되었다. 그 우리는 바이엘이 운영하던 한 실험실에 있는 밀실에 놓여 있었다. 때는 1929년이었다.

지금까지 많은 신약 발견—헤로인과 아스피린에서 시작해 새로운 수면제와 심장약에 이르기까지— 덕분에 큰돈을 벌었지만, 바이엘은 그 당시 '세균감염 문제 해결'을 목표로 삼았다. 바이엘의 프로젝트는 그들에게 익숙한 화합물인 직물염료fabric dye에서 시작되었다.

바이엘은 염료 회사로 출발하여, 그즈음 질병을 치료하는 데 도움이 되는 염료를 찾고 있었다.

노벨상 수상자인 화학자 파울 에를리히Paul Ehrlich가 개척한 '의약품으로서의 염료dyes-as-medicines'라는 접근 방법은 충분히 납득할 만했다. 에를리히는, 일부 염료들이 동물의 특정한 조직을 염색하면서 다른 조직은 무시한다는 사실을 알고 있었다. 예컨대 메틸렌블루methylene blue의 경우, 신경에 특별한 친화성affinity을 갖고 있었다. 얇은 근육 절편을 메틸렌블루로 염색한 다음 현미경으로 들여다보면, 바탕에 깔린 미세한 파란색 섬유망에서 신경들이 도드라졌다. 메틸렌블루는 신경만 염색하고 근육은 내버려뒀다. 그 이유가 뭐였을까?

에를리히는 염료의 장인匠人으로, 새로운 염료들을 발견하여 '어떤 것이 어떤 조직을 좋아하는지' 테스트한 다음, 그 이유를 이해하려고 노력했다. 그는 '일부 염료가 인간의 세포보다 세균에 우선적으로 잘 달라붙는다'라는 사실도 알고 있었는데, 이 지식은 영리한 아이디어로 이어졌다. "이 세균 특이적 염료bacteria-specific dye를 무기로 사용할 수 있지 않을까?" "어떤 독소를 염료에 부착하여, 그것을 유도미사일guided missile로 삼아 세균에 특이적으로 달라붙은 다음, 주변의 인간 조직에 아무런 해를 끼치지 않고 세균을 죽일 수 있지 않을까?" "인체 내부에 생긴 세균감염을 그런 식으로 치료할 수 있지 않을까?"

그는 신종 의약품에 대한 자신의 아이디어를 자우버쿠겔른Zauberkugeln, 즉 마법의 공magic ball이라고 불렀다. 오늘날 우리는 또 하나의 용어를 사용한다. 한 경찰관이 살인범을 추적하다가 붐비는 극장 로비에 들어갔다고 상상해보라. 경찰관은 권총을 꺼내 군중 한 가운데를 향해 발포한다. 그러나 걱정할 것 없다. 그의 권총에는 마법의 탄환magic bullet이 장전되어 있어, 죄 없는 사람들을 요리조리 비켜 가 단 하나의 표적—살인범—을 찾아내, 다른 사람들을 전혀 해치지 않고 범인만 살해할 테니 말이다.

에를리히가 마음속에 그렸던 게 바로 그것—마법의 탄환처럼 행동하는 약—이었다. 침입자만 죽이고 환자는 털끝 하나 건드리지 않는 약. 오늘날 우리는 그런 약물을 '마법의 탄환약magic bullet drug'이라고 부른다.

에를리히는 자신의 영감을 의약품에 적용하느라 많은 세월을 보냈다. 수백 가지 화합물을 만들어 테스트하며 시행착오를 거듭한 끝에, 1909년 최소한 한 가지 세균을 물리치는 염료 기반 의약품dye-based medicine을 만들어내 살바르탄Salvartan이라고 명명했다. 살바르탄은 염료 비슷한 핵심에 비소arsenic라는 독소를 연결한 터프가이로, 심각한 부작용을 초래했다. 그러나 비소보다 더 끔찍한 킬러인 매독syphilis을 중단시켰다. 살바르탄이 등장하기 전에는 이 '점점 더 흔해지는 질병'을 치료하는 방법이 존재하지 않았는데, 드디어 과학 실험실에서 현대적인 하이테크 치료법이 탄생한 것이었다.

에를리히가 만든 살바르탄은 그다지 훌륭한 마법의 탄환이 아니었지만—정상 조직에 대한 독성이 너무 강하고, 한 가지 질병밖에 치료할 수 없었다—, '과학자가 새로운 치료용 화합물을 설계할 수 있으며, 그게 나름 효과가 있다'라는 사실을 증명했다. 그건 매우 충격적이었다.

그러나 거기까지가 전부였다. 더 많은 마법의 탄환을 연구하

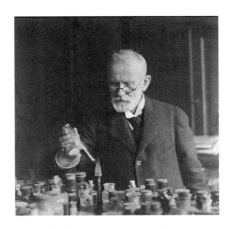

그림 5-1. 파울 에를리히. Photograph. 1915. Wellcome Collection

는 데 전념했지만, 에를리히는 후속타를 날리지 못했다. 1910년대와 1920년대의 다른 연구자들도 그러지 못했다. 어쩌면 살바르탄이 요행이었을 수도 있었다. 어쨌든 대부분의 과학자들은 연구를 포기했다.

바이엘은 그런 계통의 연구에 매달린 몇 안 되는 회사 중 하나였다. 1920년대에 바이엘은 또 하나의 항생제를 사냥하는 데 올인했다. 그러기 위해서 바이엘은 돈을 쏟아부어 뭔가 새로운 것—오로지 새로운 합성약물의 창조·검사·판매에만 사용되는 대규모 통합 공정integrated process—을 창조했다. 에를리히와 같은 천재의 '즉흥적 영감'에 의존하는 대신, 바이엘의 연구실에서는 '기술자 팀', '현대적 기업 조직', '많은 돈'을 결합하여 신약개발 과정을 공장식 운영factory operation 방식—발견을 위한 조립 라인—으로 전환시켰다. 미국에서 헨리 포드가 승용차 생산에 사용한 방식을 신약개발에 적용한 셈이었다.

바이엘은 새로운 염료를 찾는 화학자 군단을 이미 보유하고 있었다. 그들은 분자를 전문적으로 주무르다가 늘 새로운 물질을 발견했는데, 그중 대부분은 콜타르에서 만든 합성염료의 유도체였다. 바이엘의 화학자들은 매달 수백 가지 화합물을 쏟아냈는데, 그중에서 의학적 용도로 테스트된 것은 거의 없었다. 자기가 뭘 할 수 있는지 아는 화학자는 아무도 없었다. 아마도 그들은 염료를 연구하는 과정에서 이미 몇 가지 강력한 신약을 창조했을 것이다. 그것들은 창고에 처박힌 채 먼지를 뒤집어쓰고 있었을 텐데, 그렇다면 그들은 금광金鑛 위에 주저앉아 있었다는 이야기가 된다.

바이엘의 경영진은 고심 끝에 창고에 보관된 모든 합성염료의 의학적 용도를 테스트하기로 결정했다. 음, 그걸 모두 테스트할 수는 없었겠지만, 100보를 양보하더라도 의학 전문가의 감독하에 많은 염료를 테스트하여 가장 유망한 선례를 따를 수는 있었을 것이다. 뭔가 새롭고 흥미로운 것이 잇따라 등장했을 것이다. 일말의 긍정적인 힌트만 있었더라도, (새로운 유도체를 만들어, 분자를 주무르고 재단하여 더욱 우수한 치유력을 부여하는) 화학자들이 그 힌트를 집요하게 물고 늘어졌을 것이다. 궁극적으로 그들은 제2의 아스피린을 발견하거나, 심지어 에를리히가 말한 마법의 탄환을 발견하여 세균감염을 물리칠 수 있었을 것이다.

바이엘은 수많은 화학자와 관리자, 널따란 공장 부지를 보유하고 있었지만, 의학 전문가가 없다는 게 흠이었다. 그래서 그들은 과묵한 젊은 의사 한 명을 고용했다. 그의 이름은 게르하르트 도마

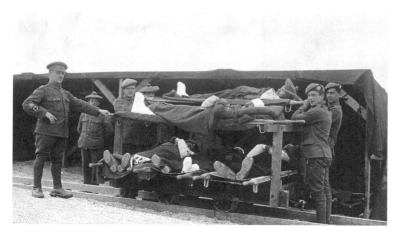

그림 5-2. 제1차 세계대전 때 수레에 실린 프랑스의 부상병들(Pushvillers, France). Wellcome Collection

크$^{Gerhard Domagt}$로, 도전 의식이 충만한 사람이었다. 그리고 바이엘의 선택은 탁월한 것으로 판명되었다.

도마크는 제1차 세계대전 때 독일의 야전병원에서 활동하며 성년成年이 되었다. 삐걱거리는 수레에 실린 부상병들을 분류하고 옷을 갈아입히고 상처를 세척했으며, 간혹 수술을 돕기도 했다. 그가 치료한 병사들은 강력한 포탄에 갈가리 찢기거나 기관총에서 발사된 총탄에 관통상을 입었고, 상당수는 야전병원에 이송될 때까지 참호의 흙먼지 위에 누워 있었으므로 상처가 깊고 너덜너덜하고 지저분했다.

수술실과 회복실로 구성된 야전병원에서 심하게 훼손된 환자들을 보살피면서, 도마크는 자신의 인생을 바꿀 뭔가를 목격했다. 군의관들은 수많은 사례에서 병사들의 생명을 살리는 것처럼 보였다. 외과의들은 능숙한 솜씨를 발휘하여 상처를 성공적으로 복구한 다음, 수술 부위를 봉합하고 회복실로 보냈다. 그러나 며칠 후 모든 것이 악화되기 일쑤였다. 상처는 시뻘겋게 충혈되어 진물을 배출했는데, 그것은 감염의 첫 번째 징후로서 '신중히 봉합된 조직'을 지겹고, 새까맣고, 악취나는 상처로 전환시켰다. 그런 수술 후 상처감염postoperative wound infection은 제1차 세계대전에서 무수한 병사들의 목숨을 앗아 갔다. 감염의 주범은 세균이었는데, 많이 알려져 있었지만 아무리 청소를 하고 소독을 해도 모든 세균을 처치할 수는 없는 것처럼 보였다. 처음에는 종종 연쇄구균에서 시작되어 가스괴저gas gangrene로 전환되었는데, 이쯤 되면 혈류에 범람하는 세균들이 독소를 내뿜으며 진격하여 전신을 함락했다. 의사들은 감염 전에 세균의 진로를 차단하려고 사지를 절단했고, 감염된 후에는 세균이 진격하기 전에 감염을 차단하려고 또 사지를 절단했다. 병사들은 너무 자주 사지를 잃었고, 수십만 명씩 죽어갔다. 어떤 통계에 따르면, 제1차 세계대전 때 탄환에 희생된 사람보다 상처감염에 희생된 사람이 더 많았다.

"나는 신神과 나 자신에게, 그런 파괴적 광기destructive madness에 강력히 대응하겠노라고 맹세했다." 그는 나중에 이렇게 썼다. 상처감염을 중단시키는 방법을 찾아내는 것은 그에게 필생의 과업이 되었다. 그는 전쟁이 끝난 후 의대에 진학했고, 대학의 연구실에서 몇 년 동안 확고하고 세심한 의학연구자로 일하며 세균감염과 싸우는 아이디어를 키워나갔다. 그러나 도마크는 연구를 계속할 수가 없었다. 그에게는 어린 자녀가 딸린 가족이 있었는데, 연구원의 수입으로는 그들을 부양할 길이 막막했다. 그러자 그를 눈여겨본 바이엘이 접근하여, 거절할 수 없는 파격적인 조건—자금줄이 든든한 신약개발 프로젝트의 책임자—을 제시했다. 그는 새로운 연구실을 배정받고, 거액의 연봉과 함께 막중한 책임을 떠안았다. 프로젝트의 표적 중에는, 전쟁 동안 그를 괴롭혔던 세균도 포함되어 있었다. 1927년, 도마크는 엘버펠트Elberfeld에 있는 바이엘 공장에서 일하기 시작했다.

초현대식 연구실, 동물 사육실, 사무실로 구성된 도마크의 작업 영역은 신축된 건물의 3분의 1을 차지했다. 그 안으로 바이엘의 화학자들이 만든 듣도 보도 못한 화합물들이 끊임없이 밀려들었다. 그에게 맡겨진 임무는 '의학에 응용될 만한 가능성이 있는 것들'을 선별하는 것이었으므로, 그는 먼저 무수한 신물질들을 산업적 규모로(한 달에 수십 개, 1년에 수백 개) 테스트하는 방법을 고안해냈다. 그는 세균감염을 물리치는 데 주안점을 뒀는데, 첫 번째 이유는 전우들의 고통을 덜어주기 위해서였고, 두 번째 이유는 회사에게 진 빚을 갚기 위해서였다. 가장 큰 보상은 최악의 질병을 박멸하는 데서 올 것이 뻔했는데, 질병 중에서 세균감염보다 악랄한 것은 없었다. 결핵이나 폐렴—오늘날에도 순위를 다투는 킬러들—을 정복하는 약물은 엄청난 이익을 창출할 것으로 보였다.

온갖 신물질들이 널려 있었으므로, 발견하기만 하면 됐다. 도마크는 모든 신종 화합물을 두 가지 방법으로 테스트했다. 첫 번째 방법은, 시험관 속에서 질병을 초래하는 세균과 혼합한 다음 세균을 죽이는지 확인하는 것이었다. 그 방법의 중요성은 두 번째 방법보다 덜했다. 그도 그럴 것이, 표백제에서부터 순수한 알코올에 이르기까지 수많은 화합물이 시험관 속에서 세균을 죽일 수 있었기 때문이다. 세균을 죽인다는 사실이 훌륭한 의약품 후보임을 의미하는 것은 아니었다. 두 번째 방법은, 살아 있는 동물을 대상으로 테스트하는 것이었다. 실험용 동물은 통상적으로 생쥐(가격이 저렴하고, 덩치가 작고, 우리 속에서 사육하기가 쉽다)였고, 가장 유망한 후보들 중에는 토끼가 포함되어 있었다. 실험용 생쥐는 여섯 마리씩 한 그룹으로 묶여 같은 우리에 들어가, 며칠 만에 생명을 앗아 가기에 충분한 양의 병원성 세균—결핵균, 폐결핵균, 또는 병독성이 특별히 강한 연쇄구균—을 주입받았다. 그런 다음, 생쥐들은 다양한 농도의 실험용 화합물 희석액(또는 대조용 화합물로서의 불활성 물질)을 투여받았다. 모든 생쥐는 질병명, 화합물명, 화합물 농도에 따라 각각 다른 컬러 잉크로 표시된 후 관찰되었다.

수년 동안, 우리 속의 생쥐들은 전원 사망했다. 도마크의 연구실에서는 수천 가지 산업용 화합물을 테스트했다. 수북이 쌓인 실험 노트에는 실망스러운 테스트 결과가 기록되었다. 수만 마리의 생쥐들이 감염되어 사망했고, 단 하나의 흥미로운 의약품도 발견되지 않았다. 연구팀은 모든 염료를 하나씩 하나씩 시도해봤지만 아무런 소용이 없었다. 일련의 금 함유 화합물gold-containing compound을 시도했지만 마찬가지였다. 퀴닌의 유도체들도 허사였다.

도마크의 테스트 시스템은 완벽하게 작동했다. 그는 새로운 의약품을 발견하기 위해 나무랄 데 없는 장치를 발명했지만, 아무런 성과를 거두지 못했다. 주변에서는 이렇게 쑥덕거렸다. "화합물 중에서 치료제를 찾는다는 건 시간낭비야. 살아 있는 동물은 너무 복잡하고, 대사물도 너무 특이하거든. 그러니 산업용 화합물이 효과가 없을 수밖에. 동물실험은 부질없는 짓이야."

그러나 도마크의 상사들은 믿음을 버리지 않았다. 그동안의 투자를 만회하는 데 필요한 것은 단 하나의 획기적인 발견, '특허를 받을 수 있는 약물'이었다. 그들은 자금을 계속 투입하며 블록버스터 치료제가 등장하기를 끈질기게 기다렸다.

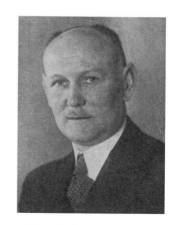

그림 5-3. 게르하르트 도마크의 사진.
Wellcome Collection

1931년 여름, 그들은 마침내 대박을 터뜨린 듯싶었다. 도마크 휘하의 선임연구원—예민하고 발랄한 재간둥이 요제프 클라러Josef Klarer는 아조azo 계열 화합물(직물을 선명한 오렌지색으로 염색하는 데 종종 사용되는 염료)의 분자를 연구하던 중이었다. 생쥐를 대상으로 한 실험에서, 아조 화합물 중 일부가 약한 항균력을 가진 것처럼 보였다. 일단 감을 잡은 클라러는 여러 달에 걸쳐 항균력을 높이는 데 치중했다. 그는 강력한 유도체를 찾을 요량으로 아조계 염료 분자의 핵심을 손봤다. 약 100번의 시도 끝에, 그는 항균력이 엄청나게 증가한 유도체를 만들어냈다. 여기서 영감을 얻은 그는 연구를 거듭하여 훨씬 더 우수한 유도체를 만들어냈는데, 그것은 경우에 따라 생쥐의 연쇄구균 감염을 완전히 치료할 수 있었다.

도마크는 물론 그의 상사들도 열광했다.

그러나 그때부터 모든 일이 삼천포로 빠지기 시작했다. 모종의 이유 때문에―정확한 이유를 아는 사람은 아무도 없다―클라러의 아조계 염료 유도체가 작동을 멈춘 것이다. 항균력이 강력해지기는 커녕, 클라러가 잇따라 만들어내는 분자들은 바로 앞의 분자보다 항균력이 약해진 것처럼 보였다. 1932년 초에는 앞길이 보이지 않았다. 항균력을 회복시키기 위해, 화학자들은 자기가 아는 수법을 총동원하여 다양한 원자를 다양한 부분에 붙여봤다. 그러나 작동하는 것은 아무것도 없었다.

그것은 예상 밖의 일이었다. 도마크의 시스템은 과정의 과학성을 높이고 불확실성을 낮춤으로써, 그런 유^{類}의 무작위 반전$^{random\ reversal}$을 회피하도록 설계된 것이었기 때문이다. 그런데 클라러는 성공의 가능성을 힐끗 본 후 끝없는 나락으로 떨어졌다. 도대체 무슨 일이 일어났던 걸까?

클라러가 해결책을 찾는 동안 몇 달이 흘렀다. 수십 개의 아조계 염료를 새로 만들었지만 번번이 실패였다. 탈진하기 일보 직전인 1932년 가을, 그는 한 가지 방법을 더 시도했다. 이번 방법은, 흔한 '황 함유 측쇄$^{sulfur-containing\ side\ chain}$'를 아조계 염료 분자의 핵심에 붙이는 것이었다. 그 측쇄는 전혀 새로울 것 없는 산업용 화합물 중 하나로, 수십 년 동안 모직물의 착색을 돕기 위해 사용되어온 것이었다. 그것은 독일의 모든 염료 생산 업체의 선반에 놓여 있는 설파닐아미드^{sulfanilamide}였는데, 모든 사람들은 그냥 설파^{sulfa}라고 불렀다.

그 획기적인 사건은 도마크가 휴가를 즐기던 중 일어났다. 1932년 가을, 여러 달 동안의 연구와 언론 보도에 실망을 거듭한 후 도시를 벗어난 그는 해방감을 만끽했다. 언론 보도는 때마침 득세하고 있던 우익 비주류파에 집중되었는데, 그들의 지도자는 군인 출신의 '넋을 빼는 연설가' 아돌프 히틀러였다. 도마크가 휴가를 냈을 때, 히틀러는 총리 취임을 불과 몇 주 앞두고 있었다.

도마크가 자리를 비운 사이, 그의 연구실은 평소와 같이 작동하며 항균 화합물을 테스트하고 있었다. 테스트 대상 화합물 중 하나는 클라러의 '설파 함유 아조계 염료'였다. 테스트를 담당한 여성들—도마크의 동물실험 조수는 거의 늘 여성이었다—은 평소와 마찬가지로 테스트를 진행했다. '지구 최악의 질병에 감염된 생쥐들'을 지켜보는 임무를 맡은 그녀들은, 우리를 가득 채운 생쥐들의 비참한 말로(전원 사망)에 익숙해져 있었다. 그러나 이번에는 전혀 딴판이었다. 모든 우리가 살아 있는 생쥐들로 넘쳐났으니 말이다. 한 여성이 나중에 회상한 것처럼 "생쥐들은 활기가 넘치는 듯 펄쩍펄쩍 뛰었다". 도마크가 휴가에서 돌아왔을 때, 그의 조수들은 결과가 기록된 커다란 도표를 내밀며 자랑스레 말했다. "당신은 유명인사가 될 거예요."

도마크는 긴가민가했다. 결과가 좋아도 너무 좋았기 때문이다. 그는 뭔가 착오가 있었을 거라고 생각하고, 클라러의 새로운 분자를 두 번 세 번 다시 테스트했다. 그 결과는 도마크가 종전에 봤던 어느 것과도 달랐다. 아니, 어느 누가 봤던 것과도 달랐다.

황이 연결된 화합물은 생쥐를 연쇄구균 감염에서 완벽하게 보호했다. 주사기로 투여하든 경구로 투여하든 효과를 발휘했다. 모든 용량에서 효과를 발휘했으며, 심각한 부작용을 초래하지도 않았다(최악의 부작용은 빨간색 의약품이 생쥐의 피부를 잠시 동안 핑크빛으로 물들인다는 것이었다). 모든 종류의 세균을 물리친 것은 아니었지만, 연쇄구균만큼은 완전히 격파했다. "우리 모두는 그 자리에 선 채 꼼짝도 하지 않았다," 도마크는 건강한 생쥐들로 가득 찬 우리를 들여다보던 장면을 이렇게 회고했다. "마치 전기충격을 받은 것처럼."

5년간 밑 빠진 독에 물 붓기를 거듭하다 마침내 잭팟이 터지자, 바이엘의 경영진은 흥분에 휩싸였다. 클라러가 즉흥적으로 덧붙인 설파라는 측쇄는 '아조계 염료의 항균력'에 시동을 건 열쇠였다.

그러나 클라러에게 그것은 시작에 불과했다. 그는 설파를 함유하는 유도체에 초점을 맞추고, 더욱 강력한 버전을 겨냥하며 세부 사항을 조금씩 바꿔나갔다. 그리하여 11월 말에 이르러 최선의 결과물을 얻었고, 회사에서는 그 암적색의 아조계 염료를 스트렙토존^{Stretozon}이라고 명명했다.

바이엘은 발 빠르게 행동했다. 기적의 신약에 대해 특허를 출원함과 동시에, 효능을 테스트하기 위해 지역의 명망 있는 의사들에게 샘플을 보냈다. 의사들은, 죽음의 문턱에 서 있는 것처럼 보이는 환자들이 신속히 치유되는 것을 보고 소스라치게 놀랐다. 몇몇 의사는 지역의 의사회에서 프레젠테이션을 했고, 그 소문은 의사들의 입을 통해 프랑스와 영국에까지 퍼져나갔다. 한 연구자는 이렇게 말했다. "라인랜드^{Rhineland}에서 뭔가가 태동하고 있다." 그리고 그다음, 바이엘은 어찌된 일인지 불가사의한 침묵 모드에 들어갔다. 대대적인 발표회도, 과학 논문도 없었다. 뉴스 스토리도, 판촉 행사도 없었다.

그로부터 2년 후 도마크가 첫 번째 논문을 발표하고 나서야, 바이엘은 프론토실Prontosil이라는 상품명으로 스트렙토존을 시판하기 시작했다.

그렇게 오랫동안 뜸을 들인 이유가 뭐였을까? 말하자면 길지만, 핵심적인 문제가 하나 있었다. 널리 회자되는 암적색의 '기적의 약'의 초기 샘플이 나온 직후, 프랑스의 연구자들은 "스트렙토존의 놀라운 항균력이—독일인들의 생각과 달리—빨간색 '아조계 염료'가 아니라 클라러가 무심코 덧붙인 '측쇄'에서 기인한다"라는 사실을 발견했다. 일단 섭취된 프론토실은 환자의 체내에서 아조와 설파로 분해되었는데, 아조는 피부를 핑크빛으로 물들이는 것 외에 아무런 일도 하지 않았고, (수십 년 전 처음 만들어진 백색 가루인) 설파가 모든 일을 도맡아 처리했다. 당대의 한 과학적 재사才士가 말한 것처럼, "독일인들이 만든 '복잡한 빨간 승용차'는 '단순한 하얀 엔진'을 빼면 껍데기였다".

결론적으로 말해서 단순한 하얀 엔진(설파)은 특허의 대상이 될 수 없었다. 왜냐하면 너무 오래전에 발견된 것이어서, 오리지널 특허가 소멸되었기 때문이다. 그러므로 그것은 가격이 저렴하고, 만들기 쉽고, 대량 구입이 얼마든지 가능했다. 위대한 '기적의 약'들이 커다란 상자에 담긴 채 수년간 여러 창고에 방치되어 있는 상황에서, 바이엘이 공들여 특허를 취득한 빨간색 염료 버전에 프리미엄을 지불할 사람은 아무도 없었다. 바이엘이 무려 2년 동안 침묵을 지킨 이유는, 그게 돈이 되지 않기 때문이었다. 진작 시판되었다면, 설파는 24개월 동안 줄잡아 수천 명의 목숨을 살릴 수 있었을 것이다. 그러나 제약사들은—약물 자체도 마찬가지지만—늘 좋은 일만 하는 것도 아니고, 늘 나쁜 짓만 하는 것도 아니다. 그들은 때로 '나쁜 놈'도 될 수 있고, 때로 '좋은 분'도 될 수 있다.

바로 그때—도마크가 프론토실의 항균력에 대한 논문을 처음 발표했지만 논문이 아직 널리 읽히지 않았을 때—, 운명의 여신은 독일의 빨간색 염료에 미소를 지었다. 운명이란 게 늘 가면을 쓰고 나타나듯, 이 경우에도 한 부유한 커플이 독일 농부로 변장하고 나타났다.

그들은 미국의 '드림 커플'로, 남자의 이름은 프랭클린 델라노 루스벨트 주니어Franklin Delano Roosevelt Jr.였고 여자의 이름은 에델 듀퐁Ethel du Pont이었다. 루스벨트 주니어로 말할 것 같으면 키 크고 건장한 하버드 졸업생이자 미국 대통령의 셋째 아들이었고, 에델은 세계에서 가장 돈 많고 매력적인 젊은 사교계 명사이자 (화약과 화학물질 제조로 부富를 일군) 듀퐁가의 상속녀였다. 미국의 신문들이 그들을 아무리 대서특필해도 결코 지나치지 않았다. 그들이 어디를 가나 플래시 세례가 터졌고, 그들이 관람한 스포츠 경기와 연극(또는 그들이 참가한 우아한 댄스파티)이 모든 신문의 사회면을 도배했다.

1936년 11월의 어느 날 밤, 로드아일랜드의 아가왐 헌트 클럽Agawam Hunt Club과 혹 포포 스키 클럽Hock Popo Ski Club에서 성대한 파티가 열렸다. 그날 밤 로드아일랜드의 클럽에 대공황 따위는 존재하지 않는 듯했다. 무도회장은 가장 우스꽝스러운 복장을 차려입은 재벌, 정치꾼, 셀럽, 지방의 유지들로 가득 찼다. 그것은 변장 파티였다. 프랭클린 주니어는 레이더호젠*, 볼레로 재킷, 깃털 달린 티롤 모자를 착용한 독일 농부로 변장했고, 에델은 던들 스커트**, 밀짚모자, 에델바이스를 꽂은 블라우스로 분위기를 맞췄다. 루스벨트 행정부에서 증가하는 히틀러와 나치당에 대한 우려를 감안할 때, 그것은 이상한 선택이었다.

그러나 그런 건 별로 중요하지 않았다. 진짜로 중요한 건, 프랭클린 주니어가 인후통과 잔기침을 달고 있다는 거였다. 증상의 심각성은 파티장을 일찍 빠져나가게 만드는 데는 불충분했지만—그는 그 파티에서 새벽까지 술을 마셨다—, 다음 날 그 파티를 후회하게 만드는 데는 충분했다. 인후통은 갈수록 악화되었고, 며칠 후 고열이 찾아와 젊은 그를 병상에 눕혔다. 추수감사절 바로 전날, 그는 급성 부비동염acute sinus infection으로 보스턴에 있는 매사추세츠 종합병원에 입원했다.

의사들은 대수롭지 않게 여겼다. 며칠 동안 병상에서 휴식을 취하며 해열제를 복용하면 완쾌될 걸로 예상했다.

1936년, 의학은 '기술'에서 '과학'을 향해 나아가던 중이었다. 두 세기에 걸친 해부학, 생리학, 약학 등 10여 개 분야의 진보로 인해 인체의 작용이 밝혀졌고, 프랭클린 주니어의 병리학도 규명되었다. 분자생물학이라는 새로운 분야가 등장하고 있었는데, 그것은 생명현상을 단백질과 유전자 수준에서 이해하려는 정교한 노력의 일

---

* 바이에른과 티롤 등 알프스 산간지방에서 입는, 무릎 길이의 바지.
** 알프스 산간지방의 여성용 민속의상.

환이었다. 맨주먹으로 수술하던 프록코트 차림의 의사들은 (휘황찬란한 현대식 병원에서 일하는) 실험복 차림의 의료기사들로 대체되었다. 때는 바야흐로 과학의 시대로, 의학과 위생학이 진가를 발휘하기 시작했다.

그러나 단 한 가지 문제가 있었으니, FDR 주니어에게 실제로 도움이 될 만한 게 아무것도 없다는 것이었다.

며칠 만에 완쾌되기는커녕, FDR 주니어의 부비동염은 날로 악화되어 그를 병원에 가둬놓았다. 그의 어머니인 엘리너 루스벨트Eleanor Roosevelt는 바짝 긴장하여, 새로운 의사를 고용해 아들을 돌봐야 한다고 주장했다. 황급히 달려온 최고의 이비인후과 의사는 대통령의 아들이 여느 의사들의 생각보다 훨씬 더 위험하다고 판단했다. 오른쪽 뺨에 압통점tender spot이 형성된 걸로 보아, 농양abscess*의 시초인 것처럼 보였다. 농양을 초래한 세균을 채취해 검사해보니 가장 위험한 연쇄구균 중 하나인 것으로 밝혀졌다. 그것은 독소를 분비하는 것은 물론 치명적인 혈액감염을 초래할 수도 있었다. 세균이 농양을 돌파하여 혈류로 들어간다면 대통령 아들의 목숨이 위태로울 수 있었다.

의사는 도박을 하기로 결정했다. 독일의 의학 저널에서, "바이엘의 새로운 실험약—빨간 약—이 연쇄구균 감염에 특히 잘 듣는다"라는 내용의 보고서를 읽은 터였다. 독일에서 기적에 가까운 결과를 얻은 후 존스 홉킨스에서 임상시험이 진행 중인데, 반응이 좋다는 소식

---

* 피부 하층에 세균이 침투하여 생긴 고름집.

154

도 들은 적이 있었다. 그러나 루스벨트 여사가 아들에게 실험약을 투여하도록 허용할 것인지가 문제였다.

대통령의 아들을 기니피그로 만든다는 것은 매력적인 선택지가 아니었다. 그러나 FDR 주니어의 상태가 하루 이틀 동안 악화되는 것을 지켜본 후, 퍼스트레이디는 실험약 투여를 승인했다.

병원에 입원한 지 세 번째 주인 12월 중순, FDR 주니어의 체온은 고공행진을 계속했고 감염은 악화일로를 걸었다. 의사는 그에게 독일산 프론토실 주사—유리 바이알 속에 고이 포장되어 선적된 후, 대서양을 건너 미국에 도착한 암적색 액체—를 놓았다. 일단 부하용량loading dose을 주입하고 반응을 지켜본 후 한 시간마다 깨워 유지용량을 주입했다. 에델 듀퐁은 병상 곁에 앉아 두 손 모아 기도하고 있었다. 엘리너 루스벨트는 병실 밖의 의자에 앉아, 시시각각 걸려오는 FDR의 전화에 응답했다. 하룻밤이 지났지만 차도가 별로 없었다. 그러나 두 번째 날이 되자 FDR 주니어의 열이 내리기 시작하며, 농양 주변의 부기가 가라앉는 듯싶었다. 덕분에 숙면을 취하게 되었고, 잠에서 깨어났을 때는 원기를 다소 회복한 것 같았다. 그날 오후에는 정상 체온을 회복했다. 그의 상태를 지켜보던 의사는 크게 감탄했다. 그렇게 갑자기 반전되는 연쇄구균 감염 사례는 처음이었기 때문이다.

크리스마스가 지난 지 며칠 후 연쇄구균은 감쪽같이 사라졌고, FDR 주니어는 병원에서 퇴원했다. 그는 나중에 에델 듀퐁과 결혼했고(그가 한 다섯 번의 결혼 중 첫 번째였다), 제2차 세계대전에 참전하여 무공훈장을 받았으며, 국회의원을 세 번씩이나 지냈다. 그러나 이 모든 업적 중에서 가장 중요한 것은, '세계 최초 항생제의 효능'을 증명한 최초의 미국인이었다는 것이다.

"FDR 주니어, 기적적으로 회복하다"라는 뉴스는 모든 미국 신문의 1면을 장식하며 설파제 광풍을 일으켰다. 모든 사람이 설파제를 필요로 하기 시작하자, 프론토실은 날개 돋친 듯 팔려나갔다.

그러나 그것도 잠시. '프론토실의 유효성분(단순한 하얀 엔진)은 특허 대상이 아니다'라는 사실이 밝혀지자, 모든 제약사는 앞다퉈 설파 함유 의약품을 생산하기 시작했다. 약효를 발휘하는 것은 순수한 설파뿐이었으므로, 설파만으로 이루어진 조그만 흰색 알약은 값도 싸고 연쇄구균이 초래한 질병이라면 뭐든 치료했다. 그러나 조금 더 연구해보니, 설파에 다른 분자를 덧붙일 경우 다른 세균들까지 죽일 수 있는 버전을 만들 수 있는 것으로 밝혀졌다. 프론토실은 본래 연쇄구균성 혈액감염, 성홍열, 가스괴저, 단독erysipelas, 봉와직염cellulitis, 산욕열childbed fever을 치료할 수 있었지만, 새로운 제제는 설파제의 효능을 폐렴, 수막염, 임질과 같은 주요 질병으로까지 확대했다. 게다가 적응증indication*이 확대된 버전은 특허를 출원할 수 있었다. 《뉴욕타임스》는 "오랜만에 세상을 떠들썩하게 만든, 귀중한 신약"이라고 자랑스레 알렸고, 《콜리어스Collier's》 매거진은 "현대의 기적"이라고 대서특필했다.

과열된 의사들은 설파제를 모든 질병에 사용하기 시작했다. 한 병원에서는 다음과 같은 우스갯소리가 떠돌았다. "환자가 오면 즉시 설파제를 투여하고, 일주일이 지나도 차도가 없으면 그때 가서 진찰

---

* 어떠한 약제나 수술 따위에 의하여 치료 효과가 기대되는 질병이나 증상.

을 하라." 설파제는 처방전 없이 구할 수 있었으므로, 간호사들은 한 줌의 알약을 호주머니에 넣고 다니다가 아무 환자에게나 아스피린처럼 나눠줬다. 가격이 매우 저렴하고 부작용이 거의 없었으며, 고치지 못하는 병이 없었다. 1937년 가을, 미국의 제약회사들은 일주일에 수십 톤 이상의 설파제를 생산했다.

　신약의 허니문은 뜨겁고 휘황찬란하고 짧았다. 부작용 없는 약은 없으므로, 널리 사용됨에 따라 설파의 부작용이 드러나기 시작했다. 캔에서 바로 꺼낸 순수한 설파제는 여전히 무독無毒했지만, 희귀한 알레르기 반응을 둘러싸고 극소수의 심각한 문제가 발생했다. 대부분의 의사와 환자들은 으레 그러려니 했다. 그러나 미국의사협회(AMA)는 설파제의 급속한 확산을 우려 섞인 눈으로 바라보며, "새로운 설파 유도제가 우후죽순처럼 늘어남에 따라 더 많은 부작용이 드러날 수 있으며, 그중 대부분은 안전성 검사를 받지 않았다"라고 경고했다.

　AMA의 말이 옳았다.

1937년 가을, 오클라호마주의 털사Tulsa에서 몇 명의 어린이들이 죽어가기 시작했다. 부모의 품에 안긴 채 동네 병원을 방문한 어린이들은 처음에는 끔찍한 복통을 호소하더니, 배뇨 장애를 거쳐 혼수상태에 빠졌다가 잠깐 사이에 여섯 명이 목숨을 잃었다. 그런 어린이들을 데리고 병원을 찾는 부모들이 끊이지 않았다.

지역의 보건당국은 몇 주 동안 그 원인을 밝히지 못하고 쩔쩔맸다. (나중에 밝혀진 사실이지만, 모든 어린이들의 공통점은 새로 나온 설파닐아미드 엘릭시르Sulfanilamide Elixir라는 물약을 복용한 것이었고, 그 물약의 제조사는 매센길Massengill이라는 특허약 업체였다. 설파제의 인기에 편승한 매센길은 어린이·여성·흑인들로 구성된 세분 시장market segment을 겨냥하고, 그들이 '쓸쓸한 알약'보다 '달달한 물약'을 선호한다는 데 착안하여 엘릭시르 제형劑形을 개발했다. 그런데 그게 사람을 죽일 줄이야!)

털사의 의사들은 AMA를 경유하여, 미국식품의약국(FDA)이라는 새로 생긴 조그만 연방기관에 보고서를 제출했다. 발등에 불이 떨어진 FDA는 실태 조사를 위해, 몇 안 되는 요원 중 한 명을 털사에 급파했다. 현장에 도착한 FDA 요원은 더욱 큰 재앙을 발견했는데, 그 내용인즉 지역의 병원에서 점점 더 많은 부작용 사례가 보고되고 있다는 것이었다. 그는 단박에 엘릭시르를 주범으로 지목하고, "털사 말고, 엘릭시르를 판매하는 곳이 더 있지 않을까?"라는 의문을 품었다.

아니나 다를까. 엘릭시르는 이미 한 달 전 시장에 출시되었고, 그즈음에는 미국 전역에서 판매되고 있는 것으로 밝혀졌다. 매센길은 "제품에는 아무런 하자가 없다"라고 주장했다. 그러나 AMA의 조사에서, 매센길이 설파를 녹이는 과정에서 독성물질을 사용했다는 사실이 적발되었다. 그 용매의 이름은 다이에틸렌 글라이콜diethylene glycol로, 부동액의 흔한 구성요소였다.

AMA와 FDA가 조사를 진행하는 동안 사망자 수는 계속 늘어났다. 공장에서 출하된 약 1,000리터의 엘릭시르는 판매원과 지역의 약국을 거쳐 의사와 환자에게 배포되었는데, 그들 중 상당수는 (문서 보존 상태가 빈약하고, 약물의 유통 경로를 추적하기 어려운) 미국 남부의 빈곤 지역에 포진하고 있었다. 의사들은, '환자에게 엘릭시르를 권했다'라고 인정할 경우 면허를 잃을 것을 두려워했다. 약사들은, '독이 든 엘릭시르를 판매한 적이 없다'라고 오리발을 내밀었다. 환자들은, (임질 치료를 위해 설파제를 구입하는 사람들과 마찬가지로) 엘릭시르를 가명으로 구입했다. 매센길은, 여전히 '제품에는 아무런 하자가 없다'라고 주장했다. 10월 중순, 엘릭시르 복용으로 인한 사망자는 13명으로 불어났다.

한 전형적인 사례에서, 조지아의 한 약사는 4리터(4,000밀리리터)의 엘릭시르를 구입한 후 작은 병에 나눠 담아 환자들에게 팔았다. 그는 FDA에 "200밀리리터만 팔았을 뿐"이라고 말했지만, 남아 있는 엘릭시르를 측정해보니 3,400밀리리터였다. FDA 요원이 "400밀리리터(4,000-3,400-200)는 어디로 갔나요?"라고 추궁하자, 약사는 다른 두 명에게 팔았음을 인정했다(두 명의 구매자는 모두 사망했다).

그런 사실이 신문에 보도되자, 경계심리가 확산되기 시작했다. 미국 농무부(그 당시에는 농무부가 FDA를 감독했다)가 11월 말 미국 하원에 제출한 보고서에는 '73명의 사망자와 한 명의 추가 사망자'가 확인되었다고 적혀 있다. 추가 사망자는 매센길의 화학 책임자로, 자신이 저지른 잘못을 깨닫고 권총으로 자살했다.

그것은 미국 역사상 최대의 대량중독 사건으로, 국가적인 스캔들이었다. 그러나 덕분에 뭔가 좋은 일이 생겼으니, 1938년 연방 식품·의약품·화장품법Federal Food, Drug, and Cosmetic Act(FFDCA)이 제정되었다. FFDCA는 "신약은 시장에 출시되기 전에 안전성이 증명되어야 하며, 모든 유효성분은 라벨에 기재되어야 한다"라고 규정한 최초의 법률로 미국 역사에 기록되었다. 그에 더하여 FFDCA는 FDA의 현대화를 촉진했으며, 많은 개정과 확장을 통해 오늘날까지 약사법의 근간을 이루고 있다.

제2차 세계대전에 관한 영화를 한 번이라도 관람한 사람이라면, 의무병이 병사의 상처에 백색 분말을 미친 듯 살포하는 '긴장된 장면'을 기억할 것이다. 그 가루약이 바로 설파제였다. 제2차 세계대전 동안, 설파제는 게르하르트 도마크가 초창기에 목도했던 끔찍한 감염병을 예방하기 위해 사용되었다. 미국의 제약사들은 1943년 4,500톤 이상의 설파제를 생산했는데, 그것은 1억 명의 환자를 치료할 수 있는 분량이었다. 독일의 제약사들은—부분적으로 도마크의 지속적인 연구에 힘입어—수천 톤의 설파제를 추가로 생산했다. 그리고 그 항생제는 효과를 발휘했다. 제2차 세계대전 때 상처감염 때문에 죽은 병사의 수는 제1차 세계대전 때에 비할 바 아니었다.

상처감염의 광기와 싸우겠다던 도마크의 꿈이 실현되었던 것이다.

1939년, 도마크는 노벨생리의학상 수상자로 결정되었다. 그러나 안타깝게도 그는 노벨상을 받을 수가 없었다. 1935년 반나치 활동가에게 노벨평화상을 수여하기로 한 노벨상 위원회의 결정에 분노한 히틀러가, "이 시간 이후로 모든 독일인은 노벨상을 받을 수 없다"라고 선포했기 때문이다. 선량한 독일인인 도마크는 공식적으로 노벨상을 받지 않았지만, 스웨덴 위원회에 노벨상 수락 편지를 보내는 실수를 저질렀다. 그러자 얼마 후 게슈타포가 나타나 그의 집을 수색하고, 그를 체포하여 감옥에 집어넣었다.

도마크는 후에 그 일을 대수롭지 않게 여기려고 노력하며, '철창 뒤의 삶'에 대한 농담을 던졌다. "한 사내가 나의 독방을 치우기 위해 들어왔다가, 나에게 무슨 죄를 저질렀냐고 물었다." 도마크는 아무렇지도 않게 말했다. "노벨상을 수락한 죄로 감옥에 왔다고 했더니, 그는 자신의 머리를 탁 치며 이렇게 말했다. '이 친구 미쳤군.'"

일주일 후, 독일 정부는 도마크의 행동이 정당했음을 깨닫고 그를 석방했다. 그러나 그는 자괴감에 빠진 나머지 딴사람이 되어 있었다. "한 사람의 생명을 살리는 것보다, 수천 명의 생명을 파괴하는 게 더 쉽다." 그는 일기장에 이렇게 썼다. 그는 연구를 계속하도록 허가받았지만, 노벨상 위원회에 보내는 퉁명스러운 편지(수상 거부 편지)에 서명을 한 뒤였다. 그는 불안증과 심장병에 시달리기 시작했다.

그는 설파제를 계속 연구하여 수많은 유도체를 만듦으로서 적응증을 확대해나갔다. 설파제는 나치와 연합국 모두의 육군병원에서 주요 의약품으로 자리 잡았다.

설파제는 제2차 세계대전이 끝날 무렵까지 군의관들이 보유한 최고의 의약품이었지만, 그즈음—설파제 덕분에—훨씬 더 좋은 뭔가가 등장하고 있었다.

바이엘이 신약을 개발하기 위해 도마크를 스카우트했을 즈음, 런던의 한 연구실에서 일하던 스코틀랜드인은 뭔가 이상한 것에 주목했다. 1928년 알렉산더 플레밍은 영양배지nutrient broth에서 세균을 배양하던 중, 엉뚱한 곰팡이가 자신의 샘플을 오염시킨 것을 발견하고 기분이 나빴다. 그러나 그 곰팡이에는 뭔가 이상한 점이 있었다. 곰팡이가 자란 곳 주변에 깨끗한 무균지역이 존재했는데, 그것은 일종의 '세균 출입 금지 지역'이었다. 자세한 내막은 모르겠지만, 마치 곰팡이가 세균 증식을 중단시키는 물질을 분비하는 것 같았다. 플레밍은 그 물질의 유효성분을 정제하기 위해, 소위 '곰팡이 수프'를 테스트해보았다. 그러나 유효성분을 분리한 후 신선함을 유지하기가 너무 어려워, 결국에는 프로젝트를 접고 말았다. 그 대신 그는—그 당시의 많은 과학자와 마찬가지로—설파제에 눈을 돌렸다.

다른 과학자들은 설파제의 성공에 자극받아 다른 '마법의 탄환'을 물색했는데, 그중에는 플레밍의 페니실린도 포함되어 있었다. 제2차 세계대전 중 '설파제보다 훨씬 더 많은 세균에 작용하는 뭔가를 발견해야 한다'라는 필요성이 대두되자, 미국의 과학자들은 페니실

린을 대량으로 정제·생산·저장
하는 방법을 개발했다. 이윽고
제2차 세계대전 말기에 널리 사
용되면서, 페니실린은 설파제를
신속히 옆으로 밀어냈다. 페니실
린은 더 많은 세균에 효능을 발
휘했으며, 설파제가 다룰 수 없
던 질병들(예: 매독, 탄저병)도 물
리칠 수 있었다. 뒤이어 다른 곰
팡이와 진균에서도 10여 가지 항
생물질들(스트렙토마이신, 네오마

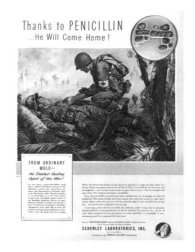

그림 5-4. 《라이프》에 실린 페니실린 생산 광고. Science Museum, London

이신, 테트라사이클린)이 잇따라 발견되었다.

바야흐로 항생제의 시대가 시작되었다. 1950년대 말 항생제는
중요한 세균질환들을 거의 모두 통제하기 위해 사용되고 있었다. 매
년 수십만 명의 목숨을 예사로 앗아 갔던 유행병은 과거의 일이 되었
다. 2차대전이 끝난 후 20년 동안, 소아질환의 사망률은 90퍼센트 이
상 하락했고, 미국인의 평균수명은 10년 이상 연장되었다. 약물이 일
으킨 이러한 상전벽해 같은 변화를, 인구통계학자들은 "사망률 대전
환the great mortality transition"이라고 부른다.

그 기폭제가 된 것은 설파제였다. 살아 있는 생물에서 만들어진
다른 항생제들과 달리, 설파제는 연구실에서 창조되었다. 그러나 설
파제는 여느 항생제와 동일한 목적—에를리히의 마법의 탄환처럼,
인체는 그대로 내버려두고 세균만 선택적으로 살해한다—을 달성했

으며, 의학적 관심사를 갱신하여 더 많은 항생제를 발견하도록 유도했다.

그리고 설파제는 그 이상의 일을 해냈으니, '더더욱 강력한 약물을 발견하기 위한 새로운 시스템'으로 가는 길을 제시했다. '더 큰 이익'을 추구하는 바이엘은 기업적 접근 방법corporate approach을 채택함으로써 '최초의 현대적 제약회사' 중 하나라는 입지를 공고히 했다. 바이엘이 그렇게 할 수 있었던 것은 '장기적인 사고', '도박할 용의', '클라러의 영리한 분자 조작 기술', '도마크의 효율적인 검사 시스템', '의학 전문가들의 통제하의 헌신적인 연구실과 동물 실험 설비 구축' 덕분이었다. 이 모든 것은 오늘날의 거대 제약사들을 위한 청사진이었다.

외로운 천재의 예감에 의존하는 신약개발은 더 이상 가능하지 않다. 신약개발은 표적화된 문제targeted problem에 몰두하는 과학자들의 팀워크에 의해, 화학구조를 지침으로 삼아 이루어진다. 신약개발은 '기술'에서 '산업적 과학'으로 진화했다.

설파제는 신약을 개발하는 방법뿐만 아니라, 안전성을 확보하는 규제 방법까지도 바꿨다. 엘릭시르의 대량 오염 사건과 (FDA를 현대화한) 1938년의 FFDCA는 오늘날의 법적 시스템의 토대가 되어, 신약의 안전성과 효능을 보장하고 라벨링(유효성분 기재) 제도를 확립했다. FFDCA는 전 세계 다른 나라들의 모델로 자리 잡았다.

이 정도의 업적만으로도 설파제는 역사상 가장 중요한 약물 중 하나로 등극할 수 있었다. 그러나 클라러와 도마크에 의해 효과가 입증된 약물은 더욱 심오한 수준에서 뭔가를 추가로 제공했다. 설파제와 (그 뒤를 이은) 항생제들은 대중에게, 의약품에 대한 엄청난 신뢰감을 제공했다. 의약품은 진정한 기적처럼 보였다. 콧물과 두통에서부터 가장 치명적인 질병에 이르기까지 모든 것을 치료할 수 있는 의약품이 쏟아져 나올 거라 생각되었다. 설파제 이전의 약물은 효능이 비교적 약하고, 대체로 임시적이고, 용도가 제한되고, 길모퉁이 약국에서 처방 없이 구입할 수 있었다. 모든 병을 고칠 수 있는 약은 극소수였다. 그런데 'FDR 주니어의 기적적인 회복' 이후 모든 것이 변했다. 설파제와 항생제가 등장한 이후 약물이 주도하는 낙관론이 팽배한 가운데, 인류가 만병통치약을 잔뜩 거머쥘 것처럼 보였다.

그러나 낙관론은 근거가 매우 빈약했다. 항생제는 세균감염을 치료하지만, 바이러스(바이러스감염을 회피하는 최고의 방법은 아직도 백신이다)나 기생충(예컨대 말라리아를 초래하는 기생충은 세균과 전혀 다르며, 획기적인 항말라리아제는 아직도 오리무중이다) 감염을 치료하지는 않는다. 그러므로 항생제의 용도는 여전히 제한적이다.

아마 더욱 중요한 것은, 병원성 세균이 역공을 펼치는 데 능하다는 것일 게다. 일부 세균들은 항생제를 중화하는 화학물질을 만들 수 있고, 어떤 세균들은 변장하는 방법을 찾을 수 있다. 그리고 효과적인 방어법을 찾으면, 그 방법을 종종 다른 세균에게(심지어 근연관계가 없는 세균에게도) 전달한다. 이러한 과정을 항생제 저항성antibiotic resistance이라고 하는데, 그 첫 번째 피해자는 설파제였다.

항생제 저항성은 제2차 세계대전 때 연합군의 병사들 가운데서 처음 발견됐는데, 그중 상당수는 휴가를 떠나기 직전에 임질 예방을 위해 설파제를 투여받았다. 그리고 나중에 귀대歸隊했을 때, 확인사살을 위해 더욱 강력한 설파제를 투여받았다. 그 작전은 멋지게 적중했다. 1930년대 말, 설파제는 임질의 90퍼센트를 차단했다. 그러나 임질 예방률은 1942년 75퍼센트로 떨어진 데 이어 계속 하락세를 보였다. 독일군의 경우에도 사정은 마찬가지여서 2단계에 걸쳐 설파제를 투여받은 병사들 중에서 종종 항생제 저항성이 발견되었다. 살아남은 극소수의 세균들은 설파제에 대해 더욱 강력한 저항성을 획득하여 재기의 발판을 구축한 후 급속도로 확산되었다. 연쇄구균 감염병에서도 설파제 저항성이 축적되기 시작하여, 1945년 연쇄구균 감염을 예방할 요량으로 미 해군을 대상으로 실시된 대규모 설파제 투여가 중단되었다. 왜냐하면 너무 많은 병사가 연쇄구균에 감염됐기 때문이다. 세균들이 반격할 방법을 발견함에 따라, 설파제는 효능을 상실하고 있었다.

그러나 페니실린과 그 밖의 항생제에 대한 전반적 도취감 속에서 초기 경고 신호는 무시되었다. 하나의 항생제가 작동을 멈추면 제2의 항생제로 갈아타고, 그 항생제가 작동을 멈추면 제3의 항생제로 갈아타면 그만이었다. 오늘날 항생제 저항성은 엄청난 문제로 비화하여, 모든 항생제에 저항성을 지닌 몇 가지 세균들—이를 다제내성균multi-drug resistant bacteria, 일명 슈퍼버그superbug라고 한다—이 등장했다. 현명한 의사들은 항생제 처방을 줄이고, 항생제 사용을 더욱 신중하게 모니터링하고 있다. '질병 예방'과 '농장동물의 성장 촉진'을 위한 광범위한 항생제 투여 관행이 집중적인 비난을 받고 있다. 그럼에도 우리는 '기적의 약'의 오남용이 큰 대가를 치르는 사례를 심심찮게 목격하고 있다.

그렇다면 설파제는 어떻게 된 걸까? 단도직입적으로 말해서 설파제는 우리 곁에 아직 머무르고 있으며—다양한 제형의 설파제가 귀 감염, 요로 감염, 기타 질병을 치료하기 위해 사용되고 있다—, 항생제 저항성으로 인해 최근 부활하고 있는 듯한 느낌마저 든다. 설파제는 1950년대에 이미 구식 항생제가 되어 사용 빈도가 점점 더 줄어들고 있었다. 그 결과 설파제에 대한 저항성도 크게 감소했다. 따라서 설파제는 아직도 종종 잘 작동하며, 신중하게 사용한다면 감염과 싸우는 귀중한 도구가 될 수 있다. 그러나 그것은 시장에 출시되어 있는 100여 가지 항생제 중 하나일 뿐이다.

6장
지구상의 마지막 미개척지

시로코

앙리 라보리Henri Laborit는 수면으로 올라와 거칠게 숨을 몰아쉬었다. 침몰한 시로코Sirocco호號가 바닷속 깊숙이 가라앉는 바람에 거의 익사할 뻔했지만, 그는 구명조끼를 챙긴 몇 안 되는 행운아 중 하나였다. 바다에서는 패닉에 빠진 병사들이 서로 살겠다고 몸부림을 쳤다. 기름에 붙은 불이 수면을 밝혔다. 그는 세 병의 병사들을 물리쳐야 했는데―그는 그들을 "운 없는 멍청이들"이라고 불렀다―, 그들은 헤엄을 칠 줄 모르는 것 같았다. 그들은 공포감에 휩싸여 팔을 물레방아처럼 돌리며, 물에 떠 있는 거라고는 뭐든―라보리 포함―움켜잡아 구명보트로 사용하려고 했다. "나는 그들을 해치워야 했다." 그는 나중에 이렇게 썼지만, 구체적인 방법은 밝히지 않았다. 라보리는 죽어가는 남자, 불, 둥둥 떠 있는 시체들과 거리를 유지한 채 반듯이 누위, 배영 자세로 하늘의 별을 바라봤다.

그것은 1940년 5월 30일 밤과 다음 날 새벽 사이에 일어난 일이었다. 앙리 라보리는 프랑스의 소형 구축함 시로코에 승선한 초급 군의관이었다. 그들은 덩케르크Dunkirk*에 주둔했던 군대의 대규모 철수 작전을 돕고 있었다. 5월 30일 오후, 나치는 연합군 3개 부대를 기습한 후, 영국해협 쪽으로 후퇴하기 위해 항구 주변의 작은 지역에 집결한 생존자들을 포위했다. 일촉즉발의 상황에서, 인근의 모든 연합군 선박들은 프랑스군을 구조하기 위해 전속력으로 항진했다. 라보리가 탄 구축함은 아슬아슬한 순간에 현장에 도착하여, 새까만 연기구름과 반쯤 침몰한 선박의 잔해를 헤치며 해안을 향해 지그재그로 다가갔다. 연합군 병사들은 방조제와 해변에 죽 늘어서 있었는데, 그중 일부는 바닷물에 하반신을 담근 채 총을 머리 위로 들어 올리고 있었다. 독일군은 움직이는 사람을 모두 사살하려고 벼르고 있었다. "승무원들의 머릿속에는, 오래가지 못할 거라는 생각밖에 없었을 것이다." 라보리는 이렇게 회고했다. 그러나 시로코는 800명의 프랑스 소총수들을 어렵사리 구조해 갑판 위에 빼곡히 도열시키고, 땅거미가 질 때쯤 움직이기 시작했다. 이제 남은 일은 영국으로 가는 것이었다.

도버해협까지는 80킬로미터밖에 안 남았지만, 덩케르크 앞바다는 수심이 얕고 (겉보기와 달리) 위험했다. 그리고 독일군 비행기가 도처에 있었으므로, 시로코는 해안을 따라 몇 킬로미터를 서서히 항해하며 어둠이 내리기를 기다리면서 달아날 기회를 노렸다. 모두는 긴

---

* 프랑스 북부의 항구 도시.

장의 끈을 놓지 않고 있었다. 자정쯤 되어 영국으로 쾌속순항할 준비가 되었을 때, 누군가가 부표 뒤에서 나타난 독일군의 어뢰정을 목격했다. 라보리는 두 개의 어뢰가 신속히 접근하는 것을 포착했지만, 뱃머리를 스치고 지나가며 어둠 속에 남긴 자취를 거의 놓칠 뻔했다. 잠시 후 두 번째 어뢰들의 빛나는 궤적이 뒤를 이었다. 시로코는 마구 흔들렸고, 라보리는 뱃고물이 하늘 높이 치솟는 것을 느꼈다. 급강하한 독일군의 폭격기가 불꽃을 노리고 달려드는가 싶더니, 두 번째 엄청난 폭발이 시로코를 두 동강 냈다. 비행기가 떨군 폭탄이 시로코의 탄약고에 명중한 듯싶었다. 소총수들의 시신이 허공을 가르는 가운데, 그는 바다로 떨어졌다.

시로코는 신속히 침몰했고, 폭격기들은 다른 먹잇감을 찾으려고 날아들었으며, 라보리는 바다 위에 등을 대고 누웠다. 그의 주변에서 허우적거리던 병사들은 몇 시간에 걸쳐 서서히 힘을 잃어 갔다. 심한 한기를 느낀 그의 마음은 방황하기 시작했다. 전쟁 직전에 의사로서 훈련받은 터라, 무슨 일이 일어나고 있는지 잘 알고 있었다. 얼음처럼 차가운 바닷물이 그의 체온을 빨아들여, 저체온증hypotherma이 일어나고 있었다. 그런 상태가 매우 오래 지속된다면 그는 목숨을 잃을 게 뻔했다. 얼마나 오래 있으면 그렇게 될까? 그의 손가락과 발은 이미 감각을 잃었고 다리 놀림이 둔해지고 있었다. 체온이 충분히 떨어지면 일종의 쇼크 반응이 일어나, 혈압이 뚝 떨어지고 숨이 희미해지고 몸은 새하얗게 질려 결국 움직임을 멈춘다. 한 시간? 서너 시간?

라보리는 주위에서 그런 일이 실제로 일어나는 것을 목격했다.

덩케르크에서 구조한 소총수 중 거의 90퍼센트, 그리고 시로코의 승무원 중 절반이 그날 밤에 불귀의 객이 되었다.

그는 의도적으로 몸을 계속 움직였다. 그러다가 자신이 아직 헬멧을 착용하고 있음을 깨닫고(그것은 어리석은 일이었다), 헬멧 끈을 서투르게 만지작거려 벗어버렸다. 헬멧에 바닷물이 서서히 차오르는 것을 지켜보며, 헬멧 어딘가에 구멍이 뚫려 있는 게 분명하다고 생각했다. 그는 가라앉는 헬멧을 마지막 순간까지 응시했다. 그의 마음도 서서히 가라앉고 있었다.

어찌어찌하여 새벽까지 버텼을 때, 멀리서 희미한 불빛과 함께 외침이 들려왔다. 영국의 소형 전함 한 척이 생존자를 찾고 있었다. 생존자들은 마지막 힘을 다해 선박 근처까지 헤엄쳐 가 태워달라고 애원했다. 갑판 위의 선원들은 밧줄을 던졌고, 생존자들은 밧줄을 먼저 잡으려고 서로 얼굴을 할퀴었다. 그야말로 아비규환이었다. 시로코의 생존자들은 이미 탈진했으므로, 그중 일부만이 밧줄을 잡고 기어오를 수 있었다. 그러나 일부는 도중에 밧줄을 놓치고 다른 사람의 머리 위로 추락했다. 라보리는 구조선에 성급히 다가가는 것을 자제하고, 혼란이 진정될 때까지 멀찌감치 떨어진 곳에서 조용히 기다렸다. 그러고는 젖 먹던 힘까지 다해 구조선 옆으로 다가가 미끄러운 밧줄을 움켜쥐고 기어오르기 시작했다. 난간을 가까스로 잡은 그를 선원들이 끌어 올려준 직후 정신을 잃었다. 뜨거운 물이 담긴 욕조 앞에서 어기적거리는데, 누군가가 자신의 뺨을 때리며 이렇게 말하는 소리가 들렸다. "이리 와요, 의사 선생. 조금만 더 힘을 내요!"

라보리는 탈진과 체온 저하를 견디지 못해 프랑스 육군병원으로 실려 갔고, 깨어났을 때는 약간의 이상야릇한 우울증에 빠졌다. 오늘날 우리는 그것을 외상 후 스트레스증후군post-traumatic stress disorder(PTSD)이라고 부르지만, 그 당시 라보리가 아는 것이라고는 '발 밑에 있는 단단한 지반이 퀵샌드*처럼 흐물흐물해져 균형을 유지할 수 없다'라는 사실밖에 없었다. "나는 '어떻게든 계속 살아야 한다'라는 생각 때문에 제정신이 아니었다"라고 그는 회고했다. 그 당시 그의 나이는 스물여섯 살이었다.

그러나 그는—바다에서 그랬던 것처럼—육지에서도 정신적 위기를 잘 극복했다. 대중의 관심 덕분에 기분전환을 할 수 있었다. 언론에서는 "시로코의 영웅"이라고 불렸고, 메달도 하나 받았고, 군의관으로 복무한 데서 위안을 얻었으며, 블랙유머** 감각도 길렀다. 그러나 그에게는 여전히 모든 게 약간 멀리 있는 것처럼 느껴졌다. 마치 창을 통해 삶을 들여다보는 것처럼.

프랑스 육군병원에서 그가 충분히 회복되었다는 진단을 내리자, 그의 상관들은 '분위기를 바꿔주는 게 좋겠다'라고 결정하고 북아프리카 세네갈의 수도 다카르에 있는 해군기지로 전보발령을 냈

---

* 지진이나 충격으로 모래 지반의 물이 위쪽으로 스며드는 힘이 모래의 '수중 단위 체적 중량보다' 커져서 모래 지반이 액체 상태로 변하는 현상.
** 웃음을 유발하면서도 그 밑바탕에는 인간 본성이나 사회에 대한 섬뜩하고 잔혹한 반어와 풍자 따위를 담고 있는 유머.

다. 열사의 나라에 도착한 그는 아침에 몇 시간 동안만 내과의사로 일하고, 나머지 시간을 회화·집필·승마로 소일했다. 그는 호리호리한 체격의 미남으로, 일류 영화배우 뺨치는 풍성하고 새까만 머리칼을 갖고 있었다. 게다가 그는 총명하고 야심 많고 돈을 잘 썼으며—그의 아버지는 의사였고, 어머니는 귀족 가문 출신이었다—약간의 속물근성이 있었다. 그는 아내, 자녀와 함께 아프리카의 '찌는 듯한 오지'에서 유배 생활을 하는 것을 혐오하고, 틈만 나면 프랑스로 돌아가려고 필사적으로 노력했다. 그러다가 '이래선 안 되겠다' 싶었는지, 그는 지루함을 달래기 위해 수술을 전담하기로 결심했다. 그는 다카르의 의사들 중에서 명의를 찾아내 멘토로 모시고, 지역의 영안실에 안치된 시신을 이용해 절제cutting와 봉합sewing의 기술을 터득했다. 그는 뛰어난 손재주를 갖고 있었지만 인내심이 다소 부족한 게 흠이라면 흠이었다.

　최고의 기술과 노력에도 불구하고, 살아 있는 환자의 수술을 시작했다가 일이 엉뚱한 방향으로 흘러가기 일쑤였다. 무슨 이유에선지 모르겠지만, 수술 도중에 환자의 혈압이 곤두박질치질 않나, 호흡이 밭아지질 않나, 심장이 맹렬히 뛰기 시작하질 않나… 그것은 불길한 징조였다. 그 당시에만 해도 환자들은 수술 중에 종종 숨을 거뒀는데, 그 원인은 수술 자체뿐만 아니라 수술 쇼크surgical shock 때문일 수도 있었기 때문이다. 수술 쇼크의 원인을 아는 사람은 아무도 없었고 그것에 대처할 방법도 딱히 없는 시절이었다. 어떤 환자는 쇼크를 받고 어떤 환자는 괜찮은 이유를 아는 사람은 아무도 없었고, 그 비율(전체 환자 중에서 수술 쇼크를 받는 사람의 비율)을 개선하는 방법은 없는 듯싶었다.

라보리는 나름의 해결책을 강구하기로 마음먹었다. 전쟁이 끝날 때까지 이곳저곳으로 전속轉屬되면서, 수술 쇼크라는 주제를 다룬 의학서적들을 모조리 수집하여 탐독했다. 그리하여 커다란 그림을 그리기 시작했다. 전문가들의 중론에 따르면 쇼크는 상처(상처 중에는, 수술대 위에 반듯이 누워 외과의에게 온몸을 내맡기는 데서 오는 마음의 상처도 포함되어 있다)에 대한 반응이었다. 때마침 연구자들은 '부상당한 동물들이 다량의 화학물질(예컨대, 투쟁-도피-얼어붙기 반응fight-flight-or-freeze response을 촉발하는 아드레날린과 같은 분자)을 혈류 속으로 방출한다'라는 사실을 알아낸 상태였다. 아드레날린은 심박수를 늘리고, 대사를 촉진하고, 혈류를 증가시킨다. 따라서 라보리는 수술 쇼크의 핵심이 혈중 화합물(인체가 상처를 입었을 때 혈액 속으로 방출하는 물질)일 거라고 믿게 되었다.

그것은 타당한 접근 방법이었지만, 유일한 접근 방법은 아니었다. 어떤 연구자들은 쇼크가 물리적이라기보다는 정신적인 원인에 기인한다고 생각했다. 요컨대 쇼크 반응은 상처뿐 아니라 공포감에 의해서도 촉발된다. 당신이 칼을 든 채 누군가를 위협한다면—이를테면 '돈을 안 내놓으면 칼로 찌르겠다'라고—그는 겁에 질려 심장이 쿵쿵 뛰고 호흡이 가빠지고 땀을 흘릴 것이다. 다시 말해서 정신적 스트레스 자체가 쇼크 반응을 초래할 수 있다. 라보리는 자신의 환자가 그런 경우를 여러 번 봤었다. 수술을 앞둔 환자들은 때로 너무 긴장한 데다 다가올 통증을 지나치게 걱정한 나머지, 메스가 피부에 닿기 몇 시간 전부터 쇼크의 징후를 보이기 시작했다. 어쩌면 수술 쇼크는 그런 징후의 단순한 연장일 수 있었다. 자연스러운 반응이 도가 지나칠 경우 통제 불가능 상태에 빠질 수 있었기 때문이다.

그래서 라보리는 두 가지 접근 방법을 결합했는데, 구체적인 내용은 이러했다. 먼저 통증에 대한 환자의 불안과 공포감은 수술 이전에 혈중 화합물의 방출을 촉진한다. 그다음으로 수술에 의한 물리적 쇼크가 불안과 공포감을 본격적으로 고조시킨다. 마지막으로 정신적 스트레스와 물리적 반응이 결합된다.

그렇다면 수술 쇼크의 해결책은 수술 전에 공포감을 완화하는 것이었다. 공포감을 완화하고 불안감을 가라앉히면 혈중 화합물의 방출이 차단되거나 지연되므로, 치명적인 쇼크를 막을 수 있을 것 같았다.

그런데 그 화합물의 정체가 도대체 뭐였을까? 그 당시 아드레날린과 같은 분자에 대해서는 알려진 게 거의 없었다. 아주 소량만 분비되는 데다, 혈액 속에서 신속하게 희석되어 거의 '검출 불가능한 수준'으로 떨어진 다음 수 분 내에 완전히 사라지기 때문이었다. 아드레날린에 대한 지식은 제법 많이 축적되었지만 그게 유일한 분자는 아니었으며, 밝혀지지 않은 것들이 아직 수두룩했다. 라보리는 모든 문헌을 섭렵함으로써 생화학과 약학을 깊이 이해한 몇 안 되는 외과의 중 하나가 된 후, 체내의 스트레스 화합물을 조절하는 방법을 강구하기 시작했다.

그는 자신의 환자들을 시험 대상으로 삼았다. 전쟁이 끝났을 때, 라보리는 여전히 북아프리카에서 군의관으로 근무했다. 그러나 이제 그의 따분함은 완전히 사라졌다. 왜냐하면 자신의 연구에 몰두하며,

환자를 진정시키고 수술에 대한 부담감을 덜어주는 방법을 테스트하느라 여념이 없었기 때문이다. 그는 불안감을 가라앉히는 화합물 칵테일을 만들기 위해 다양한 약물을 혼합했다. 적절한 구성요소를 찾아낸다는 것은 매우 어려웠다. 과거의 의사들은 환자를 진정시키기 위해 수많은 방법을 시도했는데, 그중에는 위스키 몇 잔에서부터 시작하여 수면제, 모르핀, 녹아웃 물약 등이 있었다(114쪽 참조). 그러나 라보리의 관점에서 보면, 그중에서 완벽한 것은 단 하나도 없었다. 그 모든 것은 부작용을 초래했는데, 그중 일부는―환자들을 이완시킬 뿐만 아니라, 무기력하게 만들거나 잠들게 하기 때문에―위험할 수 있었다. 라보리는 자신의 환자들이 수술을 받기 전에 담대하고 평온하고 차분하기를 바랐지만, 그렇다고 해서 집도를 하기도 전에 의식을 잃어서는 안 된다고 생각했다. 그리스인들은 그가 원한 정신 상태에 적합한 단어를 갖고 있었는데, 아타락시아^{ataraxia}가 바로 그것이었다. 아타락시아란 '스트레스와 불안에서 해방되었지만, 그와 동시에 담대하고 고결한 상태'를 말한다. 그는 약물을 이용해 아타락시아를 창조하고 싶어 했으므로 문헌 검색과 테스트를 줄기차게 계속했다.

그는 한 가지 아이디어를 추가했는데, 아마도 시로코가 침몰한 후 바다에서 저체온증에 시달린 데서 착안한 것 같았다. 그는 환자의 체온을 떨어뜨려 대사를 늦추기로 했는데, 그 이유는 대사가 늦어질 경우 쇼크 반응이 지연될 것 같아서였다. 그는 환자에게 약물을 투여함과 동시에 얼음을 이용해 체온을 떨어뜨리고는, 그 과정을 인공동면^{artificial hibernation}이라고 불렀다.

나중에 한 역사가는 그의 접근 방법을 일컬어 '가히 혁명적'이라고 했다. 그도 그럴 것이, 다른 연구자들은 쇼크 반응이 시작될 때 아드레날린을 주입함으로써 해결하려고 했기 때문이다. 라보리는 아드레날린 투여가 쇼크를 되레 촉진한다고 확신하고, 자신의 인공동면과 적당한 약물을 결합함으로써 쇼크 반응을 막을 수 있다는 결론을 내렸다.

RP-4560

1950년, 라보리는 일련의 긍정적인 결과들을 의학저널에 보고했다. 그의 보고서가 의학계의 주목을 받자, 상관들은 그를 '아프리카 오지'에서 '세상의 중심'인 프랑스 파리로 전보발령했다.

아, 파리! 파리는 프랑스의 모든 야망 있는 남성(또는 여성)에게 선망의 대상이었다. 그곳은 프랑스의 정치 지도자와 기업 본사들, 종교 엘리트와 군 수뇌부, 최고의 작가·작곡가·미술가들, 최고의 대학(소르본느)과 최고의 학술원(아카데미 프랑세즈), 가장 멋진 건물과 가장 아름다운 음악·패션·음식, 최고의 도서관·연구소·박물관·훈련센터의 총본산이었다. 만약 당신이 프랑스인이고 한 분야의 지도자라면, 당신은 파리에서 활동하기를 간절히 바랄 것이다.

라보리는 파리에 도착하여, 프랑스에서 제일 알아주는 육군병원 발드그라스Val-de-Grace에 배속되었다. 발드그라스는 소르본느에서 불과 몇 블록 떨어진 곳에 있으므로, 다양한 전문가와 접촉하며 풍부한 자원을 이용하여 연구에 정진할 수 있었다.

그는 약물 전문가가 필요했는데, 때마침 피에르 유그나르Pierre

Huguenard라는 열성적인 연구자를 발견했다. 라보리는 유그나르와 함께 인공동면 기술을 완성하고, 아트로핀, 프로카인^{procaine}, 큐라레^{curare}, 다양한 아편유사제, 수면제를 혼합하여 '수술 쇼크 방지용 약물 칵테일'을 조제했다.

그런데 인체가 상처에 반응하여 분비하는 또 하나의 화합물 히스타민^{histamine}이 그들의 관심을 끌었다. 히스타민은 상처에 반응하여 분비될 뿐만 아니라, 알레르기 반응, 멀미, 스트레스에도 관여하는 등 인체의 온갖 반응에 끼어드는 오지랖 넓은 화합물이었다. 라보리는 히스타민이 쇼크 반응에서도 일익을 담당할 거라고 생각하고, 그것을 억제하는 항히스타민제^{antihistamine}라는 성분을 칵테일에 추가했다. 항히스타민제는 그 당시 알레르기 치료제로 한창 개발되고 있었는데, 수술 쇼크 방지용 칵테일에 추가됨으로써 일이 흥미진진해지기 시작했다.

항히스타민제는 떠오르는 '기적의 약' 패밀리로 각광받고 있었다. 그것은 건초열$^{hay fever}$에서부터 뱃멀미, 감기, 파킨슨병에 이르기까지 모든 질병에 영향을 미치는 화합물군[#]이었으므로, 제약사들은 그것들을 총정리하여 '특허를 받을 수 있는 버전'으로 만들려고 광분하고 있었다.

그러나 모든 약물이 그렇듯 항히스타민제도 부작용을 일으켰다. 그중 하나는 판매하는 데 애로사항이 특히 많았으니, 바로 졸음을 유발한다는 것이었다(오늘날 널리 사용되는 졸리지 않은 항히스타민제nondrowsy antihistamine가 나오려면 아직 수십 년을 더 기다려야 했다). 항히스타민제가 유발하는 졸음은 진정제sedative나 수면제가 초래하는 졸음과 근본적으로 달랐다. 항히스타민제는 인체의 모든 작용을 늦추지 않고, 신경계의 특정 부분—1940년대의 의사들은 이것을 교감신경과 부교감신경이라고 불렀고, 오늘날에는 자율신경계라고 총칭한다—만을 겨냥하는 것처럼 보였다. 교감신경과 부교감신경은 인체의 배경에 깔린 신경계로, 의식보다 낮은 수준에서 작동하는 신호와 반응을 담당하며, 구체적으로 호흡·소화·심장박동 등을 조절한다. 라보리는 쇼크 반응의 비밀이 그런 신경들 사이에 숨어 있을 거라고 생각했다. 그는 (의식에 별로 영향을 미치지 않고) 그런 신경에 특이적으로 작용하는 약물을 원했는데, 항히스타민제야말로 안성맞춤인 것처럼 보였다.

라보리와 유그나르는 임상시험에 착수했다. "수술을 몇 시간 앞둔 환자에게 적정량의 항히스타민제가 추가된 칵테일을 투여했더니, 의식이 아직 있는 상태에서 통증과 불안을 느끼지 않았으며, 종종 수술이 예정되어 있다는 사실을 기억하지 못했다."라보리는 이렇게 썼다. "긍정적인 작용이 추가되었는데, 환자들은 모르핀 필요량이 줄어들었다. 인공동면과 함께, '항히스타민이 풍부한 칵테일'은 수술로 인한 쇼크와 사망을 덜 초래하는 것으로 나타났다."

그러나 할 일이 아직 많았다. 솔직히 말해서, 그는—알레르기나 멀미를 치료하는 것이 주목적이 아니었으므로—칵테일에 항히스타민제를 추가하고 싶지 않았으며, 그가 원했던 것은 항히스타민제

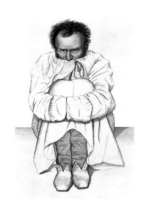

의 여러 부작용 중 하나일 뿐이었다. 그는 불안감 감소와 (일부 환자에게서 봤던) 고요한 행복euphoric quietude을 추구했으므로, 그런 부작용이 유난히 강한 항히스타민제를 원했다. 그래서 그는 프랑스에서 제일 큰 제약회사인 롱프랑Rhone-Poulenc(RP)에 편지를 보내, 연구자들에게 그런 항히스타민제를 찾아달라고 부탁했다.

운 좋게도 라보리는 적절한 시기에 적절한 사람들을 만났다. RP는 모든 제약사와 마찬가지로 새롭고 개선된 항히스타민제를 적극적으로 찾고 있었으므로, 선반 위에 수많은 실패작—독성이 너무 강하거나, 부작용이 너무 많거나 하는 경우—이 즐비했다. 라보리의 부탁을 받은 RP의 연구진은 실패작들을 다시 시험하기 시작했다.

몇 달 후인 1951년 봄, RP는 라보리에게 RP-4560이라는 실험약을 우송했다. 그들이 RP-4560의 실험을 중단한 이유는, '사실상 쓸모없는 항히스타민제'이기 때문이었다. 그러나 그것은 신경계에 강하게 작용했으며, 동물실험에서 비교적 안전한 것으로 밝혀졌다. 그렇다면 라보리가 찾던 게 바로 그것이었는지도 몰랐다.

아니나 다를까. 그것은 그때까지 칵테일에 첨가됐던 약물 중에서 최고였다. 매우 강력하므로 소량만 첨가해도 충분했다.

RP-4560은 수술을 앞둔 다양한 환자들—경미한 수술에서부터 부상 치료에 이르기까지—에게 투여되어, 불안감을 가라앉히고 기분을 상승시키고 다른 약의 필요성을 감소시켰다. RP-4560을 투여받은 환자들은 각성과 의식을 유지하면서도 통증을 잘 견뎌냈으며, (의식을 소실하는 데 필요한) 마취제가 덜 필요했다. 그건 정말로 놀라운 일이었다. 통증이 사라진 게 아니라, 통증을 겪고 있음을 알면서도 무사태평한 듯했다. "환자들은 무심했다." 라보리는 이렇게 적었다. "그들에게 스트레스는 딴 세상 일이었다."

라보리의 발견은 발드그라스에서 큰 이야깃거리가 되었고, 한껏 고무된 라보리는 RP-4560의 전도사로 나섰다. 한번은 구내식당에서 점심을 먹다가, 한 동료―병원의 정신과 과장―가 "중증 정신병 환자에게 스트레이트 재킷을 입혀야겠어"라고 탄식하는 소리를 들었다. (그것은 정신병 환자의 간병인들 사이에서 대대로 전해 내려오는 탄식이었다. 환자들이 너무 초조하거나, 너무 흥분하거나, 너무 위험하다면 제지를 하지 않고 간호할 방법은 없었다. 그들은 고함을 지르며 몸부림을 치고, 때로는 다른 사람을 때리거나 자해행위를 했다. 그럴 때는 약물로 녹아웃시키거나 침대에 끈으로 묶어놓거나 스트레이트 재킷을 입히는 수밖에 없었으니, 얼마나 딱한 일인가!)

라보리는 한 가지 아이디어를 냈다. 그는 식사를 하던 동료에게 "조증 환자에게 스트레이트 재킷을 입히는 대신, RP-4560 1회 용량을 주입함과 동시에 얼음을 이용해 체온을 낮춰보세요"라고 제안했다.

베들람

셍탄느^{Sainte-Anne}의 대기실에서는 매일 아침 정신질환자가 발견되기 일쑤였다. "그들은 전날 밤 난동을 부리다 경찰이나 가족 구성원에게 끌려온 사람들로, 고뇌에 짓눌리거나 사회에서 낙오된 채 분노로 들끓고 있었다." 한 의사가 회고했다. "그들은 조증 환자, 광란자, 환각과 환청을 경험하는 사람, 크게 상심한 사람, 실의에 빠진 사람들이었다."

생탄느는 막다른 골목에 이른 사람들의 종착점으로, 파리의 시계市界 내에 있는 유일한 정신병원이었다. 모든 대도시는 자체적인 형태의 생탄느를 갖추고 있었다. 그것은 정부의 보조를 받는 정신병원으로, 정신질환자들을 사회에서 격리하기 위해 설계되었으며, 그들을 안전하게 보호한다는 명목하에 대중의 시야에서 제거했다.

'정신질환자들은 피난처가 필요하다'라는 정당한 이유에서, 그런 병원들은 "정신적 피난처mental asylum*"라고 불렸다. 대부분의 역사에서 정신질환자들을 관리하는 책임은 가족에게 일임되었는데, 최악의 환자들은 거의 예외 없이 뒷방에 숨어 두문불출하거나 지하실에 감금되었다. 일부는 친절한 대우를 받았지만, 다른 사람들은 사슬에 묶여 걸핏하면 두들겨 맞고 굶주렸다.

그러나 산업혁명과 도시의 성장으로 인해 사정이 달라졌다. 스트레스가 증가하고 가족이 해체됨으로써 정신질환자들은 점차 거리로 쫓겨났다. 그리하여 그들을 돌보는 책임은 타인에게 떠넘겨지거나 방기放棄되었다.

그들을 인도적으로 돌보기 위해 자선단체가 설립되고 사회운동이 시작되었다. 미국의 경우, 19세기의 정답은 대형 정신병원을 짓는

---

* 'asylum'은 라틴어로 피신처, 안식처라는 뜻이며, 이는 체포할 수 없는 곳이라는 그리스어 'asylon(a-/없는 + syle/체포할 권리)'에서 유래했다.

것이었다. 그것은 진보된 치료advanced care의 모델로 설계되었으며, 공원 같은 운동장, 통풍이 잘 되는 작업장, (정신장애 치료를 위해 특별히 훈련된 의사들이 감독하는) 전문적 치료시설을 갖추고 있었다. 정신병원의 설계는 남성과 여성, 폭력자와 비폭력자, 경증 환자(맨 앞의, 가장 잘 보이는 방에 수용됨)와 난치병자(비명과 냄새로 인한 방문자들의 불편을 줄이기 위해, 종종 뒷방에 감금됨)의 분리를 가능케 했다. 건강하고 담백한 식사가 제공되었고, 처벌은 매우 드물었으며, 한 작가에 의하면 "환경의 유익한 효과 덕분에, 환자들은 점차 정신을 차리게 되었다".

정신병원이 의과학medical science에 기여한 점도 무시할 수 없다. 모든 종류의 정신질환자가 한곳에 모였으므로, 정신과 의사들은 약간 통제된 상태에서 다양한 질환들을 더 잘 연구하고, 정신병을 더욱 심오하게 이해함으로써 치료법을 발견할 가능성을 높일 수 있었다.

그건 이상적이었으며, 많은 점에서 성공적이었다.

예컨대 영국의 경우, 수천 명의 환자들이 몇 안 되는 정신병원에 수용—종종 감금—되었는데, 그중 대표적인 것은 런던 외곽에 있는 악명 높은 베슬렘 왕립병원Bethlem Royal Hospital(베들람Bedlam으로 더 잘 알려져 있었다)이었다. 베들람은 18세기에 '무료한 방문자'들에게 약간의 돈을 받고 수용자들을 둘러보며 하룻밤 눈요기를 하도록 허용한 것으로 악명 높았다. 그로부터 한 세기 후, 런던 한 곳에만 16개의 대형 정신병원이 들어섰다. 정신병원에 수용된 환자는 1820년에 평균 60명 미만이었던 것이, 수십 년 내에 무려 열 배로 증가했다. 미국의 경우에도 환자의 수가 빠르게 증가하여, 1900년 미국의 정신병원들은 15만 명의 정신병 환자들로 초만원이었다.

대부분의 정신병원들은 주ᵉ와 카운티의 예산을 통해 공적으로, 또는 자선단체에 의해 운영되었다. 그러므로 공공 정신병원이 가족에게 청구하는 돌봄 비용은 저렴했다. 그러자 점점 더 많은 가족이 망령난 조부모, 알코올에 중독된 삼촌, 정신장애아들을 부담 없이 위탁했다. 경찰도 마찬가지 이유로 약물중독자, 부랑자, 평화파괴자들을 정신병원에 데려왔다. 강제노역소, 극빈자 수용소, 일반 병원, 교도소에서도 넘치는 수용자를 정신병원에 떠넘겼다. 그리하여 거대한 정신병원은 폭발하기 일보 직전이었다.

상당수의 수용자들은 치료가 가능한 경증환자였는데, 정신병원

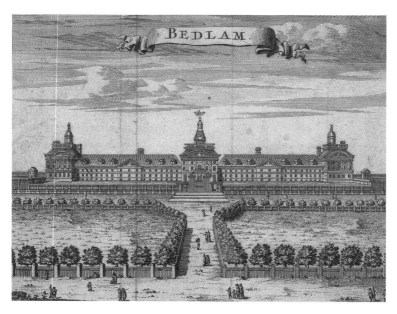

그림 6-2. 북쪽에서 바라본, 런던 무어필즈(Moorefields)에 있는 베슬렘 왕립병원의 풍경. 앞마당에서 사람들이 산책하고 있다. Engraving. Wellcome Collection

은 그런 환자들에게 가장 적당했다. 그들은 일시적인 신경쇠약이나 트라우마를 겪은 사람으로, 몇 주 동안의 휴식과 평안을 누린 후 퇴원할 수 있었다.

그러나 개중에는 난치병을 앓는 사람들도 많았는데, 그중에는 망령 난 노인(오늘날 우리는 그들을 가리켜 치매의 일종, 이를테면 알츠하이머병 환자라고 부른다), 발달장애자developmentally disabled, '현실과의 접촉을 완전히 상실하여 자신의 길을 되찾을 수 없는 사람'이 포함되었다. 후자—구석에 웅크리고 앉아 몇 달 동안 움직이지 않거나, 의미 없는 말을 끊임없이 내뱉거나, 헛것을 보거나, 무슨 일을 하라는 목소리를 듣는 사람들—는 오늘날 일반적으로 조현병schizophrenia 환자라고 불린다. 설상가상으로 그런 질병의 원인을 아는 사람이 아무도 없었으므로, 치료할 수 있는 사람도 아무도 없었다. 한 전문가가 말한 것처럼, "1952년, 지구상의 마지막 미개척지는 '두 귀 사이에 있는 15센티미터'였다." 그 당시의 불문율은, 그런 난치병자가 정신병원에 들어오면 살아서 나갈 수 없다는 것이었다. 난치병자들은 평생 동안 뒷방에 머물렀으며, 해가 갈수록 증가했다. 20세기 초, 거의 모든 정신병원들은 정원이 초과되었고 인력이 부족했다. 그것들은 '휴식과 회복의 장소'에서 '시끄럽고 붐비는 우리畜舍'로 변해, 치료보다는 '안전 보장'과 '진정제 투여'가 우선시되었다. 한 전문가가 지적한 대로, "정신병원은 가망 없는 증례를 위한 쓰레기통으로 전락했다".

그에 더하여—사실, 이게 가장 중요한 것으로 밝혀지게 된다—정신병원들은 정부 예산에서 점점 더 깊어지는 '밑 빠진 독'이 되었다. 대형 정신병원들의 운영비는 주와 카운티의 세금으로 충당되었는데, 운영비가 눈덩이처럼 불어남에 따라 지방자치단체 예산에서 차지하는 비중이 해를 거듭할수록 증가했다. 운영비를 줄이려는 어떠한 시도도 '인도적인 돌봄의 감소'로 이어질 수밖에 없었다. 환자 학대에 대한 보고서가 늘어났고, 납세자들의 짜증은 증가했다.

그렇다면 혹시 과학적 해결 방법은 없었을까? 단도직입적으로 말해서 과학 쪽에서도 속수무책이기는 마찬가지였다. 슬픈 사실은 1950년에 정신병원에서 완치될 확률은 1880년과 별반 다르지 않았다는 것이다. 20세기 초 도입된 엽절개술lobotomy과 전기충격술electroshock 이 큰 기대를 모으며 정신질환 치료의 새 지평이 열리는 것 같았지만, 열정이 시들해진 후 등장한 새로운 치료법들의 효능은 어김없이 미미한 것으로 밝혀졌다. 가장 까다로운 질병인 조현병의 경우, 정신과학의 의술은 답보 상태에 머물러 있었다. 날로 증가하는 정신건강에 대한 인상적인 지식 베이스에도 불구하고, 정신과의사들은 중증환자들에게 별다른 도움을 제공할 수 없는 실정이었다.

무력감

1952년 어느 날 아침, 파리에 있는 셍탄느 정신병원의 일상은 다음과 같이 흘러갔다.

옷을 잘 차려입은 주요 병동의 책임자들은 대기실을 방문하여, 전날 밤 병동의 입구에서 일어난 일들을 검토했다. 대기실은 '인간의 정신에 발생할 수 있는 장애들'이 총망라된 만물상이었다. 의사들은 온갖 정신이상 사례를 살펴본 후, 그즈음 연구자들의 관심을 모으고 있는 증례들을 선별했다. 셍탄느의 한 의사는 그날 아침의 풍경을

"마치 정신병 시장에 쇼핑 온 것 같다"라고 묘사했다.

가장 흥미로운 증례는, 해당 분야에 일가견이 있는 것으로 알려진 연구자들에게 배정되었다. 경미한 증례—치료될 가능성이 높은 질병—는 자발적인 입원환자voluntary impatient로 분류되어 일반병동에 배정되었다(여기서 '자발적'은 부적절한 용어다. 왜냐하면 제 발로 걸어서 병원에 오는 사람은 극소수였고, 대부분의 사람들은 경찰이나 가족 구성원에게 끌려왔기 때문이다). 심각한 증례들은 (병동 문에 잠금 장치가 설치된) 남성병동 또는 여성병동에 배정되어 신중한 모니터링을 받았고, 필요하다면 행동의 자유가 제한되었다.

1950년대 초의 그런 날 아침, 병원의 어딘가에서 수행원들을 이끌고 복도를 성큼성큼 걷거나 운동장을 가로지르는 인물이 있었으니, 셍탄느의 병원장 장 들레Jean Delay였다. 키는 작지만 위엄 있는 인물로, 20세기 중반의 진정한 지성인으로서 다방면에 조예가 깊고 많은 일에 관심이 있었으며 부조리한 현실에 끊임없이 이의를 제기했다. "그는 프랑스에서 가장 총명하고 비밀스럽고 예민하고 엄밀한 정신과학자로," 한 동료는 그가 세상을 떠난 후 이렇게 썼다. "의학을 예술의 경지로 끌어올렸다."

젊었을 때는 작가를 지망했고, 정신건강에 관한 저술 외에 열네 편의 작품을 남겼는데, 그중에는 많은 이의 공감을 얻은 소설과 전기가 포함되어 있었다. 이런 재능과 노력을 바탕으로, 그는 문학과 사상의 지적 정점intellectual zenith인 아카데미 프랑세즈의 회원으로 선출되었다.

우아한 까만색 정장 차림의 카리스마적 인물인 들레는 셍탄느를 지켜보며 모든 장면을—마치 먼 발치에서 저울질하고 분석하듯—평가하고, 환자들의 '뜨거운 열기'를 '냉철한 팩트'로 바꾸고, 개인적인 감정을 자제하고, 도움이 될 만한 연구에 집중하고, 측정 가능한 결과measurable result를 추구했다.

들레는 매사에 신중하고 올바르고 정확했다. 프로이트와 그의 추종자들은 정신분석학을 유행시키며 치료법을 논했고, 부유한 신경증neurosis 환자들은 자신들의 꿈과 성생활을 논하는 데서 약간의 위안을 찾았을 것이다. 그러나 들레는 그런 탁상공론들이 정신병원에서 아무런 도움이 안 된다는 사실을 알고 있었다. 그의 환자들은 더욱 심각한 문제를 갖고 있었는데, 그건 아마도 뇌의 물리적 기능장애physical dysfunction에 기인하는 것처럼 보였다. '심각한 정신병은 개인적 경험personal experience이 아니라 생물학biology에서 온다'라는 것이 그의 지론이었다. 그는 당시로서는 혁명적인 생각을 갖고 있었는데, 그 내용인즉 '정신과학을 프로이트의 애매모호한 생각과 입증되지 않은 이론에서 해방시켜 (측정과 통계에 기반한) 진짜 과학real science을 지향하게 함으로써, 어엿한 의학 분야 중 하나로 당당히 자리 잡게 해야 한다'라는 것이었다. "정신병의 핵심 열쇠는 뇌의 조직tissue과 화합물chemical에 있다"라고 그는 믿었다.

그러나 들레의 총명함과 신념은, 정신병을 치료하는 데 있어서 이렇다 할 성과를 거두지 못했다. 그것은 모든 정신과학자가 직면한 공통적인 문제로, 정신병을 초래하는 원인을 아는 사람이 아무도 없었기 때문이다. 그런 상황에서 정신병을 치료한다는 것은 거의 불가능했으며, 정신과학자들의 종착점은 '뭔가 작동하는 것'을 발견할 요량으로 이러저러한 치료법을 닥치는 대로 시도해보는 것이었다. 그러나 그런 식으로 심각한 정신병의 궤적^{trajectory}을 바꾸는 것은 어림도 없었다. 정신병원의 의사와 직원들은 수년 동안 골머리를 앓다가 자포자기했으며, 간병인들 사이에서 우울증이 흔했고 자살도 드물지 않았다. 그것은 '도움을 가장 필요로 하는 사람에게 아무런 도움이 될 수 없다'라는 무력감의 발로였다. 들레의 보좌관 중 하나는 10년 간 생탄느에서 근무한 후 이렇게 말했다. "내가 지난 10년 동안 배우고 익힌 것은, 정신병을 치료하는 데 아무런 보탬이 되지 않았다. … 나는 무기력한 방관자였다."

아름다운 진정

라보리가 근무하는 파리의 육군병원에는 발광과 행패를 일삼는 청년이 이미 두 번 드나든 적이 있었다. 두 번 모두, 의사들은 그를 진정시키기 위해 온갖 수단을 동원했다. 진정제, 마취제, '인슐린으로 인한 혼수상태' 치료, 스물네 번에 걸친 전기충격. 진료기록부에 자크 Lh$^{Jacques\ Lh}$라고 적힌 그 청년은 반응을 보이기 시작했고, 어느 정도 진정된 상태에서 퇴원했다. 그러나 몇 주 후인 1950년 1월, 그는 다시 병원에 들이닥쳐 막무가내로 의료진과 직원들에게 폭력을 행사하려고 했다. 생각다 못한 의사들은 이번에는 뭔가 다른 방법을 시도했으니, 그것은 라보리의 실험약 RP-4560을 투여하는 것이었다. 그러나 실험약이므로, 정확한 용량을 아는 사람이 아무도 없었다. 라보리는 수술을 앞둔 환자들에게 5~10밀리리터를 투여하여 좋은 성과를 거둔 경험이 있었다. 그래서 발드그라스의 정신과 의사들은 자크에게 그 열 배의 용량을 투여했다. 그랬더니 자크는 몇 시간 내에 잠이 들었다. 그리고 잠에서 깨어났을 때는, 놀랍게도 조증^{mania} 발작을 다시 일으킬 때까지 18시간 동안 차분함을 유지했다. 의사들은 그에게 적정량의 RP-4560을 반복적으로(필요하다고 생각되는 간격으로) 투여함과 동시에, 진정제를 비롯하여 그동안 그에게 사용했던 약물요법을 모두 중단했다. 그러자 뭔가 이상한 일이 일어났다. 자크의 차분함을 유지하는 기간이 연장된 것이다. 3주 후 그의 상태는 극적으로 호전되어, 브리지 게임을 즐길 정도로 이성을 되찾았다. 그래서 그는 퇴원했다.

그해 말 실험약과 관련된 이례적인 단일 사례가 저널에 발표되자, 정신과학계에 작은 소동이 일어났다. 어떤 의사들은 라보리의 약물을 테스트하고 싶어 안달이 났지만, 어떤 의사들은 매우 회의적이었다. 그들은 '정신병의 약물치료(환자가 잠에 곯아떨어지는 것 외에, 실패한 정신병 치료제의 역사는 이루 헤아릴 수 없이 많았다)'와 '라보리의 됨됨이'에 대해 모두 의구심을 품고 있었다. 라보리는 총명한 의사인 동시에, 자기 확신과 자만심이 강한 인물로 간주되었다. 그는 RP-4560을 이용한 수술 쇼크 예방의 성공 사례를 출판하고, 자신의 인공동면 접근 방법을 강력히 주장해왔다. 그는 RP-4560이 정신건강 분야에 응용될 수 있다고 확신했다. 그러나 라보리는 정신과학자가 아니었고 정신건강 분야에서 훈련을 받은 경력이 일천했으므로, 그 분야의 전문가와는 거리가 멀었다. 프랑스의 정신과학계 지도자들에게, 그는 '약간 독특한 생각을 가진 외과의사'일 뿐이었다. 일개 외과의사가 인간의 정신에 대해 뭘 안단 말인가?

그럼에도 자크의 사례는 매우 흥미로웠다. RP-4560은 의료계에 조금씩 흘러 들어갔고, 제조사인 롱프랑에 의해 관심 있는 의사들에게 공유되었다. 1951년 내내, RP-4560은 다양한 문제를 가진 수많은 환자에게 시험적으로 투여되어 상당수의 환자들에게서 긍정적인 결과를 얻었다. 광범위한 정신질환 환자에게 효능을 발휘한 것은 물론, 습진 환자의 가려움증과 불안증을 완화했고 임신부의 구토를 멈추기도 했다. RP-4560은 신경증, 정신병psychosis, 우울증, 조현병, 긴장증catatonia(환자가 꼼짝하지 않거나 반응하지 않는 증상), 심지어 정신신체장애psychosomatic disorder*를 앓는다고 간주되는 환자들에게 시험적으로 투여되었다. 용량은 시행착오에 의존했고, 치료 기간은 불확실했다. 때로는 아무런 효과가 없었지만, 상당수의 경우 효과가 있었다.

그리고 어떤 경우에는 기적적인 효과를 보였다.

그다음으로 필요한 것은, 평판이 좋은 전문가에 의한 대규모 임상시험이었다. 1951년은 한 심리학 사가史家가 말한 "1952년판 프랑스혁명The French Revolution of 1952"의 시작이었다.

장 들레는 라보리와 마찬가지로 다양한 유형의 충격shock에 관심이 많았다. 그러나 그의 관심은 충격의 유익한 정신적 효과beneficial mental effect에 집중되었다. 충격치료shock treatment는 정신병원에서 크게 유행했는데, 1952년에 큰 주목을 받은 것은 전기충격술—더욱 적절한 용어는 전기경련요법electroconvulsive therapy(ECT)—이었다. 그러나 약물을 이용한 기법도 있었고, 심지어 열fever을 유도함으로써 충격 효과

---

* 심리나 정신의 상태가 몸에 영향을 주어 생기는 질병.

를 노리는 방법도 있었다. 어떤 경우에는 그런 치료법들이 괄목할 만한 성과를 거뒀지만, 진정한 이유를 이해하는 사람은 아무도 없었다. 그러나 그건 어디까지나 예외적인 경우였고, 충격은 종종 아무런 이득도 없는 것처럼 보였다.

들레는 '더 나은 뭔가'를 원했다. 그는 일찍부터 ECT를 옹호했다. 그는 ECT를 받은 일부 중증 정신질환자들의 증상이 부쩍 호전되고 심신 기능이 향상되는 것을 눈여겨봤다. 그러나 아무리 신중을 기해도 실패하기 일쑤였다. 사실, 초창기의 ECT는 거의 야만적이었으며 종종 위험하기까지 했다. 환자들은 전기충격을 받을 때마다 경련이 일어나고 온몸이 뒤틀렸다. 어떤 환자들은 너무 심각한 경련 때문에 뼈가 부러졌고, 어떤 환자들은 목숨을 잃었다.

늘 생물학적 치료를 추구하던 들레는, 대부분의 정신과의사들보다 더욱 적극적으로 약물 테스트를 추진했다. 그의 뜻에 따라, 셍탄느의 의료진은 다양한 화합물을 이용하여 우울증과 긴장증을 치료하려고 노력했다. 들레는 LSD가 발견된 직후 개인적으로 그 효능을 테스트했으며, 1950년대 초에는 의료진과 함께 '메스칼린mescaline*이 일반 환자와 정신질환자들에게 미치는 영향'을 테스트했다. 들레는 약물이 유용한 도구라고 믿었다.

셍탄느는 새로운 치료법을 시도하기에 안성맞춤인 곳이었다. 1951년 말의 어느 날, 들레의 총애를 받던 의사 중 하나인 피에르 드니커Pierre Deniker가 들레를 찾아와 동서에게 들은 이야기를 전했다. 그

---

* 선인장의 일종에서 추출한, 환각물질이 들어 있는 약물.

의 동서는 외과 의사였는데, '파리의 육군병원에서 새로운 수술 쇼크 예방법이 시험적으로 실시되고 있다'라는 이야기를 들었다고 했다. 그러면서 드니커에게 이렇게 말했다고 한다. "그 시험을 주도하는 라보리에 따르면, 환자의 체온을 낮추고 약물 칵테일을 투여했더니 환자가 차분하고 수용적인 태도를 보였다고 하더군요. 당신도 관심이 많을 테니, 한번 시도해보세요." 그렇잖아도 드니커는—라보리와 마찬가지로—정신질환자를 약물로 치료하는 방안을 모색하던 중이었다. 그는 약물이 가장 초조하고 혼란스럽고 폭력적인 환자들을 진정시킬 거라고 생각하고 있었다. 셍탄느는 라보리의 실험약인 RP-4560의 효능을 테스트하기 시작했다. 첫 번째 환자는 조반니 A.Giovanni A.로, 1952년 3월 발광과 횡설수설을 이유로 경찰에게 끌려와 병원에 입원한 50세의 노동자였다. 그는 머리에 꽃을 꽂고 사람들에게 허튼소리를 하며, 파리의 거리와 카페에서 소란을 피웠다. 그는 치료 불가능한 조현병 환자인 것 같았다.

의료진은 드니커의 감독하에 조반니에게 RP-4560 주사를 한 대 놓은 후, 병상에 누이고 얼음팩을 이용해 체온을 낮췄다. 그러자 조반니는 허튼소리를 멈추고 이내 차분해졌고, 주변의 모든 것을—마치 먼발치에서 바라보는 것처럼—멍하니 바라보았다. 그러고는 잠이 들었다. 그는 다음 날에도 똑같은 치료를 받았고, 일정한 용량의 약물을 정기적으로 투여받는 동안 차분함을 유지했다. 그러자 증상은 호전되어 발작적으로 고함을 지르거나 재잘거리는 빈도가 감소했다. 9일 후, 그는 의사와 정상적인 대화를 나누게 되었다. 그리고 3주 후에는 병원에서 퇴원했다.

셍탄느에서 일찍이 그와 비슷한 장면을 목격한 사람은 단 한 명도 없었다. 난치병 환자였던 조반니는 신기하게도 완쾌되었고, 잃었던 분별력을 되찾은 것 같았다. 드니커는 지체 없이 더 많은 환자에게 RP-4560을 투여해봤다. 처음에는 라보리의 인공동면법을 그대로 모방하여 주사를 놓은 후 얼음팩을 이용하여 환자의 체온을 낮췄지만, 얼음을 너무 많이 사용하다 보니 환자를 돌보는 데 애로사항이 많았다. 참다 못한 간호사가, 얼음팩을 생략하고 RP-4560만 단독으로 사용할 것을 제안했다. 간호사의 제안대로 해보았더니, 정신질환의 경우에는 수술을 앞둔 환자와 달리―인공동면법 없이―약물만으로도 치료가 가능한 것으로 밝혀졌다.

간호사들은 RP-4560을 사랑했다. 아무리 까다롭고 위험한 환자라도 한두 번의 주사로 온순한 양처럼 만들 수 있었기 때문이다. 드니커와 들레는 간호사들의 식견을 높이 평가했다. 수간호사가 다가와 그윽한 표정으로 "이 신약이 도대체 뭐예요?"라고 물었을 때, 그녀들이 그 약의 가치를 인정한다는 사실을 알고도 남음이 있었다.

병원장인 들레는 임상시험에 각별한 관심을 표명했으며, 물심양면으로 드니커를 지원했다. 그들은 임상시험의 범위를 확대하여, 모든 사례를 신중히 추적하고 결과를 꼼꼼하게 기록했다.

이윽고 일정한 패턴이 드러나기 시작했다. 그렇다. RP-4560은 환자들의 수면을 도왔지만 표준 수면제와는 달랐다. 그것은 환자들을 녹아웃시키지 않았고, 들레의 표현을 빌리면 "달콤한 무심함sweet indifference에 휩싸이게 했다". 다시 말해서 환자들은 의식이 있고 의사소통이 가능했지만, 광기와는 거리가 멀었다. 그런 상태에는 종종 추론능력이 수반되어, 많은 환자는 시간이 경과함에 따라 정신 혼동mental confusion이 감소하고 일관성이 향상되었다.

드니커와 들레는 셍탄느에서 증상이 가장 심각한 환자들을 선별하여 임상시험에 착수했는데, 그중에는 난치병 환자, 수년 동안 감금되었던 환자, 심각한 우울증·긴장증·조현병 환자, 다른 치료법에 반응하지 않는 그 밖의 모든 정신질환자가 포함되었다. 모든 증례에서, RP-4560은 강력하고 선택적인 진정 효과calming effect를 발휘했다.

심각한 정신병 환자의 중요한 문제 중 하나는, 의사들이 그들에게 말을 걸 수 없다는 것이었다. 그런 의사소통을 할 수 없다면 치료가 제한적일 수밖에 없었다. 진정한 혁명은, 셍탄느의 많은—전부는 아니었다—환자들이 의사들과 대화하기 시작하면서 일어났다. 그들은 재치를 되찾았다. RP-4560은 환자를 진정시키는 것 이상의 효과를 발휘했다. "그것은 섬망delirium과 환각hallucination을 녹여버렸다." 한 의사는 이렇게 말했다. "우리는 그 결과를 보고 소스라치게 놀라 환호성을 질렀다." 다른 의사는 이렇게 회고했다.

RP-4560이 환자에게 미친 영향만큼이나 중요한 것은, 의료진에게 미친 영향이었다. 뒷 병동에서 끊임없이 흘러나오는 (간헐적인 소동과 비명을 동반한) 소음에 익숙했던 정신병원의 의사와 간호사들은 새로운 세상—훨씬 더 조용하고 차분하며, 발전이 가능한 곳—에 온 듯한 기분이 들었다. '많은 환자가 치유되지 않는다'라는 사실을 받아들이는 데 익숙했지만, 갑자기 환자와 의사소통을 할 수 있고, 그들의 증상을 호전시킬 수 있으며, 그들에게 희망을 줄 수 있게 된 자신을 발견했다.

가장 감동적인 장면은, 수년 동안 정신병원에 감금되어 죽을 날만 기다리던 난치병 환자들의 사례였다. RP-4560 주사를 처음 맞았을 때, 그들은 마치 립 밴 윙클Rip Van Winkle*이 깨어나는 것처럼 의식을 되찾았다. 그들은 수년 만에 처음 깨어나 말을 했는데, "올해가 몇 년이죠?"라는 질문을 받고는 생탄느에 처음 왔던 연도를 댔다. 그러나 이윽고 현실에 적응하여, 자신들에게 일어난 일들을 이해하고, 의사소통을 하고, 환청 이외의 소리를 듣고, 작업치료occupational therapy**에 참여하고, 자신들의 문제를 설명했다. 난치병자인 그들이 치유되기 시작한 것이다.

이러한 효과는 전혀 뜻밖이었으므로, 들레가 공식적으로 발표를 하지 않았다면 생탄느 밖의 사람들은 끝까지 믿지 않았을 것이다. 그것이 세간의 주목을 받은 것은, 들레의 지적 명성과 신중한 연구에 대한 평판 덕분이었다. 그는 1952년의 화창한 봄날 뤼드세니Rue de

---

* 미국의 작가 W. 어빙의 단편집 『스케치북』에 들어 있는 단편소설. 미국 뉴욕주 허드슨강 근처 마을에 살고 있는, 게으름뱅이며 공처가인 립은 산에 사냥을 갔다가 이상한 모습의 낯선 사람들을 만나 그들의 술을 훔쳐 마시고 취하여 잠들었다. 깨어나 마을로 돌아와보니 아는 사람이 전혀 없었다. 그는 20년간이나 잠들어 있었던 것이다. 단골로 다니던 마을 술집에는 보지 못하던 국기가 걸렸고, 간판에는 조지 국왕 대신에 조지 워싱턴이라는 낯선 사람의 초상이 붙어 있다. 독립전쟁이라는 대사건을 겪은 현재의 미국에, 과거의 세계에서 돌아온 립은 당혹감을 느끼지만 곧 아내가 죽고 없다는 사실에 안도하며 딸 가족과 함께 살면서 마을의 장로이자 '독립전쟁 이전의 산 역사'로서 존경을 받게 된다. 이 작품에서 아내는 제국주의 영국을 가리키며 그 아내가 죽었다는 것은 영국의 식민통치에서 벗어났음을 상징한다. 이 단편소설은 미국 단편소설에서 선구적 역할을 한 것으로 평가된다.
** 손상이나 질병, 질환, 장애를 지닌 환자들을 대상으로 일상생활의 활동들을 치료적 목적으로 사용하는 치료법.

Seine에 있는 국립외과아카데미Academie Nationale de Chirurgie에서 RP-4560의 첫 번째 임상시험 결과를 발표했다. 프랑스 최고의 정신과학자와 심리학자들이 대거 포함된 청중은 강렬한 호기심을 뿜어냈다. 들레는 명료하고 우아한 프레젠테이션으로 청중들을 경악시킴과 동시에 열화와 같은 관심의 도화선에 불을 댕겼다.

그런데 왠지 이상한 것은 많은 초기 연구자의 업적이 칭송을 받았음에도, 정작 라보리의 이름이 전혀 거론되지 않았다는 것이다. 그 자리에 참석했던 라보리와 육군병원의 동료들은 모욕을 당한 데 불쾌감을 느꼈고, 이것은 향후 수년간 계속된 과학적 성과를 둘러싼 논공행상(개인적·전문적 다툼)의 시발점이 되었다. 사실을 말하자면, 두 사람의 기여도는 동등했다. 라보리는 RP-4560의 탄생을 자극하고 그 유용성을 제안했으며, 들레는 그것의 정신과적 치료를 정당화하고 세상에 전파했으니 말이다.

들레와 드니커는 1952년 5월부터 10월 사이에 발표한 여섯 편의 논문에서, 수십 명의 환자들(조증, 급성 신경병, 불면증, 우울증, 초조)을 대상으로 한 초기 임상시험 내용을 상세히 기술했다. 그러고 나니 큰 그림이 그려졌다. 그것은—전부는 아니지만—일부 정신장애를 치료하는 데 중요한 진보였으며, 특히 조증, 혼동, 그리고 (아마도) 조현병에 유용한 것으로 밝혀졌다. 그러나 우울증에는 효과가 없는 것으로 나타났다. 그리고 모든 약이 그렇듯 부작용이 있었으니, 장기연용하면 나른하고 무심하고 정서적으로 무감각하게 된다—한마디로 좀비처럼 된다—는 것이었다.

점점 더 많은 의사가 실험약 샘플을 요청하자, 제조사인 롱프랑은 즐거운 비명을 질렀다. RP-4560은 프랑스 전역에서 임상시험을 거쳐 유럽 전체에 보급되었다. 유럽 각지에서 놀랍도록 광범위한 효능이 보고되었으며, 그중 상당수는 정신과 영역을 벗어난 것이었다. RP-4560은 수술을 앞둔 환자의 불안감을 해소하고, 마취제의 효능을 향상시킴으로써 용량을 줄이는 효과가 있는 것으로 밝혀졌다. 또한 불면증, 멀미, 임신부의 구역질과 구토를 진정시키는 데 도움이 되는 것으로 밝혀졌다. 그에 더하여 모든 의사는 그것이 매우 안전하다는 데 의견을 같이했다.

롱프랑은 이 모든 희소식을 제품화에 반영하느라 노심초사했다. RP-4560의 효능이 워낙 다양해, 세일즈 포인트$^{\text{sales point}*}$를 뭘로 잡아야 할지 난감했기 때문이다. 그들은 1952년 가을 RP-4560을 출시하며, "새로운 신경조절제$^{\text{a new nervous modifier}}$"라는 애매모호한 카피를 내걸었다. 그것은 마약, 수면제, 진통제, 마취 보조제를 하나로 뭉뚱그린 개념이었는데, 이 모든 것은 정신질환에 긍정적인 효과를 발휘한다는 공통점이 있었다. 그것은 외과의사, 산과의사, 정신과의사 모두에게 단비 같은 소식이었다. 당신 같으면 그런 약물에 무슨 상품명$^{\text{trade name}}$을 붙이겠는가? 왠지 애매하면서도, '뭔가 큰 것'을 암시하는 이름이어야 했다. 결국 RP-4560은 프랑스에서는 메가펜^{Megaphen}, 미국에서는 라각틸^{Largactil}("큰 작용$^{\text{large action}}$"이라는 뜻)이라는 이름으로 시판되었다. 그러나 대부분의 의사들은 그것을 클로르프로마진^{chlorpromazine}(CPZ)이라는 화학명으로 불렀다.

---

* 상품 판매 시 강조할 상품 또는 서비스의 특징.

정신과 의사와 다른 보건의료 종사자들은 수십 년 동안 '기적의 약'을 기다려왔는데, CPZ가 정신질환에 한 일은 항생제가 감염병에, 항히스타민제가 알레르기에, 합성인슐린이 당뇨병에 한 일에 비견된다. CPZ야말로 그들이 오랫동안 기다려온 약인 것 같았다.

틀린 말은 아니지만, 지금까지 언급한 것은 '충분한 동물실험', 'CPZ가 인체에서 작용하는 메커니즘 규명', '장기적인 안전성 확인'이 행해지기 전에 일어난 일이었다.

대탈출

롱프랑은 CPZ의 미국 판권版權을 공격적이고 전도유망한 제약사, 스미스 클라인 & 프렌치Smith, Kline & French(SKF)에 매각했다. SKF는 미국식품의약국(FDA)에 CPZ의 승인신청서를 제출했다. "그들은 매우 약삭빠르게 행동했다." 한 연구자는 SKF의 행보를 이렇게 평가했다. SKF는 신청서의 적응증 난欄에 "구역질 및 구토"라고만 기재하고, 정신건강에 대해서는 일절 언급하지 않았다. 그리하여 승인 절차는 일사천리로 진행되었다. FDA는 몇 주도 채 지나지 않은 1954년 봄 CPZ를 미국에 판매해도 좋다고 전격 승인했다. FDA의 승인으로 안전성이 인정되자, 의사들은 자신들이 원하는 질병에 자유롭게 CPZ를 처방하기 시작했다(이러한 관행을 적응증외 처방off-label prescribing이라고 하며, 그 후 다른 많은 의약품의 마케팅에서 중요한 부분을 차지하게 되었다). SKF는 CPZ에 토라진Thorazine이라는 알쏭달쏭한 상품명을 붙인 후, 정신병원을 집중 공략하기 시작했다.

이제 SKF의 과제는 신약을 일반 대중이 아니라 미국의 의사들에게 판매하는 것이었다. 그들은 온갖 수단을 총동원하여 역사에 길이 남을 마케팅 공습marketing blitz을 감행했다. 들레와 드니커를 프랑스에서 공수空輸해 와 강연회를 열고, 50명으로 구성된 태스크포스를 구성하여 의학 회의를 전담시키고, 병원의 의료진에게 로비를 하고, 의회에서 이벤트를 개최하여 'CPZ를 이용한 정신병원의 부하負荷 경감'을 적극 홍보했다. 그들은 CPZ의 긍정적 효과를 기술한 학술 논문을 널리 배포하고, 연구를 장려하고, 심지어 SKF 사장이 출연하는 〈의학의 행진〉이라는 TV 쇼를 제작하여 CPZ의 효과를 대대적으로 선전했다.

　"토라진은 총알처럼 날아갔다." SKF의 경영진 중 한 명은 이렇게 회고했다. SKF의 PR 담당부서는 열과 성을 다하여 신문 잡지에 광고와 홍보기사를 게재했다. 《타임》에 실린 "1954년의 경이로운 약물?"이라는 제목의 홍보기사는 CPZ에 대한 열광에 날개를 달았다. 의사들을 통해 입에서 입으로 전해진 기사의 줄거리는 다음과 같았다. "한 정신질환자는 30년 동안 한마디도 하지 않다가, 2주 동안 토라진을 복용하고 나서는 간병인에게 '내가 마지막으로 기억하는 것은, 제1차 세계대전 때 참호에서 나와 돌진한 거예요'라고 말했다. 그러고는 의사에게 이렇게 물었다.

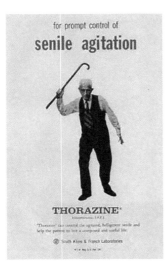

그림 6-3. 토라진 광고

'난 언제 퇴원하는 거죠?'

'이건,' 의사가 말했다. '정말로 기적이에요.'"

의사들은 그 기사를 읽고, CPZ가 실제로 효과가 있는 것을 확인한 다음, 자신의 집을 담보로 대출받은 돈을 모조리 SKF 주식에 투자했다. 그것은 탁월한 투자였다. 그도 그럴 것이, CPZ는 블록버스터로서 1955년 SKF 매출의 3분의 1을 차지했기 때문이다. SKF는 수요를 따라잡기 위해 부랴부랴 인력을 충원하고 생산설비를 확충했다.

그것은 앞으로 벌어질 일의 예고편일 뿐이었다. 1958년 《포춘》은 SKF를 "세후 투하자본 순이익률after-tax profit on invested capital 2위 기업"에 올려놓았다. 토라진이 '황금알을 낳는 거위'로 부상하면서, SKF의 수입은 1953년부터 1970년 사이에 여섯 배 이상 폭증했다. SKF는 이익의 상당 부분을 연구에 재투자하여, 더 많은 정신약mind drug을 개발하기 위한 첨단 연구소를 세웠다. 다른 제약사들은 앞다투어 SKF를 벤치마킹했다.

정신약은 갑자기 세상을 점령했다. 이 책에서 사용되는 '정신약'이라는 용어는 '당신의 기분이나 정신 상태에 영향을 미치는 모든 물질', 즉 '당신이 구입할 수 있는 온갖 여가용 약recreational drug을 비롯하여, 모닝커피에서부터 이브닝 칵테일에 이르기까지 모든 것'을 포함하는 포괄적 용어umbrella term가 아니다. 정신약이란 1950년대에 최초로 등장한, 제약사들이 정신장애를 완화하기 위해 특별히 개발한 합법적 의약품을 의미한다.

CPZ는 1952년에 등장한 최초의 정신약으로, 오늘날 우리가 항정신병약antipsychotics이라고 부르는 약물군群의 효시다. 항정신병약의

2번 타자는 1955년 등장한 밀타운^{Miltown}으로, 경미한 불안증을 치료하기 위해 매일 복용하는 신경안정제^{tranquilizer}였다. 밀타운은 우연히 발견된 것으로, 페니실린의 보존제를 찾던 연구자가 '실험용 시궁쥐 중 일부가 무사태평하다'라는 사실을 눈여겨본 것이 계기가 되었다. 밀타운은 미국에서 센세이션을 일으켜, 스트레스를 날려버리는 "마티니 속의 알약"으로 불리며 할리우드 스타—그로부터 몇 년 후, 제리 루이스는 오스카상 수상식의 사회를 보며 밀타운에 대한 조크를 던졌다—, 최고 경영진, 도시 유부녀의 애용품이 되었다. 다른 자질 구레한 신경안정제(예: 리브륨^{Librium}, 바리움^{Valium})가 그 뒤를 이으며, 롤링스톤스가 "어머니의 작은 도우미^{Mother's Little Helper}"라고 부른 알약에 대한 대중적 열광의 서막을 열었다.

그다음, 1950년대 초 결핵 치료제를 연구하던 스위스의 한 연구자가 "우울증에 걸린 결핵 환자 중 일부가 실험약 중 하나를 복용한 후 복도에서 춤을 춘다"라는 사실에 주목했다. 그 약물의 이름은 이프로니아지드^{iproniazid}로, 최초의 항우울증제^{antidepressant} 중 하나로 등극하여 1950년대 말 시장을 강타했으며, 1980년대와 1990년대에 쏟아져 나온 푸로작^{Prozac}을 비롯한 항우울제 군단의 원조가 되었다.

불과 몇 년 전만 해도 최악의 정신장애를 치료할 방법이 전무했지만, 이제 정신과의사들은 갑자기 등장한 다양한 신약들 중에서 선택할 수 있는 폭이 넓어졌다. 그와 함께 정신약리학^{psychopharmacology}이라는 새로운 연구 분야가 탄생했다. 제약사들이 펼치는 공격적인 마케팅(예: SKF의 토라진)의 와중에서, 신약들은 자이거 사이클에 따라 영고성쇠榮枯盛衰를 거듭했다. 1960년대와 1970년대의 간판은 신경안정제였고, 1980년대와 1990년대에는 항우울제가 블록버스터로 이름을 날렸고, 오늘날에는 세로켈Seroquel, 아빌리파이Abilify, 자이프렉사Zyprexa 등의 항정신병약 그룹이 미국의 베스트셀러 목록을 휩쓸며 날로 그 위세를 더해 가고 있다.

이 모든 정신약이 1950년대에 갑자기 등장한 이유가 뭘까? 그건 아마도 제2차 세계대전의 고통과 스트레스를 해결할 사회적 필요성, 또는 아이젠하워 시대의 획일성에서 벗어나고픈 욕망과 관련이 있었던 것 같다. 이유가 뭐였든 간에 새로운 정신약은 미국인들의 약물 복용에 대한 태도를 바꿨다. 이제 의약품은 심각한 건강 문제와 싸울 때만 복용하는 게 아니었다. 그들은 일과 후에 긴장을 해소해야 했고, 시시각각 변화하는 일상적 현실에 어떻게든 대처해야 했다. 1950년대의 정신약은 1960년대에 들이닥칠 여가용 약을 위한 장場을 마련했다. 1960년대에는 마약이 더욱 다채로워졌고 의식을 확장하는 환각제가 유행했는데, 그게 가능했던 것은 1950년대의 정신약이 미국의 문화를 바꿨기 때문이었다.

단언하건대 정신약은 정신건강 치료에 혁명을 가져왔다. 토라진은 SKF의 공격적 마케팅을 통해 모든 공립 정신병원에 비치되었다. '정신 문제를 진정으로 해결하는 알약은 없으며, 정신건강은 약물이 아니라 프로이트 이론과 대화치료talk therapy를 통해서만 달성될 수 있다'라고 믿은 정신과 의사들은 처음에 토라진을 탐탁잖게 여겼다. 많은 정신과 의사는, 토라진이 기저질환을 치료하는 게 아니라 단지 은폐할 뿐이라고 주장했다. 정신건강 분야는 정신치료자psychotherapist 그룹—프로이트의 후계자로, 개인병원을 개설하고 한 번에 한 명의 환자를 치료하며 많은 수입을 올렸다—과 정신병원 의사$^{asylum\ doctor}$ 그룹—공립 정신병원에 근무하고, 수십 명 또는 수백 명의 환자를 진료하며 비교적 적은 수입을 올렸다—으로 분열되었다. 1950년대에 전문적인 정신과학 인프라의 상당 부분을 담당한 프로이트주의자들은 정신약리학의 개척자들을 돌팔이와 사기꾼으로 간주했다. "나는 서부개척 시대의 떠돌이 약장수나 다름없다는 비난을 받았다." 한 약물 치료의 개척자는 이렇게 말했다. '인간의 뇌처럼 복잡하고, 불가사의하고, 미세하게 튜닝된 기관을 알약으로 치료한다'라는 생각은 신뢰를 받지 못했다. 믿을 수 없는 화학적 치료제를 권하는 사람들은, 먼 옛날 소도시의 약장수 쇼$^{medicine\ show}$에서 엉터리 특허약을 파는 행상과 다름없는 것처럼 보였다.

CPZ의 효능을 제대로 평가할 수 있는 사람들은 정신병원 의사들이었다. 그것은 정말 새롭고 희망을 주는 획기적인 의약품이었다. 정신병을 앓기 시작한 후 처음으로 말할 수 있게 된 중증 환자들은 간병인들에게 이렇게 말했다. "나는 환청에 더 잘 대처할 수 있어요." "그것은 나 자신을 되찾게 해줬어요." 그들은 여전히 환청과 망상^{delusion}에 시달렸지만, 예전처럼 일상생활에 지장을 받을 정도는 아니었다. 그들은 이제 자신이 경험하는 것을 기탄없이 말할 수 있었으며, 웬만한 사회적 기능을 수행할 수 있었다.

CPZ의 사용이 보편화됨에 따라, 스트레이트 재킷은 벽장으로 들어갔다. 사회에서 고립되었던 환자들은 마음의 문을 열기 시작했다. 한 긴장증 환자는 수년 동안 몸을 이상하게 뒤튼 채 올빼미처럼 잠자코 앉아 있었다. 그런데 CPZ를 투여받기 시작한 지 몇 주 후, 그는 의사와 스스럼없이 안부 인사를 나누다가 난데없이 당구공을 달라고 했다. 몇 개의 당구공을 건네받은 환자는 저글링을 시작했다.

"당신은 상상할 수 없을 거예요." 어떤 얼리 어답터는 주변 사람들에게 이렇게 말했다. "상상할 수 없기는 우리도 마찬가지예요. 보다시피 알약 하나로 환각과 망상이 사라졌어요! … 너무나 새롭고 경이로운 일이에요."

1958년 일부 정신병원이 예산의 5퍼센트를 CPZ에 지출한 것을 신호탄으로 하여 대탈출의 시대가 시작되었다.

정신병원에 수용된 환자의 수는 2세기 동안 급증했었지만, 1950년대 말 놀라운 일이 일어났다. 사상 최초로 그 수가 감소하기 시작한 것이다.

그 원인은 두 가지, 약물과 정치학이었다. 물론 약물의 선두주자는 CPZ였으며 온갖 카피캣 항정신병약이 그 뒤를 이었다. 의사들은 그런 약물들을 이용하여 환자들의 증상을 통제했고, 환자들은 그에 힘입어 병원을 퇴원하여 가족과 지역사회로 돌아갔다. 많은 환자는 직장생활을 할 수 있었다. 아편제나 수면제와 달리, 새로운 항정신병약은 지속적인 과다복용이 불가능했다. 어떤 식으로든 과다복용을 원하는 사람은 아무도 없었는데, 그 이유는 다행감을 주지 않았기 때문이다. 항정신병약은 환자가 사회생활을 영위하기에 충분할 정도로 증상을 완화할 뿐이었다. 약물을 남용하는 사람이 아무도 없었으므로, 정신병원을 방문한 환자들은 수년 동안 입원하는 대신 진단·치료·처방을 받은 다음 집으로 돌아갔다.

정치학은 주^州와 카운티의 예산편성자^{budget-maker}들로부터 시작되었다. 그들은 오랫동안 공립 정신건강 시설의 예산이 눈덩이처럼 불어나는 것을 우려해왔다. 환자들을 요양기관과 정신병원에서 내보내는 것은 환자와 납세자들에게 윈윈win-win이었다. 환자들은 자신들의 생활을 영위하고, 납세자들은 엄청난 경제적 부담에서 벗어날 수 있었기 때문이다. 만약 정신병원이 축소된다면 세금 부담이 줄어들 수 있었고, 남는 예산은 다른 프로그램에 전용轉用될 수 있었다. 얼마간의 예산은 지역사회 기반 카운슬링에 배정되어, 정신병원에서 나온 환자들과 접촉하고, 약물 복용 이행도를 향상시키며, 바라건대 성공적인 사회재통합을 촉진할 수 있었다. 그래도 남는 예산은 다른 프로그램, 이를테면 교육에 투자될 수 있었다.

지역사회 기반 정신건강 치료가 시작되면서, 구닥다리 정신병원은 텅텅 비게 되었다. 매년 수천 명의 환자들이 퇴원했는데, 그중 상당수는 CPZ 처방전을 들고 있었다. 1955년 미국의 주와 카운티의 정신병원에는 50만 명 이상의 환자들이 수용되어 있었는데, 1971년에는 그 수가 거의 절반으로 줄어들었고, 1988년에는 다시 3분의 2 이상 줄어들었다. 녹지대 위에 서 있었던 거대한 정신병원은 분리 매각되거나 럭셔리한 호텔로 변신했다.

처음 몇 년 동안에는 이런 변화가 매우 이상해 보였다. '조현병 환자들에게 아무런 도움을 줄 수 없다'라고 생각했던 의사들은 갑자기, 외부 생활로 복귀하는 환자들을 지켜보는 자신을 발견했다. '정신병원을 떠날 수 없다'라고 생각했던 조현병 환자들은 갑자기, 수년 전 산산이 부서졌던 일상생활을 다시 꿰어 맞추는 자신을 발견했다. 그건 결코 쉽지 않은 일이었다. 한 의사의 기억에 따르면, 갑자기 퇴원한 환자들은 전 남편/전 아내가 다른 사람과 결혼했고, 일자리가 없고, 사회생활을 영위할 능력이 향상되었음에도 딱히 할 일이 없는 현실에 직면했다.

모든 일의 성패成敗는 약물 복용 이행 여부에 달려 있었다. 만약 그럴 수 없다면 증가하는 퇴원 환자들은 길거리에 나앉을 수밖에 없었다. 상당수의 퇴원 환자들이 가정과 지역사회에 성공적으로 재통합되었지만, 일부는 그러지 못했다. 정부기관이 지역사회의 정신건강 노력을 재정적으로 충분히 뒷받침하지 않자 상황은 악화되었다.

1965년 새로 도입된 메디케어Medicare와 메디케이드Medicaid 프로그램이 주립 정신병원의 전문적 정신과치료specialty psychiatric care를 제쳐놓고 너싱홈 케어nursing home care*에 보험급여를 지급하자 대탈출은 증가했다. 이로써 수만 명의 노인 정신질환자들(그중 상당수는 알츠하이머병 환자였다)이 정신병원을 나와 너싱홈으로 들어가고, 비용 부담 책임은 주州 예산에서 연방예산으로 넘어갔다. 너싱홈에서 항정신병약의 사용이 급증하자 메디케어 급여 지급도 덩달아 급증했다.

'정신질환자를 사회에 재통합시킨다'라는 꿈은 흐트러지기 시작했다. 비교적 젊은 환자들—특히 가정에 복귀할 수 없다고 생각되는 환자들—의 증가는 교도소 수감자 수 증가로 귀결되었다. 최근 조사에 따르면 오늘날 여성 수감자 중 4분의 3, 남성 수감자 중에서는 절반 이상이 정신질환으로 진단받았다고 한다. 미국의 모든 도시와 많은 소도시의 거리에서 정신질환이 있는 노숙자를 볼 수 있다.

---

* 만성질환을 앓는 노인들을 위한 전문 요양시설로, 병원과 가정의 중간 형태. 치매·중풍 등의 만성질환을 앓는 노인들을 위한 전문 요양시설을 말한다.

공중보건 당국은 잘못된 결과를 처리하기 위해 아직도 전전긍긍하고 있다. 공립 정신병원의 병상—빈곤층에게 적합하게 설계되었다—수는 극적으로 감소했고, 그와 동시에 민간 정신건강 시설의 병상—부유층에게 적합하게 설계되었다—수는 급증했다.

CPZ는 정신건강 치료의 근간을 바꿨다. 휴스턴에 있는 메닝거 클리닉Menninger Clinic의 경우, 1945년에는 입원 환자의 약 3분의 2가 정신분석이나 정신치료에 참여했지만 1969년에는 겨우 23퍼센트만 참여했다. 1950년대에 대부분의 미국 의대들은 소수의 파트타임 정신과 교수만을 보유했고, 제대로 된 정신의학과를 설치하지 않았다. 그나마 정신과 교수들은 다른 교수들에 의해 종종 '정신 산란한 괴짜 의사'로 간주되었다.

다행스럽게도 오늘날 미국의 모든 의과대학은 제대로 된(정교수를 보유한) 정신의학과를 보유하고 있다. 그렇다고 해서 오늘날 많은 사람이 정신과 의사를 더욱 빈번하게 만나보는 건 아니다. 정신약을 복용하기 위해 굳이 전문의의 처방전을 받을 필요가 없기 때문이다. 1955년, 심각한 정신문제 때문에 동네 병원을 방문한 사람들은 거의 모두 정신과 전문의(그들은 으레 정신분석을 수행했다)에게 이관되었다. 오늘날에는 대부분의 일반의들이 종종 흔쾌히 그 문제를 진단하고 알약을 처방한다. 1950년대에 조현병은 불량한 육아bad parenting, (정서적으로 차가운) '냉장고 엄마refrigerator mother', 가정환경 탓으로 돌려졌다. 오늘날 조현병은 (육아와 거의 무관한) 생화학적 기능장애biochemical dysfunction로 간주되고 있다. 1955년, 경미한 불안증, 경미한 우울증, 흔한 걱정이나 행동문제, 주의집중의 어려움, 그 밖의 수천 가지 경미한 정신문제는 가족이나 친구의 도움으로 해결될 거라 기대되었다. 오늘날 그런 문제는 대부분 약으로 해결한다.

좋든 나쁘든, CPZ는 모든 것을 송두리째 바꿨다.

처음 출시된 지 10년 만에 CPZ는 5,000만 명의 환자들에 의해 복용되었다. 그러나 오늘날에는 거의 사용되고 있지 않다.

다른 후발주자들이 CPZ를 누르고 시장을 점령했는데, 그것은 CPZ의 부정적 측면에 의해 추동된 진화였다. 1950년대와 1960년대에 CPZ의 사용량이 증가함에 따라, 더 많은 환자가 듣도 보도 못한 부작용을 경험하기 시작했다. 이름하여 '퍼플피플purple people'이라는 부작용으로, 고용량을 복용한 환자들의 피부가 보랏빛회색violet-gray이라는 이상한 색깔로 변하는 현상이었다. 어떤 환자들은 발진이 생기거나 햇빛에 민감하게 되었고, 어떤 환자들은 혈압이 급강하기도 했다. 어떤 환자들은 황달이나 흐린 시력blurred vision을 경험했다.

지금까지 예로 든 것은 비교적 경미한 편이었다. 어떤 신약이라도 부작용이 예상되기 마련이며, CPZ의 부작용 중 대부분은 적절한 용량을 복용함으로써 해결될 수 있었다. 그러나 그다음으로 더욱 골치 아픈 부작용이 나타났다. 전 세계의 의사들은 장기 연용한 환자 중 일부에서 일곱 명 중 한 명꼴로—용량이 많을수록 더했다—경련이 일어나고 혀가 걷잡을 수 없이 튀어나오고 입술이 부딪치고 손이 떨리고 표정이 일그러지는 현상을 발견했다. 그 환자들은 동작을 멈추지 못하고, 한자리에서 왼발과 오른발을 번갈아 들었다 났다 하고, 걸음걸이가 뒤뚱거렸다. 일부 의사들의 눈에 뇌염encephalitis이나 파킨슨병 증상처럼 보였지만, 정확한 명칭은 지연성 이상운동증tardive dyskinesia이라는 위중한 질환이었다. 설사 용량을 낮춰도, 그 증상은 수 주 내지 수 개월 동안 지속될 수 있었다. 어떤 환자들은 복용을 완전히 중단해도 부작용이 사라지지 않았다.

그리하여 주요 제약사들은 차세대 항정신병약을 찾는 데 혈안이 되었는데, 그 핵심은 'CPZ와 똑같은 작용을 하되, 이점은 많고 부작용은 적은 것'이었다. 1972년까지 스무 개의 약물들이 출시되었지만, 라보리와 들레가 개발한 것보다 특별히 나은 것은 단 하나도 없었다.

1960년대는 장 들레의 전성기였다. CPZ 개발로 의학계를 바꿨고, 널리 존경을 받았으며, 잇따라 굵직굵직한 수상受賞의 영예를 안았다.

그러나 1968년 5월 10일, 그 모든 것이 한꺼번에 와르르 무너졌다. 파리에서 5월 혁명이 일어나 수천 명의 학생 혁명가들이 거리로 쏟아져 나왔는데, 그중 일부가 셍탄느에 있는 들레의 사무실을 점거하기로 결정했다. 학생들은 그의 지향점이—들레의 생각과 달리—'생물학'이라기보다는 획일성을 강조하기 위한 '사회구성체'라고 믿었다. "들레는 기존 체제와 권력을 상징화한 인물로, CPZ를 '화학적 스트레이트 재킷'으로 이용하여 '바람직하지 않다고 간주되는 사람들'을 모조리 통제하려고 했다"라는 것이 그들의 지론이었다. 그들에 따르면, 들레는 정신의학과 사회를 망가뜨린 장본인이었다. 그들은 위대한 인물의 집무실에 난입하여 자신들의 사상을 소리 높여 외치고, 그의 책상서랍을 비우고, 그의 논문들을 허공에 날리고, 나가 달라는 요청을 거부했다. 그들은 들레의 집무실을 한 달 동안 점거했다. 들리는 소문에 의하면, 학생들은 벽에 걸린 학위증서와 상장들을 떼어내 소르본느 광장에서 전리품으로 팔았다고 한다(그러나 사실은, 들레의 딸 중 하나가 집무실에 들어가, 경비를 맡은 학생의 양해를 받아 대부분의 학위증서와 상장을 집으로 가져갔다). 들레가 강의를 하려고 하자, 학생들은 복도에 주저앉아 체스를 두며 무례한 언행을 계속했다. 그것은 들레의 경력에 오점을 남긴 대중적 거부public repudiation였다.

그 사건은 들레를 무너뜨렸다. 들레는 자신의 지위를 포기하고 두 번 다시 돌아가지 못했다.

그와 대조적으로 앙리 라보리는 나름 승승장구했다. 그는 들레에게 자신의 업적을 무시당한 데 대한 노여움을 풀지 않고, 그 원한을 여생이 다할 때까지 마음 깊이 간직했다. 그러나 세상은 그의 업적을 잊지 않고, 노벨상 다음가는 래스커 의학상Lasker Award for medicine을 수여했다. 그는 자신만만한 영웅으로 군림하며, (유행을 선도하는 긴 머리, 정신의학에 대한 자유분방한 논평, 갈리아인 특유의 표정을 무기로) 1980년에 상영된 알랭 레네Alain Resnais 감독의 〈내 미국 삼촌Mon oncle d'Amerique〉에 출연하여 은막의 스타로 등극했다.

항정신병약들은 정신병원을 비우고 정신의학의 관행을 바꾸기만 한 게 아니었다. 그것들은 뇌腦에 대한 본격적인 연구의 문을 엶으로써, 자아 개념('나는 누구인가'라는 생각)을 뒤흔들었다.

1950년대를 관철한 빅퀘스천은 'CPZ의 작용 메커니즘은 무엇인가?'였다. 그 의문을 해결하는 데는 10년간의 연구와 '뇌 기능을 바라보는 관점'의 커다란 변화가 필요했다.

CPZ가 등장하기 전, 대부분의 연구자들은 뇌를 전기 시스템—예컨대 메시지가 전선(신경)을 통해 흐르는, 매우 복잡한 배전반switchboard—으로 간주했다. 그리하여 전선이 엉망이 될 경우 문제가 발생하고, ECT와 같은 치료법은 전기 시스템을 재부팅한다고 생각되었다. 그리고 엽절개술이란 배선wiring의 고장 난 구간faulty section을 도려내는 것이었다.

CPZ가 등장한 후, 과학자들은 '뇌가 배전반보다는 화학실험실chemical laboratory에 더 가깝다'라는 사실을 깨달았다. CPZ의 비결은, '마음속에 있는 분자들' 간의 적절한 균형을 유지하는 것이었다. 정신질환은 '뇌 속의 화학적 불균형', 다시 말해서 이런저런 화합물들의 부족shortage 또는 잉여surplus로 재정의再定義되었다. 정신약은 화학적 균형을 회복함으로써 작용했다.

다년간에 걸친 고강도 연구에서, CPZ는 신경전달물질neurotransmitter이라고 불리는 분자군群의 수준을 변화시키는 것으로 밝혀졌다. 신경전달물질은 자극impulse이 하나의 신경세포에서 다른 신경세포로 이동하는 데 필수적이다. 이제 연구자들은 CPZ와 같은 약물들을 도구로 사용하여, 100여 개의 상이한 신경전달물질들을 확인했다. 예컨대 롱프랑에서 발견한 CPZ는 도파민을 비롯한 여러 가지 신경전달물질들의 수준에 영향을 미치는 것으로 나타났다. 다른 제약사의 연구자들은 더 많은 항정신병약을 발견하기 시작했는데, 그것들은 '상이한 신경전달물질들'에 '제각기 다른 정도'로 영향을 미치는 것으로 나타났다.

1990년대 말, 일련의 새로운 항정신병약들이 아빌리파이, 세로켈, 자이프렉사와 같은 상품명을 내걸고 등장하기 시작했다. 소위 2세대 항정신병약들second generation antipsychotics은 1세대(CPZ 포함)와 전혀 다르지는 않았지만, 지연성 이상운동증을 초래할 위험이 약간 낮았다. 그럼에도 그것들은 '위대한 혁신great breakthrough'이라는 선전 문구와 함께 날개 돋친 듯 팔려나갔다. 또한 더 많은 의사가—다소 안전하다는 이유로—더 많은 환자에게 안심하고 처방했으며, 종종 FDA의 승인을 받지 않은 질병(재향군인의 PTSD, 어린이의 섭식장애, 노인의 불안과 초조)에 대해 적응증외로 처방했다. 너싱홈, 교도소, 위탁가정foster home에서는 그런 약물을 이용해 수용자를 진정시키고 통제했다. 2008년, 항정신병약은 '중증 정신질환자들이 거의 전적으로 사용하던 특수 의약품specialty drug'에서 '글로벌 베스트셀러 의약품'으로 성장했다.

CPZ와 같은 정신약이 더 많이 연구될수록, 뇌의 화학적 미스터리를 파헤치는 길은 더욱 활짝 열렸다. 그리고 우리가 휴대하는 '무지막지하게 복잡한 뇌'에 대해 더 많이 알수록, 모르는 것은 더 줄어 드는 것처럼 보였다. 그러나 인간의 뇌는, 복잡하기로 소문난 면역계가 무색할 정도로 복잡하다. 우리는 의식을 이해하는 머나먼 여정에서 첫발을 내디뎠을 뿐이다.

아마도 문화적 시각에서 볼 때 가장 중요한 의문은 "항정신병약들이 '우리는 누구인가'와 '우리는 의약품과 어떻게 상호작용 하는가'에 대한 우리의 의식을 어떻게 바꿨는가?"라고 할 수 있다. 만약 우리의 기분, 감정, 정신능력이 본질적으로 화학적^{chemical}일 뿐이라면, 우리는 화학―즉, 약물―을 이용해 그 모든 것을 바꿀 수 있을 것이다. 우리의 정신 상태는 더 이상 '사람의 됨됨이'가 아니며, '치료될 수 있는 증상'에 불과하다. 만약 우리가 불안감을 느낀다면 항불안제를 복용할 수 있고, 만약 우울증을 경험한다면 항우울제를 복용할 수 있다. 집중력이 부족하다고? 집중력 강화제를 복용하면 된다.

물론 말처럼 쉽지는 않다. 그러나 많은 사람이 정말 그런 것처럼 행동하고 있다.

간주곡

황금기

"1930년대에 의원을 개업한 신출내기 의사들은 10여 가지 입증된 치료제를 갖고서 매일 마주치는 수많은 질병들을 치료했다." 의학사가인 제임스 르 파누James Le Fanu는 이렇게 적었다. "그로부터 30년 후 그 의사가 은퇴를 앞두고 있을 즈음, 그가 사용할 수 있는 치료제는 2,000가지를 훌쩍 넘어섰다."

약학사가史家들은 1930년대 중반부터 1960년대 중반까지 30년 간의 기간을 가리켜 "약학발전의 황금기"라고 부른다. 오늘날의 많은 거대 제약사들은 그 기간 동안 융성하며 화학자·독성학자·약학자 군단을 고용하고, 엄청난 규모의 첨단연구소를 건설하고, 마케팅 전문가와 특허 변호사로 가득 찬 사무실을 마련했다. 이처럼 신속히 성장한 제약업체들은 기적적인 치료제들—항생제, 항정신병약, 항히스타민제, 항응고제anticoagulant, 뇌전증 치료제, 항암제, 호르몬, 이뇨제,

진정제, 진통제—을 끊임없이 쏟아내며 무궁무진한 가능성을 과시했다.

항생제와 백신 덕분에, 의과학자들은 (유사 이래 인류를 괴롭혀왔고, 앞으로도 그럴 것처럼 보였던) 수많은 감염병을 정복했다. 항정신병약의 등장과 신경전달물질에 대한 연구 덕분에, 그들은 완전히 새로운 연구 분야를 개척하고 정신건강 문제에 접근하는 방법을 제시했다. 이제 그들은 마지막 남은 킬러, 심장병과 암을 향해 진군할 채비를 갖추고 있었다.

그러나 바로 그때, 성공의 정점에 있던 제약사들은 방향을 선회하기 시작했다. 사실 황금기의 획기적인 성과 중 상당수는 우연의 산물에 가까웠다. 예컨대 실패한 항히스타민제가 수술 쇼크를 예방하기 위해 사용된 데 이어 뜻하지 않게 항정신병약으로 전용^{轉用}되었고, 페니실린의 보존제가 신경안정제로 판명되었다. 이러한 행운—약학사가들은 뜻밖의 발견^{serendipity}이라는 단어를 즐겨 사용한다—은 수십억 달러의 수입을 안겨줬고, 제약사들은 그에 편승해 수백 가지 비슷한 약물을 만듦으로써 짭짤한 이익을 챙겼다. 그러나 제약사들은 거기에 머물지 않고 방침을 바꿔, (정보와 방향성에 입각한 연구를 통해 제2의 획기적인 성과를 거둘 요량으로) 이익의 상당 부분을 연구개발(R&D)에 투자했다. 과거의 행운은 더욱 합리적이고 표적지향적인^{targeted} 연구에 길을 내줬고, 연구자들은 뭔가 좋은 결과를 기대하며 화합물을 매만지기만 하는 게 아니라, 인체의 생리학과 병리학에 대한 이해를 넓혔다. 즉, 인체의 어느 부분이 오작동할 때 질병이 발생하는지를 알아내고, 그 메커니즘을 분자 수준에서 규명한 다음, 그 문제를 해결하기 위한 약물을 설계했다. 이러한 접근 방법은 1960년대에 이르러 제2의 황금기를 가져오는 듯했다.

그러나 모든 일이 생각했던 대로 진행되지 않는 듯한 기미가 보였다. 일례로, 항생제를 생각해보자. 항생제가 달성한 온갖 경이로운 업적은 일종의 자연적 한계natural limit에 도달한 듯싶었다. 항생제의 공격을 받는 세균은 비교적 단순한 생물이어서, 겨냥할 곳이 별로 많지 않았다(페니실린은 세균의 세포벽cell wall을 겨냥했고, 설파제는 세균의 대사 과정을 겨냥했다). 더 많은 항생제를 개발하려면 더 많은 표적이 발견되어야 했지만, 표적의 개수는 유한했다. 설사 하나가 발견되더라도, 세균은 항생제와 싸워 내성을 획득하는 신출귀몰한 능력을 갖고 있었다. '이러다가 항생제의 종말이 오는 것은 아닐까?'라는 의구심이 팽배했다.

아니나 다를까. 설파제가 처음 등장한 후부터 1960년대 말까지 30년 동안 20가지 계열의 항생제가 개발되었고, 새로운 계열의 항생제가 출시될 때마다 다양한 상품명을 가진 항생제들이 봇물처럼 쏟아져 나왔다. 그러나 그 이후 50년 동안 개발된 항생제는 단 두 가지뿐이었고, 항생제 개발에 투자된 금액은 초라하기 짝이 없었다. 이는 날로 증가하는 항생제 내성을 감안할 때 비극이라 아니할 수 없지만, 거기에는 그럴 만한 이유가 있다.

첫째, 낮게 드리운 열매low-hanging fruit가 이미 모두 수확되었기 때문이다. 다시 말해서 과학자들은 손쉬운 표적들을 모두 확인하여 써먹은 지 오래였다. 둘째, 재정적인 문제도 작용했다. 새로운 항생제를 개발하는 데 드는 비용은 막대하지만, 수익이 별로 많지 않으니 그럴 수밖에. 일단 병에 걸리면 평생 동안 약을 먹어야 하는 고혈압이나 당뇨병 환자와 달리, 감염병 환자는 몇 주 동안만 치료받고 나면 더 이상 항생제를 복용할 필요가 없다. 제약사의 입장에서, 이것은 수익성 저하를 의미한다. 수익성이 이렇게 낮다 보니, 공중보건 기관이 아닌 다음에야 새로운 항생제를 개발할 인센티브가 별로 없다.

'제한된 표적의 수'라는 개념은 인체에도 적용된다. 물론 인간은 세균보다 훨씬 더 복잡하며, 때로 (뇌와 면역계의 경우에서 보듯) 끔찍이 복잡하다. 그러나 복잡성과 무한함은 다른 개념이다. 더 많은 과학자들이 인체의 분자 메커니즘을 알아내어 신약을 개발할수록, 약물 표적의 수는 한계에 가까워진다. 과학자들이 그런 한계에 도달하려면 아직 한참 멀었지만, 그럼에도 한계라는 것은 분명히 존재한다. 중병重病의 표적들이 모두 밝혀지고 그것을 겨냥하는 치료제가 개발되는 날이 온다면, 더 이상의 신약은 필요 없을 것이다.

그와 동시에, 신속히 상승하는 신약개발 비용을 감안할 때 거대 제약사들은 과거 어느 때보다도 많이 팔리는 블록버스터를 필요로 한다. 그러므로 제약사들 사이에서 미묘한 패러다임 전환paradigm shift 이 시작되었으니, '생명을 살리는 약'이 아니라 '삶을 더욱 편안하게 해주는 약'을 지향하는 움직임이 바로 그것이다. 향후 찾아올 '위대한 신약개발의 시대'는 약학사에 있어서 가장 풍요로운 시기로, 삶의 '양적 측면'보다는 '질적 측면'에 초점을 맞추게 될 것이다.

7장
섹스, 피임약, 그리고 비아그라

세상에는 수천 가지 약물이 존재하지만, 그중에서 보편적으로 "알약the Pill"이라고 불리는 것은 단 하나, 피임약밖에 없다. 그건 좀 괴짜 같은 약이다. 진통제처럼 무슨 증상을 똑 부러지게 완화하는 것도 아니고, 항생제처럼 수많은 생명을 살리는 것도 아니니 말이다. 그 약물의 개발은 의학연구만큼이나 사회운동에서 비롯되었고, 그 엄청난 문화적 영향력에 비하면 건강에 대한 유의미성은 미미하다. 피임약은 전 세계의 성생활—아니, 그 이상—에 혁명을 가져왔고, 여성에게 광범위한 새 기회를 제공했으며, 다른 어떤 약물도 흉내 낼 수 없는 방식으로 세상을 바꿨다.

피임약이 나오기 전, 섹스의 즐거움은 임신과 '거의 떼려야 뗄 수 없는 관계'에 있었다. 많은 사람은 아직도 '생명의 창조'를 신神만큼이나 의사의 섭리로 간주하고 있었다. 그럼에도 사람들은 역사를 통틀어 섹스와 출산 간의 관계를 끊으려는 노력을 멈추지 않았다. 고대 중국에서 여성들은 임신을 막으려고 납과 수은이 들어간 용액을 마셨다. 고대 그리스에서는 석류 씨가 피임약으로 사용되었다(이것은 그리스 신화에 나오는 여신 페르세포네Persephone와 관련되어 있다. 그녀는 제우스와 대지의 여신 데메테르Demeter 사이에서 난 딸로 꽃밭을 거닐다 하데스Hades에게 납치되어 하계Underworld로 끌려갔다. 어머니 데메테르의 강력한 요구로 페르세포네는 다시 지상으로 돌아올 수 있게 되었지만, 하데스가 건넨 석류를 먹는 바람에 하계를 완전히 떠나지 못하고 1년 중 3분의 2는 지상에 머물고 나머지 3분의 1은 하계에서 하데스의 아내로 지내게 된다. 그러므로 페르세포네가 하계에 머무는 4개월 동안 지상 세계는 불임의 계절인 겨울이 되었다). 중세의 유럽 여성들은 수태conception를 방지하기 위해 허벅지에 '족제비의 고환', '허브로 만든 화환', '고양이 뼈로 만든 부적'을 붙이고, 월경혈을 섞은 수액과 기름을 바르고, 임신한 늑대가 오줌을 눈 곳을 세 바퀴 돌았다. 임신과 출산은 젊은 여성이 상처를 입거나 목숨을 잃는 주요 원인이었고, 혼외임신은 죄악으로 여겨졌다. 임신을 한다는 것은 독립성의 종말, 기회의 축소, 평생에 걸친 가사 책임의 시작이었다. 그러므로 임신을 방지할 수 있다면 아무리 가망 없어 보여도 시도해볼 만한 가치가 있었다.

과학자들이 개입한 후에도 상황은 별반 나아지지 않았다. 1700년대와 1800년대에, 임신의 생물학—수정에서부터 출산에 이르기까지 9개월 동안 여성의 자궁에서 일어나는 모든 사건—은 블랙박스이자 거의 완벽한 미스터리였다. 물론 임신 자체는 금욕을 통해 회피할 수 있었다. 그러나 금욕을 제외하면 수정을 성공적으로 방지하는

트Ludwig Haberlandt에게서 나왔다. 호리호리하고 열정적인 콧수염쟁이 하벌란트는 록펠러재단의 후원하에 호르몬 연구를 수행했다. 1920년대에 잘 알려져 있던 사실 가운데 하나는, 일단 임신한 여성은 출산을 할 때까지 임신을 할 수 없다(과학 용어로 말하면, 임신한 여성은 일시적으로 불임temporarily sterile이다)는 것이었다. 여성은 임신 기간 동안 배란ovulation(수정될 난자 방출하기)을 멈추는데, 하벌란트는 실험실에서 '임신하지 않은 암컷 실험동물'에게 '임신한 암컷 동물'의 난소 조각을 이식함으로써 그런 현상을 재현했다. 이식된 난소 조직은 일종의 화학적 메신저—하벌란트는 그게 호르몬일 거라고 생각했다—를 방출함으로써 배란을 억제하는 것처럼 보였다. 그는 암컷 실험동물의 임신을 일시적으로 억제하는 데 성공했으며, 자신이 뭘 지향하고 있는지도 알고 있었다. 그것은 문제의 호르몬을 분리·정제하여 피임약으로 만드는 것이었다.

그러나 하벌란트는 아직 때를 만나지 못한 사람이었다. 비교적 원시적인 실험 장비와 1930년대에 사용할 수 있는 화학 기술은, 필요한 만큼 정교한 수준의 생체분자biomolecule 연구를 허락하지 않았다. 변변찮은 도구와 ('임신의 화학'을 연구하는 데 턱없이 부족한) 초창기 과학 수준이 그의 앞길을 가로막았던 것이다. 그러나 아무리 열악한 여건도 그의 아이디어가 출판되는 것까지 막을 수는 없었다. "1931년, 자신의 연구를 약술한 소책자에서," 한 전문가는 논평했다. "그는 30년 후에 일어날 피임 혁명contraceptive revolution을 기이할 만큼 디테일하게 기술했다." 그 공로를 인정받아 하벌란드는 오늘날 '피임약의 할아버지'라고 불리고 있다.

그가 살아 있는 동안 그의 책은 오스트리아에서 맹비난을 받았다. "태어나지 않은 생명에게 죄를 저질렀다는 명목하에," 그의 손녀는 이렇게 썼다. "나의 할아버지는 당대의 도적적·윤리적·기독교적·정치적 사상으로부터 십자포화를 받았다." 그는 '생식은 신의 영역에 있으며, 인간이 감히 통제할 수 없다'라고 믿는 사람들의 표적이 되었다. 선견지명이 담긴 책이 출판된 지 1년 후, 견디다 못한 하벌란트는 극단적인 선택을 했다.

하벌란트의 연구는 다른 사람들에게 계승되었다. 그가 세상을 떠난 지 불과 몇 년 만에, 네 개의 연구팀이 그가 그토록 찾아왔던 분자, 프로게스테론progesterone이라는 호르몬을 분리했다. 뒤이어 다른 연구팀들이 프로게스테론이 체내에서 작용하는 메커니즘을 이해하려고 노력했다. 1930년대에, 과학자들은 프로게스테론과 다른 여섯 개 호르몬들(예: 테스토스테론testosterone, 에스트라디올estradiol)이 만들어지는 과정을 밝혀냈다. 그 호르몬들은 모두 일가친척으로, 스테로이드steroid라는 화학 가문의 일원이었으며, 오각형과 육각형의 탄소 고리에 상이한 측쇄들이 첨가되어 만들어졌다. 스테로이드 화학자들은 아직도 1930년대를 '성호르몬의 시대'라고 부르고 있다. 제2차 세계대전이 일어나자 연구의 우선권이 군사적 수요로 바뀌고 기금이 감소하여, 성호르몬 연구의 속도가 느려졌다. 전쟁이 끝나자 사회적 관심은 '자녀 안 낳기'에서 '많이 낳기'로 바뀌었다. 어려운 상황에서도 화학적 앵글을 피임에 계속 맞춘, 몇 안 되는 과학자 중 한 명은 그레고리 핀커스Gregory Pincus였다. 그는 1944년 매사추세츠에 우스터 실험생물학재단Worcester Foundation for Experimental Biology이라는 사설연구단체를 공동으로 설립했다. 하벌란트와 마찬가지로, 핀커스와 그의 동료인 장밍줴張明覺(중국계 이주민)는 배란을 억제하는 호르몬에 매혹되었다.

1950년대 초, 유명한 사회행동가 마거릿 생어Margaret Sanger가 그들에게 '에너지'와 '자금'이라는 실탄을 가득 제공했다. 그 전설적 인물은 수십 년 동안 여성의 권리, 특히 투표권과 피임권을 위해 분투함으로써 세계적인 명성을 얻었다. 그녀는 1916년 미국에 최초의 피임 클리닉을 연 후 체포되었고, 법정 투쟁을 벌이는 과정에서 (나중에 가족계획연맹Planned Parenthood으로 진화한) 단체를 설립하여 다른 여성들을 결집했다. 그녀의 오랜 친구 캐서린 매코믹Kathrine McCormick이 그녀를 도왔는데, 그녀 역시 여권운동에 전념한 인물로서 자그마치 인터내셔널 하비스터International Harvester 재산의 상속자였다. 세계에서 가장 부유한 여성 중 한 명인 매코믹은 생어의 노력을 뒷받침하기 위해 상당한 금액을 기부했다.

1951년, 생어와 매코믹은 70대의 몸을 이끌고 그레고리 핀커스와 접촉하는 노익장을 과시했다. 두 여성은 '피임약을 만들기 위해 총력전을 펼칠 마지막 기회가 왔다'라고 직감했다. 그들이 발 벗고 나선 배경에는 '은밀한 낙태라는 재앙을 종식시키겠다'라는 염원과, '안전하고 믿을 만하고 저렴한 피임약을 만드는 데 헌신하겠다'라는

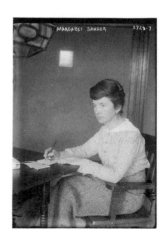

그림 7-1. 마거릿 생어. Brain News Service, 1916. Courtesy: Library of Congress

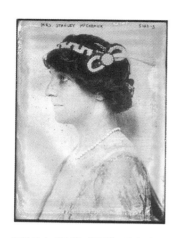

그림 7-2. 캐서린 매코믹(스탠리 매코믹 여사). Brain News Service. Courtesy: Library of Congress

다짐과, '임신의 여부와 시기는 남성이 아니라 여성이 결정해야 한다'라는 신념이 도사리고 있었다.

그건 그리 쉬운 일이 아니었다. 미국으로 말할 것 같으면 컴스톡법Comstock Laws의 본고장이었는데, 그것은 1873년 음란서적과 '비도덕적 사용에 관한 문건Articles of Immoral Use'을 억제하기 위해 제정된 소위 '매춘 반대 조치들anti-vice measures의 종합세트'였다. 컴스톡법은 1917년 생어가 브루클린에 최초로 문을 연 가족계획 클리닉을 불과 열흘 만에 폐쇄하는 데 이용되었다. 생어와 매코믹은 이미 수십 년 동안 '컴스토커리Comstockery'에 맞서 싸워온 터였는데, 컴스토커리란 주州와 지역사회 수준에서 벌어지는 온갖 형태의 비도적·외설적 행동을 싹쓸이하려는 입법 활동을 총칭하는 말이다. 그것은 22개 주에서 피임약 판매를 금지했고, 30개 주에서 피임약에 관한 광고를 불법화했다. 핀커스의 본거지인 매사추세츠의 경우, 여성에게 피임약 한 알만 판매해도 1,000달러의 벌금형이나 5년의 징역형에 처해졌다. 그리고 미국 전역에서 피임약 임상시험이 금지되었다.

생어와 매코믹은 전면전을 펼쳤다. 그들은 필요하다면 정공법(법정 투쟁)을 펼치고, 필요하다면 우회전술을 구사했다. 그리고 자신들이 필요로 하는 '피임의 과학'에 연구비를 지원했다. 핀커스와 만나 '임신의 화학적 제어chemical control'에 관한 의견을 나눈 후, 생어는 그의 연구를 지원했고 매코믹은 우스터 생물학재단의 연구비를 지원하기 시작했다. 실탄을 지급받은 핀커스의 연구는 더욱 빠른 페이스로 진행되었다. 부인과 의사이자 성호르몬 연구자인 존 로크John Rock와 손 잡고, 프로게스테론을 피임약으로 만드는 데 박차를 가했다.

그러나 처음부터 어려움이 많았다. 첫째, 프로게스테론은 동물의 난소에서 소량으로 생산되므로, 수확하여 정제하기가 어려웠다. 웬만한 양의 호르몬을 얻기 위해 수많은 소, 양, 그 밖의 동물들이 희생되어야 하므로, 순수한 프로게스테론의 원가가 상승하여 프로게스테론의 1그램당 가격이 금값보다 비쌌다.

둘째, 프로게스테론은 효율적인 '위장 통과'와 '혈류 유입'을 장담할 수 없었다. 그러므로 경구로 투여된 프로게스테론이 인체로 흡수되기를 기대하기는 매우 어려웠다. 의약품 중에서 가장 섭취하기 쉬운 것은 알약인데, 프로게스테론이 그런 성질을 갖고 있다면 알약이라는 제형劑形을 재고할 필요가 있었다. 프로게스테론을 굳이 알약에 포함시키고 싶다면, 일종의 화학적 대체물을 찾아내야 했다.

첫 번째 이슈─프로게스테론의 희소성과 고비용─에 대한 해답은 멕시코에서 나왔다. 멕시코의 작은 스타트업 제약사인 신텍스Syntex가 거대한 멕시코얌Mexican yam에서 스테로이드를 정제하는 방법을 발견했기 때문이다. 신텍스는 1944년 개척정신이 투철하고 상상력이 풍부한 미국의 스테로이드 화학자인 러셀 마커Russel Marker(한 동료는 그를 '바람돌이gusty'라고 불렀다)에 의해 설립되었는데, 마커는 식물성 스테로이드(식물도 스테로이드를 생산하지만 인간에게 사용하려면 화학적으로 변형되어야 한다)를 더욱 가치 있는 제품으로 전환하는 방법을 궁리하고 있었다. 그는 자신이 필요로 하는 시재료starting material를 대량으로 생산하는 식물을 찾아 세계 방방곡곡을 누볐다. 1941년 말, 그는 식물학 교과서에서 자신이 찾던 식물을 발견했는데, 그것은 멕시코의 어떤 강 주변에서 자생하는 특이한 식물이었다. 교과서에 첨부된 그림을 보니, 뿌리가 땅 위로 불룩하게 튀어나와 있었다. 원주민들은 그것을 '카베자 데 네그로cabeza de negro'(까만 머리)라고 불렀는데, 멕시코얌의 일종으로 자그마치 사람의 머리만 한—더 큰 것도 있었다—덩이줄기tuber*를 갖고 있었다. 마커는 멕시코시티로 득달같이 달려가, 붐비고 덜커덩거리는 코르도바행 버스를 탔다. 코르도바로 가는 도중에 식물학 교과서에서 읽은 강을 건너고 나니, 시골의 잡화점이 하나 보였다. 마커는 상점 주인을 구워삶아, 그를 앞세우고 카베자 데 네그로 샘플을 채취하러 나섰다.

그는 멕시코얌 뿌리—정확히 말하면 뿌리줄기—를 어렵지 않게 발견했지만, 그다음부터 고난의 연속이었다. 먼저 그는 식물채집 면허증이 없었지만 어찌어찌하여 몇 뿌리를 손에 넣었다. 그러나 어렵게 구한 샘플을 날치기당해 망연자실하다, 지역의 경찰에게 뇌물을 주고 한 뿌리—무려 20킬로그램짜리—를 겨우 회수했다. 우여곡절 끝에 멕시코얌 한 뿌리를 미국으로 밀반입하여, 본격적인 작업에 착수했다. 그는 필요로 하는 시재료(식물성 스테로이드)를 다량으로 추출한 후, 그것을 프로게스테론으로 전환하는 기발한 방법을 고안해냈

---

* 양분 저장을 위해 팽창된 줄기의 부분을 말한다. 땅속으로 뻗는 뿌리줄기(rhizome)가 비대해져서 형성되는 경우가 일반적이다.

다. 다음 순서는, '멕시코얌으로부터 프로게스테론과 그 밖의 스테로이드를 만들어낸다'라는 자신의 프로젝트를 뒷받침해줄 든든한 물주(제약사)를 물색하는 것이었다.

그러나 아무도 그의 프로젝트를 거들떠보지 않았다. 생각다 못한 마커는 몇 명의 파트너와 함께 멕시코에서 신텍스라는 제약사를 설립했다. 그는 강가의 상점 주인에게 의뢰하여, 약 10톤의 멕시코얌 뿌리를 채취해 건조했다. 그러고는 실험실을 가동하여 자신이 원하는 시재료를 추출한 후, 최종적으로 약 3킬로그램의 프로게스테론—그 당시로서는 사상 최대의 생산량—을 얻었다. 그것은 신텍스의 큰 자산이었다.

풍부한 양의 프로게스테론이 확보되자, 첫 번째 이슈가 해결되며 피임약 연구 속도에 가속이 붙었다. 이제 두 번째 이슈—효율적인 '위장 통과'와 '혈류 유입'—를 해결할 차례였다. 신텍스의 과학자들은 실험을 거듭하여, 프로게스테론의 새로운 합성 버전들을 창조했다. 그중 하나인 프로제스틴progestin은 프로게스테론과 마찬가지로 배란을 억제했으며, 더욱 중요한 것은 '경구로 투여할 때 위장을 잘 통과하여 높은 효능을 발휘한다'라는 것이었다.

이쯤 됐으면 퍼즐의 마지막 조각을 끼운 셈이지만, 아직 완벽하지 않았다. 동물실험 결과, 프로제스틴은 효능이 있지만 잠재적으로 위험한 것으로 밝혀졌다. 왜냐하면 간혹 비정상적인 자궁 출혈을 초래했기 때문이다. 그 문제의 해결책은 종종 그렇듯 우연히 발견되었다. 연구자들은 신약개발 과정에서 간혹 뭔가 아이러니한 것에 주목한 후, 그것을 이해하려고 노력하는 과정에서 해결책을 찾아낸다. 신텍스의 과학자들이 직면한 아이러니는 "순도가 낮은 프로제스틴을 정제할 때, 순도가 높아질수록―즉, 불순물을 완전히 걸러내기 위해 더욱 신중을 기할수록―출혈이 더욱 심해진다"라는 것이었다. 그건 상식적으로 말이 안 되는 이야기였다, 불순물 중에 출혈을 억제하는 물질이 있지 않은 이상. 고개를 갸우뚱거리던 그들은 정제 과정을 거슬러 올라가며 '덜 순수한 프로제스틴'들을 하나씩 재검토하다, "특정한 호르몬이 소량 섞여 있을 때 출혈이 가장 적다"라는 것을 발견했다. 문제의 호르몬은 에스트로겐estrogen이었고, 심층적인 후속연구에서 "프로제스틴에 소량의 에스트로겐을 섞을 경우 출혈을 억제하는 데 도움이 된다"라는 결론이 나왔다. 그리하여 에스트로겐은 피임약의 레시피에 포함되었다.

지금까지 수집한 정보들을 모두 취합하여, 핀커스를 비롯한 우스터 재단의 연구자들은 "그동안 바라 마지않았던 것―소화관을 통과하여, 유효 성분을 혈류에 전달하는 피임약―을 드디어 얻었다"라고 확신하게 되었다. 피임약의 주요성분은 프로제스틴의 한 버전이었고, 출혈을 방지하기 위해 약간의 합성 에스트로겐 유도체가 가미되었다. 이제 여성들을 대상으로 임상시험을 수행할 차례였다.

마지막으로 넘어야 할 관문은 법률이었다. 미국에서는 피임약을 제공하는 것이 불법이었으므로, 미국의 여성들을 대상으로 피임약의 안전성과 효능을 테스트하는 것이 불가능했다. 인간을 대상으로 테스트를 하고 싶다면 컴스톡법이 지배하지 않는 곳으로 가야 했다. 핀커스와 로크는 푸에르토리코에 눈을 돌렸는데, 그곳은 한 역사가가 지적한 바와 같이 "인구가 넘쳐나고 금지법이 없는, 피임약 임상시험의 천국"이었다. 1856년 봄, 그들은 푸에르토리코의 리오피에드라스[Rio Piedras] 저소득층 주택단지에서 피임제의 첫 번째 시험용 버전을 수백 명의 여성들에게 제공했다.

푸에르토리코에서 실시된 임상시험은 사회적 파장을 일으켰다. 여성들은 부작용에 대한 충분한 정보 없이 피임약을 건네받았으므로 (그럴 수밖에 없는 것이, 부작용에 대한 사전 데이터가 거의 없었다) 정보에 입각한 동의를 할 기회가 사실상 주어지지 않았다. 여성들은 임상시험이 시작된 후 두통·구역질·현기증·혈전 등의 부작용을 호소했는데, 그중 상당수는 "근거 없는 지레짐작에서 비롯된 것"으로 치부되었다. 핀커스 자신은 경미한 부작용 사례들을 건강염려증[hypochondria]의 결과로 간주하고 무시했다. 한 명의 푸에르토리코 여성은 임상시험 도중에 심부전[heart failure]으로 사망했다.

핀커스와 다른 연구자들에게, '정보에 입각한 동의'보다는 '피임약이 잘 듣는다'라는 사실이 더 중요했다. 미국식품의약국(FDA)은 1957년 에노비드[Enovid](초기 피임약의 상품명)를 승인했지만, 적응증은 임신 방지[preventing pregnancy]가 아니었다. 컴스톡법을 비켜나가기 위해, 임신 방지에 대해서는 언급을 회피하거나 부득이한 경우 부작용이라고 둘러댔다. 에노비드의 공식적인 적응증은 월경조절[regulating menstruation]이었는데(어떤 의미에서 임신 방지보다 더 정확한 기술[accurate description]이었다), 피임이라는 단어를 사용하지 않았으므로 컴스톡법이 시행되는 주州에서 사용될 수 있었다. 1960년 FDA가 에노비드를 피임약으로 공식 승인했을 때, 수십만 명의 여성들이 이미 피임약으로 사용하고 있었다. 피임약으로 공인받은 후 에노비드는 날개를 달왔다. 1967년 전 세계에서 1,300만 명의 여성들이 피임약을 복용했고, 오늘날에는 1억 명 이상의 여성들이 (효능과 안전성이 크게 향상된) 피임약을 사용하고 있다.

오늘날의 피임약 버전은 부분적으로 '젊은 여성의 심장 문제'(심장마비 위험의 유의미한 증가 포함)라는 부작용을 해결하기 위해 등장했다. 심각한 심장 문제를 경험하는 여성의 수는 절대적으로 적지만—그 첫 번째 이유는 젊은 여성의 심장마비 사례가 드물기 때문이다—비율('피임약을 사용하는 여성'과 '사용하지 않는 여성' 중에서 심장 문제를 경험하는 여성이 차지하는 비율)의 상대적 차이는 매우 크다. 1962년 노르웨이와 구舊소련은 혈전과 심장 문제를 이유로 피임약의 사용을 금지했다. 이러한 문제는—최근 버전에서 심각성이 감소했음에도 불구하고—여전히 존재하지만, 정확한 이유를 아는 사람은 아무도 없다. 한 전문가가 최근 논평한 바와 같이, "다양한 호르몬피임hormonal contraception이 지혈계haemostatic system에 미치는 정확한 효과에 대한 논쟁은 현재진행형이다".

이러한 부작용에도 불구하고 피임약 사용은 급등했고, 심오한 문화적 효과가 그 뒤를 이었다. 기대했던 대로 피임약은 성교having intercourse와 아기 낳기having babies 간의 연결고리를 끊었다. "피임약은 젊은 남녀들로 하여금 결혼과 섹스를 분리할 수 있도록 해줬다." 최근의 한 잡지 기사는 이렇게 지적했다. "피임약 덕분에, 섹스는 더 이상 결혼반지와 같은 족쇄commitment device를 씌우지 않게 되었다." 피임약의 등장은 섹스 혁명의 시작이었다.

더 깊은 수준에서 피임약은 여성들에게 새로운 기회를 열어줬다. 일단 임신에 대한 제어권을 쥐게 된 여성은 다양한 종류의 삶을 영위하기 시작했다. 한 연구에 따르면, 1970년대에 피임약이 널리 사용된 후 석사·박사 학위와 전문 경력을 추구하는 여성의 수가 극적으로 증가했다. 예컨대 여성 변호사와 판사의 비율은 1970년의 5퍼센트에서 2000년의 30퍼센트로 증가했다. 여성 의사의 비율은 1970년에 9퍼센트를 겨우 넘었던 것이 2000년에 거의 30퍼센트에 육박했다. 치과의사, 건축사, 엔지니어, 경제학자의 경우에도 패턴은 마찬가지였다.

피임약은 세상을 혼자서 바꾼 게 아니고 그 과정에서 중요한 역할을 수행했을 뿐이다. 피임약이 등장하기 전, 미국 여성의 모델은 고등학교를 졸업한 후 바로 또는 몇 년 후(아마도 학사 학위를 취득하기에 충분한 시간이 흐른 후) 시집가는 것이었다. 2002년 경제학자 클라우디아 골딘Claudia Goldin과 로런스 카츠Lawrence Katz가 분석한 바에 따르면, 피임약이 등장한 후—여성 대학원생이 증가하기 시작한 것과 마찬가지로—초혼初婚 연령이 상승하기 시작했다.

어떤 의미에서 그것은 1920년대의 록펠러재단 연구자들(생물학을 도구로 이용하여 사회의 불만을 해결하는 것을 목표로 삼았던 사람들), 마거릿 생어와 캐서린 매코믹이라는 여권운동가들이 구축한 연합전선의 결과물이었다. 두 그룹 모두 증가하는 '인체와 약물효과에 대한 과학지식'을 이용하여 사회적 목표를 달성하고 싶어 했다. 차이가 하나 있다면, 여성들은 '자유와 선택'을 원했고, 남성들은 '제멋대로 구는 인간의 충동에 대한 제어권'을 원했다. 피임약은 여성들에게 '원하는 것을 얻는 방법'을 제공했다. 그렇다면 남성들은 자신들이 원하는 제어권을 어떻게 얻었을까? 결론부터 말하자면 '유명한 부작용' 덕분이었다.

자일스 브린들리Giles Brindley는 홀쭉하고 머리숱이 없고 안경을 쓴 괴짜 과학자로, 다년간 눈eye의 기능을 연구한 전문가인 동시에 작곡가 겸 악기 발명가이기도 했다(그는 자신이 발명한 악기를 '논리적인 바순logical bassoon'이라고 불렀다).

더욱이 그는 페니스의 발기erection에 큰 관심을 갖고 있었는데, 그가 의학사에서 약방의 감초처럼 등장하는 이유는 바로 그 때문이다. 1983년 라스베이거스에서 열린 비뇨기학회에서 있었던 일이다. 그는 헐렁한 파란색 운동복 차림으로 연단에 올라, 약 80명의 청중들에게 자신이 최근 발견한 것을 자랑스럽게 이야기했다.

그날 그가 독특한 영국식 억양으로 주절거린 이야기의 주제는, 1980년대에 비뇨기과 의사들 사이에서 '중대한 사안'으로 여겨지던 발기장애erectile dysfunction(ED)였다. 그 당시에는 '발기의 메커니즘'과 '발기가 되지 않을 경우의 대처 방법'을 정확히 아는 사람이 한 명도 없었다. '어떤 시스템과 어떤 시스템이 상호작용을 하는지'와 '어떤 화합물이 그 사이에서 매개 역할을 하는지'에 대한 청사진을 갖고 있는 사람은 아무도 없었다.

사람들이 알고 있는 것이라고는 '수많은 남성들이 발기하는 데 어려움을 겪고 있으며, 나이가 들수록 그런 어려움이 증가한다'라는 사실밖에 없었다.

그 당시에 얻을 수 있는 유일한 답변은 기계적인^{mechanical} 것으로, "일련의 펌프, 풍선, 플라스틱 지지대, 금속 이식물을 외과적으로 삽입한 다음, 재빨리 펌프질하여 부풀리고 일으켜 세움으로써 인공적인 발기 상태를 만든다"라는 것이었다. 연구자들은 파트너 모두에게 만족스러운 해결책을 제시하려고 무진 애썼지만, 대부분 뜻을 이루지 못했다.

오늘날에는 우스갯소리로 들리겠지만, 나름의 발기장애를 겪는 수백만 명의 남성들에게 그것은 단순히 웃어넘길 일이 아니었다. 정도의 차이는 있지만 그들 모두에게 발기장애는 심각한 의학적 이슈였다.

자일스 브린들리에 대해 말하자면, 박식가^{polymath}, 논리적인 바순 연주자, 고대로부터 내려오는 '의학적 자가실험^{medical self-experimentation}'이라는 고귀한 전통의 마지막 계승자였다. 아편틴크를 만든 파라켈수스에서부터 시작하여 LSD를 발견한 스위스의 화학자 알베르트 호프만에 이르기까지, 의사들은 오래전부터 죄 없는 환자들에게 실험약을 투여하기 전에 자신의 몸을 대상으로 안전성과 효능을 테스트해왔다.

그 당시 50대였던 브린들리는 자신의 특정 신체 부위, 페니스를 실험대상으로 삼고 있었다. 그는 기계적인 방법 대신, 화학적인 방법으로 발기를 유도하기 위해 여러 가지 약물들을 자신의 페니스에 주입해왔다. 그리고 라스베이거스의 청중에게 "장족의 발전을 이룩했습니다"라고 말하며 30여 장의 슬라이드를 증거로 제시했다. 아무리

비뇨기학회 모임이라도, 회원들에게 노골적인 사진을 스스럼없이 공유한다는 것은—최소한 소셜미디어가 등장하기 전에는—다소 모험적인 것처럼 보였다. 그러나 청중은 의외로 담담하게 받아들였다.

그 정도로 성이 안 찼던지, 브린들리는 자신의 결과를 가능한 한 사실적으로 보여주기로 작심한 것 같았다. 슬라이드의 말미에서, 그는 청중에게 "회의장에 도착하기 직전, 호텔 방에서 내 페니스에 약물을 주입했습니다"라고 말했다. 그러고는 잠시 연단 주변을 서성거리다—청중이 기겁할 정도로—자신의 운동복 바지를 팽팽히 잡아당겨 하복부의 돌출한 부분을 도드라지게 했다.

"장담하건대," 한 참관인이 증언했다. "그 시점에서 모든 청중이 기대감에 들떴을 것이다. … 나는 그다음에 일어날 일을 전혀 예상할 수 없었다."

브린들리는 고개를 숙여 자신의 아랫도리를 내려다보고는, 고개를 절레절레 흔들며 말했다. "안타깝게도 겉모양만으로는 결과를 명확히 보여드릴 수 없군요." 그러고는 바지를 팽팽히 잡아당겼던 손을 놓았다.

회의실 안에는 일순간 적막이 흘렀다. "모두가 숨을 멈췄다." 또 한 명의 참관인이 회고했다. 뭔가 골똘히 생각하던 브린들리는 의미심장한 표정으로 말했다. "몇 명의 참관인들에게 팽창도degree of tumescence를 직접 확인할 기회를 드리고 싶습니다." 그는 연단에서 내려와 바지를 무릎까지 내린 채 청중에게 다가갔다. 맨 앞줄에 앉았던 여성 중 일부는 눈을 가리며 비명을 질렀다.

잠시 정신줄을 놓았던 브린들리는 청중의 비명 소리를 듣고서야 정신을 차렸다. 자신의 돌출 행동이 물의를 일으켰음을 깨닫고, 황급히 바지를 올리고 연단으로 돌아가 강연을 마쳤다.

'주사기를 사용하여 약물을 페니스에 주입한다'라는 브린들리의 아이디어는 유행하지 않았고, 다른 연구자들이 주장한 플라스틱 및 금속 장치들은 고작해야 의학적 호기심의 대상으로 살아남았다. 그러나 그것들도 결국에는 유명한 '파란색 알약'으로 대표되는 신세대 약물로 대체되었다.

그리고 신약개발에서 으레 그렇듯, 파란색 알약은 완전히 우연의 산물이었다.

영국 남부 해안에 자리 잡은 샌드위치Sandwich라는 소도시는, 주로 잘 보존된 중세의 길드 집회소guildhall와 몇 개의 여행자 카페로 알려져 있다. 또한 그곳은 세계적 제약사 화이자Pfizer의 연구센터가 이름을 날렸던 곳이기도 하다. 그 연구소에서, 1985년 화이자의 과학자들은 새로운 협심증angina 치료제를 개발하기 위해 비지땀을 흘리고 있었다. 협심증이란 심장에서 공급되는 혈류가 부족하여 초래되는 가슴과 팔의 극심한 통증을 말한다. 샌드위치 팀이 개발하고 싶어 했던 약물의 작용 메커니즘은, 혈액이 좀 더 쉽게 흘러 들어갈 수 있도록 혈관을 넓힘으로써 협심증을 완화하는 것이었다.

그건 말이 쉽지, 여간 까다로운 문제가 아니었다. 혈관은 수많은 생체화합물biochemicals에 반응하고, 각각의 화합물은 일련의 연쇄반응cascade of reactions과 관련되어 있으며, 각각의 반응은 신체의 여러 부위에서 보내오는 화학신호chemical signals에 의해 촉발되기 때문이다. 그러나 화이자의 연구팀은 겁도 없이―이미 아는 반응에만 집중하지 않고―새로운 반응까지 들춰내며, 심각한 부작용 없이 심장 주위의 혈관만을 선택적으로 이완시키는 약물을 찾고 있었다.

1938년 그들은 수천 개의 후보 화합물들을 검토한 끝에, 매우 유망한 화합물 하나를 찾아냈다. 그것은 UK-94280이라는 암호명을 가진 물질로, 특정한 단백질(혈관 이완에 관여하는 화합물을 파괴하는 효소)을 차단함으로써 혈관을 이완시키는 작용을 하는데, 그 메커니즘이 워낙 절묘하므로 인간을 대상으로 시험해볼 만한 가치가 충분해 보였다. 그래서 그들은 관상동맥질환coronary heart disease 환자들을 대상으로 UK-94280의 효능을 테스트했다.

그러나 개발 초기 단계에서 대부분의 약물들이 그렇듯, UK-94280 역시 폭삭 망하고 말았다. 한 연구자의 말을 빌리면, 최초 임상시험의 성과는 "우리의 기대에 전혀 미치지 못했다". '기대에 전혀 미치지 못한다'라는 말은 '실험약의 작용이 너무 변덕스러우며, 너무 많은 부작용을 초래한다'라는 말의 완곡한 표현이었다. 고용량을 투여받은 환자들은 소화불량에서부터 참을 수 없는 두통에 이르기까지 온갖 부작용을 호소했다.

그리고 또 한 가지 부작용이 있었으니, 임상시험 참가자들 중에서 유독 남성들에게만 영향을 미치는 '혈액순환과 관련된 부작용'으로, 그 약을 먹고 나면 페니스가 뜬금없이 발기되는 현상이었다. 1회 용량을 투여받은 지 며칠 후, 남성 환자들은 '협심증 증상에는 차도

238

가 없는 것 같은데, 성생활만큼은 확실히 향상되었다'라고 보고했다. "그 당시에만 해도, 임상시험 참가자 중에서 그 부작용을 중히 여기는 사람은 한 명도 없었다." 한 연구자는 술회했다. "설사 발기를 촉진하는 약이 있더라도 타이밍이 문제였다. 토요일에 페니스가 발기할 것을 예상하고 수요일에 약을 먹을 사람이 누가 있었겠는가?"

그런데 샌드위치의 연구원 중 누군가가 그 부작용의 가치를 깨닫고, 경영진에게 영업전략 보고서를 제출했다. 화이자와 같은 거대 제약사의 경영진은 늘 '차기 히트작'을 노리는 법인데, 히트작의 두 가지 핵심 포인트는 '적절한 아이템'과 '적절한 타이밍'이었다. 때는 1980년대로, 모든 제약사는 가장 큰 구매력을 지닌 40대의 '나이 드는 베이비부머^{aging baby boomer}'에 눈독을 들이고 있었다. 그들은 인구분포도에서 가장 많이 튀어나온 부분(이것을 벌지^{bulge}라고 한다)에 자리 잡은 '제2차 세계대전 이후 세대'의 구성원으로, 10년 후에는 노년기에 대거 진입할 예정이었다. 제약사들은 그때를 대비하여, 노인성질환 치료제 개발에 박차를 가하고 있었다.

1980년대를 통틀어, 제약사의 연구개발비는 노년층의 가장 커다란 문제(심장병은 물론, 관절염, 정신적 쇠퇴, 신장질환, 대머리, 주름, 백내장 등)를 해결하는 약물에 집중적으로 투자되었다. 경영진의 의도는 '노인성질환의 치료제'를 개발하거나 '화학적인 회춘제'를 발견하는 것이 아니라, 증상을 통제하고 통증을 완화하고 중증도^{severity}를 낮추고 악화를 방지함으로써 견딜 만한 질병^{bearable disease}을 만드는 것, 다시 말해서 삶의 질^{quality of life}을 향상시키는 것이었다. 그런 약물은 수명을 늘린다는 장점이 있었는데, 그 혜택은 환자보다는 처방자에게 돌아간다. 노인성질환의 증상을 완화하는 약물은 항생제처럼 단기간 동안 복용하는 게 아니라 비타민제처럼 무한히 복용하므로, 제약사에게 수십 년 동안 안정적 이익을 보장하게 된다. 큰돈이 투자될 곳은 바로 이런 '삶의 질 개선제'였는데, 중년기 후반의 가장 큰 이슈 중 하나는 발기장애였다. 60대 남성의 60퍼센트는 간혹 발기장애를 경험했고 그 비율은 나이가 들어감에 따라 상승했으므로, 발기장애는 엄청난 잠재력을 지닌 시장이었다. 바로 그때, UK-94280의 예기치 않은 부작용이 밝혀졌다. 화이자는 그 실험약을 계속 연구하기로 결정했는데, 그즈음 당초의 적응증인 협심증은 안중에 없었다.

화이자는 그 약물의 효능을 어떤 방법으로 테스트했을까? 한 가지 방법을 소개한다. 발기장애를 경험하는 남성들을 모집하여, 페니스의 둘레와 강직도를 측정한 다음, 다양한 용량의 UK-94280을 지급한다. 그런 다음 그들에게 포르노를 보여준다. 그 결과는, 임상용어로 말하면 '고무적encouraging'이었다.

그다음으로 등장한 사람은 화이자의 연구자 크리스 웨이먼Chris Wayman이었다. 그는 샌드위치의 연구실에 '남성 모델'을 설치했다. 신경은 전기 스위치로 대체되고, 은밀한 부위 대신 '발기불능 남성'에게서 채취한 음경 조직이 사용되었다. 각각의 조직 표본들은 두 개의 작은 철사걸이wire hanger 사이에 매달린 채 측정 장비에 부착되어, 액체가 담긴 수조에 투입되었다. 이로써, 조직의 수축과 이완을 측정할 수 있게 되었다. 웨이먼이 특히 알고 싶었던 것은 이완이었다. 이완된 혈관은 더 많은 혈액을 운반함으로써 페니스를 더 충혈充血시킬 수 있었기 때문이다.

마지막으로 UK-94280을 수조에 첨가하고 스위치를 켜자, 작은 음경 조직 속의 혈관이—마치 페니스가 발기할 때 그러듯이—이완되었다. "이제 우리는 뭔가 특별한 일을 할 겁니다." 웨이먼은 BBC와의 인터뷰에서 말했다. 화이자는 그 실험약에 실데나필sildenafil이라는 성분명을 부여하고, 임상시험을 추진했다.

실데나필의 효능은 한마디로 충격이었다. 남성의 발기는 단순한 일이 아니며, 단단한 페니스는 '마음과 몸의 상호작용', '다량의 혈류', '무수한 화학반응'의 결과물이다. 발기에 시동을 거는 것은 성적 흥분sexual arousal이다. 흥분 자체는 역설적인 것처럼 보인다. 페니스의 스위치를 켜는 대신, (페니스로 가는 혈류를 최소한으로 유지하게 하는) 신호를 줄이기 때문이다. 그러므로 그것은 '더 많은 혈류를 펌프질하는 것'보다, '댐의 수문을 여는 것'에 더 가깝다. 그러나 그것은 시작에 불과하다. 수문이 열린 페니스에서는 혈관이 이완되어야 한다. 왜냐하면 그래야만 페니스가 혈액으로 가득 차 빵빵해지기 때문이다. 흥분 과정은 혈관 속의 신경에 신호를 보내, 화학적 연쇄반응을 일으킨다. 연쇄반응의 맨 마지막에는 cGMP라는 것이 버티고 있는데, 그것은 몸이 만들어내는 분자로서 동맥의 평활근smooth muscle을 이완시킴으로써 페니스를 충혈시킨다.

물론 이러한 시스템은 가역적reversible이다. 만약 그렇지 않다면, 일단 흥분한 남성은 발기한 페니스를 주체하지 못하고 하루 종일 어기적거리며 돌아다니게 될 것이다. 그 과정을 역전시키려면 뭔가가 필요한데, 인체는 cGMP를 분해하는 효소를 만들어냄으로써 후진기어를 넣는다. 그리하여 cGMP의 수준이 충분히 낮아지면 발기는 해소된다.

실데나필의 작용점point of action은 바로 이 부분이다. 실데나필은 cGMP 분해효소를 차단하여, 이 결정적인 화합물을 오랫동안 높은 수준으로 유지함으로써 발기를 지속시킨다. 실데나필은 cGMP 생산 능력이 손상된 남성들에게 특히 잘 듣는데, 그중에는 일부 심장병 환자도 포함된다. 실데나필은 독자적으로 발기를 유도하지 않으므로, 발동을 걸기 위해 에로틱한 자극이 필요하다. 그러나 일단 발동이 걸리고 나면, 나머지 일은 실데나필이 알아서 처리해주므로 더 이상 신경 쓸 필요가 없다.

화이자가 실데나필을 대중에게 판매하려고 준비하고 있을 때, 미국국립보건원National Institutes of Health(NIH)이 그들에게 큰 선물을 안겨줬다. 1992년 NIH가 주관한 학술회의(1994년 출판된 한 영향력 있는 연구가, 이 학술회의에 힘을 실어줬다)에서, 전문가들이 발기장애(ED)의 의학적 정의를 확대하기로 결의했기 때문이다. 이로써 ED는 더 이상 '완전히 불가능한 발기(과거의 발기불능impotence 개념)'가 아니라, '만족스러운 성적 성과satisfactory sex performance를 누리는 데 불충분한 발기'를 모두 포괄하게 되었다. 그리고 '불충분성'의 평가에 대한 세부 사항은 개별 의사와 환자들에게 일임되었다. 고작해야 '진단 가능한 질병diagnosable illness'인 ED에 대한 이처럼 주관적이고 광범위한 정의로 인해, ED 시장은—빅뱅 이후 급팽창한 우주처럼—갑자기 팽창했다. 1992년 이전에는 약 1,000만 명의 발기불능자로 구성되어 있었던 ED 시장이 하룻밤 사이에 세 배로 늘어나, 65세 이상 남성 중 약 4분의 3이 ED 시장에 합류하게 되었으니 말이다.

화이자에게 있어서, 그보다 더 절묘한 타이밍은 없었다. 경영진은 수천 만 명의 남성들을 대상으로 가속화된 임상시험accelerated trial을 실시하는 데 수천만 달러를 쏟아부었다. "임상시험 결과는 우리의 낙관적인 기대를 훨씬 뛰어넘었다." 한 연구자는 말했다. 실데나필은 '필요한 것'을 해준 것은 물론, 부작용을 거의 수반하지 않았다. 이제 남은 일이라고는, 판매 촉진을 위해 근사한 상품명을 짓는 것밖에 없었다. 화이자는 모든 서류철을 샅샅이 뒤져 '비아그라Viagra'라는 이름을 찾아냈다. 그것은 오래전 다른 신약의 상품명으로 고려되다가, 더욱 적절한 임자를 기다리기 위해 보류된 것이었다. 비아그라란 남성의 정력(비거vigor)과 멈추지 않는 폭포(나이아가라Niagara)의 합성어로, 실데나필에게 그야말로 안성맞춤이었다.

화이자는 1996년 신약에 대한 특허를 취득했고, 1998년에는 FDA의 승인을 받았다. 화이자는 처음부터 승기를 잡았고, 마케팅 부서는 쉴 틈 없이 쏟아지는 주문에 즐거운 비명을 질렀다. 비아그라는 1998년 5월 4일 《타임》의 커버스토리로 실렸다. 표지 그림에서, 한 늙다리 남성(자세히 들여다보면, 코미디언 로드니 데인저필드Rodney Dangerfield를 닮았다)이 나체의 금발미녀를 와락 움켜잡고, 독특한 파란색 마름모꼴 정제를 입에 넣고 있었다. 표지에 대문짝만 하게 적힌 글귀는, 오로지 화이자 광고팀의 머리에서만 나올 수 있는 것이었다. "강력한 알약: 그렇다, 비아그라는 잘 듣는다! 환장한 사람들은 남자, 여자, 섹스 이야기만 한다." 본문의 기사에서, 기자들은 이렇게 물었다. "미국인들은 손쉬운 해결책을 사랑하며, 성적으로 불안정하다. 그런 미국인들의 심리를 이 약보다 더 잘 어루만져주는 제품이 또 있

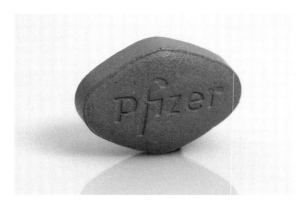

그림 7-3. 독특한 마름모꼴 비아그라 정제. Photo by Tim Rickman

을까?" 그건 기사를 빙자한 '대놓고 하는 광고'였다.

열광적이고 약간 자극적인 대중매체의 스토리에 힘입어 비아그라의 매출은 급증했다. 비아그라가 시판된 첫날, 애틀랜타의 한 비뇨기과 의사는 하루에 300장의 처방전을 발행했다. 일부 협조적인 의사들은 처방 절차를 간소화하여, 얼굴도 모르는 환자에게 50달러를 받고 전화 문진을 실시한 후 처방전을 팩스로 보냈다. 대부분의 건강보험 회사들은 비아그라를 보험급여 목록에 등재하기 시작했다.《뉴욕타임스》는 이를 가리켜 "미국 의학사상 가장 성공적인 의약품 출시"라고 불렀다. 화이자의 주가는 60퍼센트 급등했다.

매출 신장세는 멈출 줄 몰랐다. 발매된 지 2년 후 비아그라는 전세계 100여 개국에서 구입할 수 있었고, 의사들은 하루 평균 3만 장의 처방전을 발행했다. 전 세계에서 1억 5,000만 알의 비아그라가 판매되었고, 연간 20억 달러의 매출을 올렸다. 그 "작고 파란 알약"은 이제 노년의 남성이 야간 외출을 할 때 챙겨야 할 필수품이 되었다.

화이자의 성공을 지켜본 다른 제약사들은 즉시 게임에 뛰어들었다. 2003년 등장한 시알리스Cialis와 레비트라Levitra는 약간 변형된 분자이지만 비아그라와 동일한 표적을 거의 같은 방식으로 공략했다. 그러나 부작용과 타이밍은 조금씩 달랐다. 예컨대 시알리스는 체내에서 더 오랫동안 머물기 때문에 효과가—4시간 정도인 비아그라와 달리—하루 이상 지속되었다.

그러나 비아그라는 ED 치료제의 제왕 자리를 고수하며 노년층의 성생활 패턴을 바꿨고, 100만 가지 조크를 양산하며 몇 가지 중요한 이슈를 제기했다. 첫 번째 이슈는 보험급여에 관한 것이었다. 비아그라는 등장하자마자 대부분의 건강보험 급여 목록에 등재되었는데, 이것은 여성과 대조적이었다. 왜냐하면 여성의 피임약은 대부분의 급여 목록에서 제외되어 있었기 때문이다. 그렇다면 남성의 성건강이 여성의 성건강보다 중요하다는 말인가? 2012년 버락 오바마 행정부의 보건인적자원부(HHS) 장관은 다음과 같은 조치를 내림으로써 그 질문에 대답했다. "대부분의 고용주들은 건강보험개혁법Affordable Care Act*과 관련된 여성 근로자의 피임 비용을 부담해야 한다." 그와 동시에 비아그라에 대한 비용 부담 제도 중 일부는 폐지되었다(그러나 비아그라의 비용을 부담하는 관행 중 상당수는 여전히 존재한다).

두 번째 이슈는 더 근본적인 것으로, '여성의 성적 쾌락을 향상시키는 수단'에 관한 것이었다. 남성용 비아그라만 있고 여성용 비아그라가 없는 이유가 뭘까? 남성의 쾌락이 여성의 쾌락보다 중요하단

---

* 미국에서 저소득층까지 의료보장제도를 확대한 법안. 일명 오바마케어.

말인가? 제약사들은 여성용 비아그라를 찾기 위해 수백만 달러를 경쟁적으로 쏟아부었지만, 승자는 아직 나타나지 않았다. 여성에게 문제되는 것은 발기장애가 아니라, 성적관심/흥분장애female sexual interest/arousal disorder(FSIAD)인 경우가 많다. FSIAD를 겪는 여성들(모든 여성의 5분의 1)은 섹스에 대한 판타지나 욕망이 아예 없다. 신약개발자들은 그것이 뇌 안의 호르몬 및 신경전달물질망網과 관련되어 있다고 생각하고 있다. 그래서 그들은 비아그라보다는 항우울제에 더 가까운 솔루션을 연구하고 있다.

이러한 약물들은 '마음과 몸의 관계'에 대한 오랜 의문을 제기했다. 성기능장애sexual dysfunction는 몸에 있는 것일까, 아니면 마음에 있는 것일까? 남성의 발기장애—1990년 이전에는 양육 문제와 어린 시절의 트라우마에서 기인하는 까다로운 심리학적 문제로 간주되었다—는 충분히 검토되었는데, 많은 경우 단순한 생체수력학bio-hydraulics의 문제로 귀결되었다. 다시 말해서 심리적이라기보다는 기계적인 문제라는 것이다. 여성의 성적 반응은 남성보다 복잡한 문제로, 마음 쪽에 더 기우는 듯하다. 누구나 나름의 결론을 내릴 수 있지만, 현재로서는 '성性에 관한 한 남성이 여성보다 단순한 것 같다'라는 것이 중론이다.

비아그라는 2000년대 초 내내 시장을 지배했다. 남성들은 가격에 구애받지 않고 비아그라를 구입했고, 처음 출시됐을 때 7달러였던 단가가 오늘날에는 50달러로 치솟았다. 인기가 좋았지만 가격이 비쌌으므로 교묘한 암시장이 난립했고, 수십 개의 지하 약국들이 처방전 없이 싸구려 '파란 약'을 판매했다. 화이자의 추정에 따르면,

"비아그라 입하入荷"라는 기치를 내건 웹사이트의 약 80퍼센트는 무허가 공장에서 만든 모조품을 판매했다. 그런 가짜약에는 다양한 양의 실데나필과 함께, 활석 분말talcum powder과 계면활성제에서 시작하여 '시궁쥐의 독소'와 '도로 도색용 페인트'에 이르기까지 온갖 잡동사니가 뒤섞여 있었다. 2016년 '암시장에 물량을 대는 것으로 의심되는 곳'을 급습한 폴란드의 관계당국은 '가짜 벽장' 뒤에서 비밀 통로로 연결되는 입구를 발견했다. 통로 끝에 있는 밀실에서는 100만 달러 상당의 약품 생산 및 포장 설비와 약 10만 개의 짝퉁 비아그라가 발견되었다. 그 공장은 즉시 폐쇄되었지만, 다른 공장들이 금세 빈자리를 메웠다. 짝퉁 비아그라는 수지맞는 장사였으므로, 구매자들이 알아서 조심하는 수밖에 없었다.

10년이 지나고 나서야 초창기 비아그라 열풍이 진정되기 시작했다. 많은 사용자가 탁월한 효과를 인정했지만, 두통, 간헐적인 지속발기증priapism(필요 이상으로, 수 시간 동안 지속되는 발기), 그 밖의 경미한 부작용을 호소했다. 경쟁 제품이 잇따라 출시되면서 비아그라의 참신성은 점차 사그라들었다. 남성들은 즉각적인 발기가 모든 성문제의 해결책이 될 수 없음을 깨닫게 되었다. 치솟는 자신감의 밑바탕에는 '알약의 화학'이 도사리고 있었지만, 그것이 '관계의 화학반응'을 대체할 수는 없었다.

2010년이 되자, 비아그라를 처방받았던 남성의 약 절반은 처방전을 리필하지 않았다. ED 치료제의 매출은 그때부터 주춤하기 시작하여, 2012년에 20억 달러의 고점을 찍고 하락세로 돌아섰다. 허니문이 끝난 것이었다. 그와 거의 동시에, 미국 밖에서 비아그라의 특허가 만료되었다(미국에서는 2020년 9월에 만료되었다). 미국에서는 신약의 특허가 통상적으로 '신청 후 20년' 동안 지속되지만, 제약사들은 '특허 기간 연장 방법'을 귀신같이 찾아내는 노하우를 보유하고 있다. 아무리 그렇더라도, 의약품이 일단 '특허절벽patent cliff'(제약계에서는 이렇게 부른다)에서 굴러떨어지면, 다른 제약사들이 동일한 성분의 의약품을 마음대로 만들 수 있다. 그 결과 제네릭 버전이 속속 등장하여 경쟁이 가열되면 가격이 폭락하기 마련이다. 오리지널 특허를 보유하고 있는 업체의 입장에서 볼 때, 그것은 수십억 달러의 수입이 감소한다는 것을 의미한다.

비아그라의 흥망사는 몇 가지 교훈을 제공한다. 첫째, 제약회사들은 생존하기 위해 비아그라와 같은 특급 블록버스터를 필요로 한다. 성공적인 신약은 매우 드물어, 임상시험에 진출한 잠재적 의약품 중 극히 일부가 FDA의 승인을 받고, 그중 3분의 1이 시장에 출시되어 개발비를 회수하는 데 충분한 수익을 안겨준다. 여기서 핵심 사항은 개발비인데, 오늘날의 신약은 개발된 지 평균 10~20년 후 시장에 출시되어 약국의 진열대에 놓이기까지 5억 달러 이상의 비용이 소요되었다. 그런데 1970년대 이후에는 그 비용이 10배로 늘어났다. (제약사들이 이 비용을 계산하여 보고하는 방법과, 제약사들의 주장을 액면 그대로 받아들여야 하는지에 대해서는 약간의 논란이 있다. 내가 여기서 사용하는 수치는, 제약사들이 제시한 수치의 절반 정도라고 보면 된다). 어떤 방식으로 계산하든, 성공적인 신약을 개발하려면 무지막지하게 큰 비용이 소요된다는 것은 불문가지다. 따라서 제약사들은 다른 모든 실패작의 비용까지 만회할 수 있는 소수의 '잠재적 필승 카드'에 집중할 수밖에 없다. 비아그라는 그런 필승 카드 중 하나였다. 이와 마찬가지 원리에서, 화이자의 차기 베스트셀러 후보인 관절염 치료제 쎄레브렉스Celebrex—이 역시 '나이 드는 베이비부머'를 겨냥했다—는 비아그라보다 훨씬 더 많은 이익을 안겨줬다. 이익을 늘리고 주주들을 행복하게 해주기 위해, 제약사들은 블록버스터를 필요로 한다.

둘째, '장기집권하는 블록버스터'를 만드는 최선의 방법은 '만병통치약을 만들지 않는 것'이다. 방금 언급한 화이자의 두 가지 블록버스터의 공통점은 기저질환을 치료하지 않는다는 것이다. 발기장애와 관절병은 각기 다른 방식으로 고통을 주지만, 생명을 위협하지는 않는다. 비아그라와 쎄레브렉스는 질병이 아니라 증상을 치료한다.

증상을 치료하는 '삶의 질 개선제'는 끊임없이 처방될 수 있다. 만약 환자가 복용을 중단한다면 증상이 재발하기 때문이다. 그러므로 삶의 질 개선제는 제약사(그리고 의사)에게 끊임없이 수익을 안겨준다. 엄청난 신약개발 비용을 감안할 때, 제약사들이 그런 식으로 수지타산을 맞추는 이유를 이해하기는 쉽다. 이윤 추구는 개발될 약물의 종류를 왜곡시킨다. 이쯤 되면 제약사들이—인류가 절실히 요구하는 신규 항생제를 등한시하고—노화의 증상을 치료하는 약물에 큰돈을 쏟아붓는 이유를 이해하고도 남음이 있다.

그렇다고 해서 거대 제약사들이 환자의 생명을 살리는 의약품을 완전히 외면하는 것은 아니다. 그들도 환자—특히 암 환자—의 생명을 살리려고 분투한다. 그러나 그런 과정에 자금을 공급하기 위해서라도, 비아그라와 같은 블록버스터급 '삶의 질 개선제'는 더더욱 필요하다. 그런 의미에서 비아그라는 유병장수有病長壽 시대의 선봉장이었다.

그리고 가장 중요한 것은, 생명을 살리는 게 능사가 아니라는 것이다. "지금껏 출시된 그 어떤 약물보다도, 비아그라는 미국의 문화가 갈망하고 동경하는 것—손쉬운 해결책easy fix은 말할 것도 없고, 영원한 젊음, 성적 기량sexual prowess—을 더 많이 제공했다." 한 에세이스트는 이런 의견을 개진했다. "그것은 우리 시대의 완벽한 의약품이다."

8장

요술반지

통증 조절 분야에서 벌어진 거대 제약사들의 '성배 찾기'—아편제의 모든 효능을 발휘하지만 중독성 없는 약물 찾기—는 '완벽한 통증 관리$^{pain\ control}$'가 아니라, 미국 역사상 '최고 수준의 중독'과 '가장 만연한 과다복용'으로 귀결되었다.

그 결과 인류는 천연 아편제$^{natural\ opiate}$—양귀비의 즙汁에 기반함—에서 전합성된$^{totally\ synthesized}$ 신물질—실험실에서 주문 제작됨—로 갈아타게 되었다. 이 새로운 의약품(양귀비에 기반한 아편제^{opiate}가 아니라, 아편유사제^{opioid}라는 광범위한 그룹으로 분류됨)은 우리의 선조들이 사용했던 아편제 중 어떤 것보다도 강력한 효능과 중독성을 보유하고 있다. 아편제 중독을 치료하려고 설계됐던 의약품이 문제를 더욱 악화시킬 줄이야!

아편제와 마찬가지로, 최초의 요술반지도 독일의 한 제약사의 실험실에서 발견되었다. 또한 늘 그렇듯 우연히 발견되었는데, 제2차 세계대전 직전인 1930년대 말, 그것을 발견한 회흐스트Hoechst의 화학자들이 찾고 있었던 것은 그게 아니었다. 그리고 발견의 계기가 된 것은 생쥐의 꼬리였다.

회흐스트의 화학자들은 진통제 대신 '근경련muscle spasm 완화제'를 찾고 있었는데, 그 출발점은 아편과 전혀 다른 분자군이었다. 그들은 늘 하던 따분한 일—시재료를 계속적으로 변형하면서, 각각의 분자를 생쥐에게 투여하고 무슨 일이 일어나는지 확인하는 과정—에 몰두하고 있었다. 그 과정에서 예리한 눈을 가진 연구자가 뭔가 이상한 장면에 주목했다. 한 실험약을 투여받은 생쥐가 꼬리를 S자 형태로 들어 올린 것이다. 대부분의 과학자는 그냥 넘어갔겠지만, 그 특별한 연구자는 아편과 관련된 의약품을 연구한 경험이 있었던 터라, 아편제에 취한 생쥐들이 어떤 행동을 하는지 잘 알고 있었다. 아편제에 취한 생쥐들도 꼬리를 S자 형태로 들어 올렸으므로, 그가 어설픈 지식을 갖고 있었다면 "이 새로운 화합물은 모르핀인 게로군"이라고 중얼거리고 넘어갔을 것이다.

단서를 포착한 회흐스트의 연구팀은 후속 실험을 계속했고, 완전히 새로운 뭔가를 발견하는 데 오랜 시간이 필요하지 않았다. 그들이 발견한 것은 강력한 진통제였지만 분자구조가 모르핀, 코데인, 그 밖의 어떤 알칼로이드와도 달랐다. 사실 그 신약은 모르핀만큼 강력하지 않았지만 유의미한 통증 완화 작용을 수행했다. 그리고 실험 동물을 몽롱한 상태dreamy state에 빠뜨리지 않고 흥분시켰으므로, 그런 면에서 아편제보다는 코카인에 더 가까웠다. 그러나 뭐니 뭐니 해도 가장 중요한 것은—아마 회흐스트의 연구자들은 이 부분에서 행운을 빌었을 것이다—, 초기 중독성 테스트에서 모르핀보다 훨씬 더 낮은 수치가 나왔다는 점이었다.

그것은 소가 뒷걸음질 치다 쥐를 밟은 격이었다. 그들은 신약을 페티딘pethidine(미국에서는 메페리딘meperidine으로 더 잘 알려져 있다)이라고 명명했고, 간단한 임상시험에서 좋은 결과가 나오자 독일 시장에 덜컥 내놓았다. 광고 문구에는 "모르핀보다 강력한 진통제로, 부작용이 적을 뿐만 아니라 중독의 위험도 전혀 없다"라고 적혀 있었다.

그러나 그것은 어느 모로 보나 허위광고였던 것으로 밝혀졌다. 페티딘—전쟁이 끝난 후 데메롤Demerol이라는 상품명으로 판매되었다—은 부작용이 많고, 약물상호작용drug-drug interaction 때문에 위험할 수 있으며, 중독성이 없다는 것은 어림 반 푼어치도 없는 소리이기 때문이다. 게다가 그것은 남용되기에 안성맞춤이었는데, 그 이유는 통증을 완화할 뿐만 아니라 활력을 넘치게 했기 때문이다. '많은 부작용'과 '남용 가능성'—그리고 더 새로운 진통제의 등장—때문에, 페티딘은 더 이상 사용되지 않았다.

그러나 페티딘은 뭔가 새로운 가능성을 제시했으니, '모르핀이나 헤로인과 전혀 다르며, 효능이 약간 향상되었지만 중독성은 없는 분자'로 향하는 문을 열었다. 한 역사가는 이를 가리켜 "신약개발에 엄청난 모멘텀을 제공했다"라고 했다.

제2차 세계대전 전후의 몇 년간은 제약업계에 종사한다는 것이 매우 즐겁게 느껴졌던 시기로, 신약들이 기록적인 스피드로 출시되었다. 전쟁 직후 거대 제약사들이 활짝 꽃핀 데는 많은 이유가 있었다. 병사들의 부상을 치료하고 질병을 예방하기 위해, 고고도high altitude와 고혈압이 비행사와 잠수함 승무원에게 미치는 영향을 이해하기 위해, 산소 수준을 더 정확히 측정하고 실험실에서 혈장을 만들기 위해, 각국 정부는 전쟁 중에 많은 돈을 의학연구에 쏟아부었다. 막대한 투자는 과학자들이 인체를 테스트하고 분석하는 데 필요한 도구를 개발하고 방법을 개선하는 데 보탬이 되었다. 연합군의 승리는 연구의 영향력을 대폭 확대했고, 더 많은 연구실을 열게 했고, 특허를 양산했으며, 독일의 과학자들을 미국으로 불러들였다. 전후戰後의 경제부흥은 대학과 공공연구소를 재정적으로 뒷받침함으로써 과학연구의 규모와 범위를 확대하고 화학 발전에 기름을 부었다. 전시戰時의 우선순위에서 해방되어 후한 연구비를 배정받게 되자, 약학은 쾌속질주를 거듭했다.

의학연구 분야의 열정은 대체로 분자생물학에 집중됨으로써, 생명을 더욱 깊숙이 파고들어 미시적 관점(소화, 호르몬 과정hormonal process, 신경전도nerve conduction에 관여하는 개별 분자 수준)에서 연구하는 능력을 향상시켰다. 이처럼 하향이동downward shift한 초점은 개별세포의 작용working of individual cell 수준까지 내려가, 1953년 어떤 의미에서 밑바닥에 이르렀다. 있을 법하지 않은 트리오—미국의 흐느적거리는 대학원생 제임스 왓슨, 영국의 수다쟁이 젊은 연구자 프랜시스 크릭, 재능 있는 여성 과학자 로절린드 프랭클린—가 DNA의 분자구조를 밝힘으로써 유전학 연구의 새 시대를 연 것이었다.

생명의 분자에 대해 많이 알면 알수록 효과적인 약물을 개발할 기회는 많아지기 마련이었다. 이는 '어떤 질병이든 약으로 치료할 수 있다'라는 낙관론으로 이어졌다. 과학자들이 할 일은 단 하나, '질병을 분자 수준에서 충분히 이해한 다음, 그것을 치료할 수 있는 적절한 약물을 만들어내는 것'이었다.

이로써 신약개발에 필요한 세 가지 요건('강력한 새 도구', 증가 일로에 있는 '생명의 분자에 대한 이해', '풍부한 자금')이 갖춰졌다. 성공적인 신약이 등장할 때마다 제약업계에는 신규 자금이 추가로 유입되었고, 제약사들은 점점 더 빨리 성장했다. 미국의 경우, 전후 엄청난 규모의 연방기금이 유입됨으로써 이러한 민간 부문의 성장을 뒷받침했다. 연방정부의 지원은, 새로운 국립보건원National Institutes of Health(NIH)을 통해 수천만 달러의 연구비를 기초의학연구에 지원함으로써 시작되었다. 이러한 트렌드를 가장 잘 읽은—최신 연구결과에 빠삭하고, 최고의 로비스트를 보유하고 있으며, 가장 혁신적인 연구를 수행하는—제약사들은 번성했고, 자원이 부족한 중소업체들은 도산하거나 인수되었다.

회흐스트는 독일에서 번영을 구가했다. 페티딘에 이어, 회흐스트는 전쟁 기간 내내 합성 진통제의 유도체를 더 많이 만들었다. 수백 번의 실패를 거듭한 끝에, 마침내 또 하나의 효과적인—페티딘보다 다섯 배 강력한 효능을 발휘하지만, 중독성이 없는 것처럼 보이는—진통제를 발견했다. 그들은 그 신약을 아미돈amidon이라고 명명했다. 그러나 아미돈 역시 몇 가지 단점이 있었는데, 그중에서도 특히 구역질을 초래하는 경향이 있다는 게 문제였다. 그래서 큰 인기를 끌지 못했다.

그러나 제2차 세계대전이 끝난 후, 아미돈이 미국으로 건너가 메타돈methadone이라는 새로운 이름으로 알려지면서 사정이 달라졌다.

메타돈은 약간 특이한 아편유사제로, 괜찮은 진통제지만 대단한 진통제는 아니었고, 경구로 섭취할 수 있었고, 서서히 작용하므로 체내에서 효능을 발휘하는 데 시간이 좀 필요했고, 다른 진통제들보다 다행감을 덜 유도했다. 그에 더하여 많은 환자에게 메스꺼움을 느끼게 했다. 미국에서 수행된 초기 테스트에서, '중독성이 없다'라는 독일 화학자들의 발견이 확인되는 듯했다. 그러나 점점 더 널리 사용됨에 따라, 메타돈은 모르핀과 마찬가지로 내성을 유발하므로 상당수의 환자들에게 의존성을 형성하는 것으로 밝혀졌다. 그리하여 1947년, 메타돈은 미국의 규제의약품controlled drug 목록에 등재되었다.

메타돈은 진통제로서 많은 돈을 벌어주지 않았지만, 뭔가 다른 점이 있었다. 다행감보다는 불쾌감을 초래했고 주사기 없이 투여될 수 있었기 때문에, 의사들은 '메타돈을 헤로인 중독 치료제로 활용한다'라는 아이디어를 테스트하기 시작했다. 헤로인 중독자들은 메타돈을 별로 좋아하지 않았지만, 메타돈이 헤로인의 금단 증상 중 일부를 완화하는 것은 분명했다. 1950년 몇몇 병원이 메타돈을 이용해 헤로인 중독을 치료하기 시작했다.

제2차 세계대전 기간 동안 미국의 거리에서 헤로인이 사라진 것은 아편의 공급선이 차단되었기 때문이다. 그리하여 전쟁 직전 20만 명이었던 중독자의 수는 1945년 약 2만 명으로, 무려 90퍼센트나 감소했다.《타임》에서 지적한 바와 같이, "약물중독자들이 경험한 역사상 최선의 사건은 아마도 전쟁이었던 것 같다".

그러나 일단 전쟁이 끝나자, 아시아로부터의 공급선이 재확립되어(가장 유명한 것은 터키에서 프랑스를 경유하여 미국에 반입되는 경로로, 프렌치 커넥션French Connection이라고 불렸다) 헤로인이 맹렬히 귀환했다. 그리하여 1950년대에 이르자 헤로인은 이너시티의 흑인 거주 지역에서 교외의 부유한 백인 거주 지역으로, 그리고 재즈 클럽에서 풀 파티pool party로 영역을 넓혔다. 헤로인은 쿨하고 트렌디하고 위험했다. 그리고 돈벌이가 되었다. "정크junk*는 이상적인 제품이다." 윌리엄 S. 버로스는 1959년에 이렇게 썼다. "그것은 궁극적인 상품이다. 거래하는 데 아무런 말도 필요하지 않다. 고객은 하수관으로 기어들어 와 돈 내고 사면 된다."

헤로인 중독 문제가 확대되고 노골화됨에 따라 정부의 시름은 깊어졌다. 강경파들은 "더욱 엄격한 법률, 불관용, 형량 증가가 답"이라고 주장한 반면, 많은 의사와 지역사회 활동가들은 마약 재활치료detox와 동정적 치료compassionate care를 찬성했다. 1963년 대통령 직속 마약 남용 자문위원회Advisory Commission on Narcotics and Drug Abuse는 강경론과 온건론을 절충하여, '마약중독자에 대한 치료 방법 개선'과 '마약 밀매자에 대한 처벌 강화'를 건의했다. "일단 마약에서 손을 씻은 중독자들은 마약 없이도 살 수 있을 것"이라는 가정하에, 거리의 중독자들을 교도소나 재활원으로 보내는 데 치중했다.

---

* 헤로인을 지칭하는 속어.

그러나 예상은 보기 좋게 빗나갔다. 헤로인 중독자의 약 4분의 3은 재활원에서 나온 후 마약에 다시 손을 대기 시작해 몇 달 안에 다시 중독되었다. 심각한 헤로인 중독을 치료하기는 정말 어려웠다.

약물 친화적인(마약 단속이 느슨해진) 1960년대에 들어와 사태는 더욱 악화되었다. 1960년부터 1970년 사이에 미국의 헤로인 중독자 수는 5만 명에서 50만 명으로 급증했다. 그동안 주춤했던 메타돈이 다시 주목을 받은 것은 그즈음이었다. 1950년대에 많은 의사는 마약중독 치료를 기피하는 동안에도—해리슨법이 시행된 이후 얼마나 많은 의사가 '마약중독자를 치료한다는 명목으로 모르핀을 처방했다'라는 혐의로 징역형을 선고받았는지 상기하라—, 몇몇 의사는 마약중독을 여전히 의학적 문제로 간주하고 치료를 계속했다. 예컨대 미국공중보건위생국U.S. Public Health Service 산하 병원에서는, 마약중독자들을 꾸준히 치료하는 가운데 메타돈을 처음 사용하는 의사들이 점점 더 늘어나고 있었다.

헤로인을 메타돈으로 교체하는 데는 여러 가지 이점이 있었다. 첫째, 합성 의약품인 메타돈의 효과는 모르핀보다 더 오래 지속되었으므로, 모르핀을 하루에 네 번 주입할 필요 없이 메타돈 1회 용량이면 충분했다. 둘째, 주삿바늘이 필요하지 않았다. 셋째, 헤로인의 다행감을 초래하지 않으면서 아편제에 대한 신체적 갈망physical craving을 줄일 수 있었다.

1963년 뉴욕에 거주하는 터프하고 다부진 체격의 의사 빈센트 돌Vincent Dole은 연구비를 지원받아 '약물을 이용한 헤로인 중독 치료 방법'을 연구하기 시작했다. 그 당시에만 해도 연구비를 지원받는다는 게 여간 어려운 일이 아니었다. 왜냐하면 그가 연구하고 싶어 하는 약물―모르핀과 메타돈―이 규제의약품이었기 때문이다. 연방마약국Federal Bureau of Narcotics의 수사관에게서 호출을 받았을 때 그런 연구를 한다는 것 자체가 불법이었고, 연구를 계속한다면 병원 문을 닫아야 할 수도 있었다. 돌이 소신을 굽히지 않자 연방마약국은 병원을 폐쇄하려 들었고, 돌은 그들을 상대로 소송을 벌여 적절한 판결을 받아냈다.

돌은 정신과의사인 아내 마리 나이스원더Marie Nyswander, 그리고 신출내기 내과의사 메리 진 크릭Mary Jeanne Kreek과 함께 연구를 시작했다. 그들은 모르핀이 헤로인의 대체물이 아니며, 헤로인 중독자는 더 많은 모르핀을 원할 뿐이라는 사실을 금세 깨달았다. 그러나 메타돈은 그렇지 않다. 첫째, 헤로인 중독자에게 유효용량effective dose을 투여하면 금단증상과 헤로인에 대한 갈망이 가라앉았으며, 더 이상의 메타돈을 요구하지 않았다. 둘째, 메타돈을 투여받은 환자는 모르핀을 투여받은 환자와 달리 다음번 용량을 기다리며 꾸벅꾸벅 졸거나 빈둥거리지 않았다. 그들은 능동적이고 적극적이었으며 심지어 직장에 취직할 수도 있을 것 같았다.

세 사람은 환자들의 요구량이 줄어들어 마침내 메타돈과 결별할 수 있는지 확인하기 위해 메타돈의 용량을 서서히 줄여갔다. 그러나 그건 불가능했다. 어느 선까지 용량을 낮출 수는 있지만, 그 이하로 낮추는 것은 불가능했다. 그 임계량critical amount에 도달하면 어김없이 금단증상이 시작되었기 때문이다.

그렇다면 해결책은, 메타돈을 수년 동안―어쩌면 생이 다하는 날까지—계속 복용하는 것이었다. 헤로인을 끊는 것은 불가능하지만 다른 약물로 바꾸는 것은 가능했다. 그리고 최선의 대체약물은 메타돈이었다. 메타돈을 복용하는 환자는 범법행위를 하지 않았고, 더러운 주삿바늘을 사용할 필요가 없었으며, 과다복용을 하지도 않았다. 그들은 삶을 영위할 수 있었다.

돌과 크릭은 1965년 연구 결과를 처음으로 발표하여, 헤로인 중독 치료의 새 시대를 열었다. 언론이 그 기사를 대서특필하자 다른 의사들의 문의가 쇄도했고, 메타돈 유지 치료법Methadone Maintenance Treatment(MMT)은 헤로인 유행병의 해결책으로 각광을 받게 되었다.

그러나 MMT도 상품인 이상 자이거 사이클을 벗어날 수 없었기에, 선풍적인 인기를 끈 데 이어 깊은 수렁에 빠졌다. 돌은 1965년부터 1970년까지를 밀월 기간으로 기억했다. 의사들은 MMT를 시도하기 위해 난리를 쳤고 모든 대도시에서 MMT를 원했다. 심지어 연방마약국—돌에 의하면 연방마약국은 MMT를 비방하고, 방해하고, 불신하기 위해 갖은 노력을 다했다고 한다—도 상승세를 잠재울 수 없었다.

그러나 MMT의 인기는 결국 부메랑이 되어 돌아왔다. 1970년대 초 메타돈은 매우 빠르고 널리 확산되어 통제가 불가능해졌다. 그것은 열성파(그리고 간혹 무자격 의사들)에게 휘둘려, 돌의 표현을 빌리면 "MMT가 난장판이 되어버렸다". 너무 많은 프로그램이 난립하는 바람에 너무 많은 환자가 관리·감독이나 원칙 없이 메타돈을 투여받았다. 그러자 골수 마약반대 단체는 물론, 헤로인 중독자들 사이에서 메타돈 반대운동이 일어났다. 그들은 구역질과 국가의 통제를 탐탁잖게 여겼다. 심지어 헤로인 중독자들은 메타돈을—나치 시대에 독일에서 개발되었다는 사실에 기반하여—아돌핀adolphine이라고 부르는가 하면 음모론을 제기했다. 많은 중독자는 메타돈 복용을 거부했고, 그들 중 상당수는 헤로인으로 돌아갔다.

1960년대를 마감하고 1970년대에 들어와 마약 단속이 다시 엄격해졌다. 메타돈 요법에 대한 정부의 관리·감독은 더욱 까다로워졌다. 서류 작업은 늘어난 반면 기금은 줄어들었다. MMT의 주안점은 '무제한적 유지indefinite maintenance'에서 '단기적 제어short-term control'로 바뀌었는데, 후자의 골자는 '메타돈을 디딤돌 삼아 다른 완치요법curative therapy(이를테면 심리요법, 행동요법, 12단계 프로그램twelve-step programs, 기도와 명상)으로 넘어간다'라는 것이었다. 새로운 목표는 마약을 완전히 끊게 하는 것이지 평생 동안 조금씩 복용하게 하는 것이 아니었다. 1980년대에 들어와 MMT는 유행에서 뒤떨어졌다. 더욱 최근에는 인기를 되찾았는데, 그 이유는 에이즈 유행에 대한 우려로 인해 더러운 주삿바늘을 줄일 수 있다는 장점이 재평가를 받았기 때문이다. 연구비 지원도 서서히 증가하고 있었다. NIH의 위원회는 1997년 발표한 결의문에서, "마약 사용이 전반적으로 감소하면 범죄행위가 감소하고 바늘과 관련된 질병이 줄어들며 양질의 취업 기회도 증가한다"라는 입증된 이점을 설명했다. 그러면서 "아편제에 의존하는 사람은 모두 합법적으로 MMT에 접근하도록 허용되어야 한다. 메타돈은 현재 FDA의 승인을 받았으며 사용자가 날로 증가하고 있다"라고 권고했다. 한 전문가가 지적했듯이, "적절히 사용된 MMT의 안전성과 효능은, 지구가 둥글다는 명제만큼이나 자명하다".

그러나 MMT가 완벽하다고 주장하는 사람은 아무도 없었다. 메타돈 복용을 시작하는 헤로인 중독환자와 그 가족들 중 상당수는 아직도─유지가 아니라─완치를 꿈꿨지만, 메타돈 프로그램을 이수한 환자 중 절반 이상은 퇴원 후 아편제를 다시 사용하거나, 메타돈에 대한 미련을 버리지 못해(메타돈 자체는 합성 아편유사제라는 점을 명심하라) 프로그램을 다시 시작했기 때문이다. MMT의 영구적인 성공률(만약 '성공'을 '아편유사제를 더 이상 사용하지 않는 것'으로 정의한다면)은 10퍼센트 미만을 맴돌았다.

그것은 아편의 후손들이 공통으로 직면한 냉혹한 현실이었다. 일단 중독이 시작되면, 그것을 끊는다는 것은 끔찍이 어려웠다. 가장 악명 높은 것은 헤로인이었지만 합성 아편유사제도 예외가 될 수 없었다.

데메롤과 메타돈은 시작에 불과했다. 1950년대에 역사상 가장 위대한 신약개발자 중 한 명은 훨씬 더 우수한 진통제를 만들기로 마음먹었다. 그의 이름은 폴 얀센Paul Janssen으로, 너무나 완벽한 성공을 거둠으로써 세상을 놀라게 했으며 그의 발명품은 지금까지도 최고의 자리를 지키고 있다.

그는 벨기에 의사의 아들로 태어나 아버지의 발자취를 따라 겐트대학교University of Ghent 의대를 졸업한 후 의학 교수가 될 예정이었다. 그러나 그는 화학에 열정을 품은 인물로, 신약개발의 아이디어를 갖고 있었다. 그래서 미련 없이 학교를 떠나 아버지에게 돈을 빌려 소규모 제약회사를 설립했다.

친구들에게 '폴 박사Dr. Paul'라고 불렸던 얀센은 드문 재능을 가진 인재였다. 그는 오래된 연금술사의 심장을 갖고 있었으며, 그가 늘 추구한 목표는 '분자를 가장 작은 유효 성분으로 분해하여 정수spirit purified essence에 도달한 다음, 그것을 기반으로 재구축과 첨가를 통해 훨씬 더 향상된 유도체를 만드는 것'이었다. 얀센은 생각이 깊고 집중력이 강해, 한 가지 문제에 정신을 집중하면 해답을 얻을 때까지 포기하는 법이 없었다. 그러나 그는 실험실에만 처박혀 열심히 연구하는 꽁생원이 아니었다. 그는 강인한 정신력을 가진 사업가이자 회사 설립자로서, 예술가이자 화학자의 창의력을 경영자의 재무적 마인드와 결합할 줄도 알았다.

예컨대 그는 모르핀과 같은 천연 아편제의 분자구조를 페티딘과 같은 새로운 합성물과 비교하여 하나의 구조를 공유한다는 점에 주목했다. 그것은 피페리딘piperidine이라고 불리는 육각형 고리 구조였다. 두 가지 진통제의 작용이 유사하다는 점을 감안하여, 그는 피페리딘이라는 비교적 간단한 구조—이것은 나중에 '요술반지enchanted ring'라고 불리게 된다—가 아편유사제의 정수일 거라고 생각했다.

얀센은 아편유사제를 개량하기로

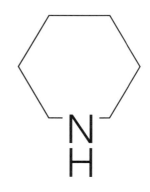

그림 8-1. 요술반지, 피페리딘.

결심했다. 그는 "구식 진통제들이 필요 이상으로 느리게 작동하며 효능이 다소 떨어지는 것은, 중추신경계에 도달하는 데 애로사항이 있기 때문"이라는 점을 알고 있었다. 그건 세포막cell membrane을 쉽게 통과하지 못하는 데서 기인하는데 세포막은 대체로 지방으로 구성되어 있다. 그래서 얀센은 지용성fat-soluble 아편유사제를 만들기 시작했다.

지용성 아편유사제를 만들기 위해, 그의 연구팀은 요술반지를 한복판에 놓고 지용성 측쇄로 그 주변을 에워싸 수십 개의 신약을 신속히 만들었다. 1957년 서른 번째 생일을 맞은 직후, 성장을 거듭하던 그의 회사는 모르핀보다 25배 강력하고 데메롤보다 50배 강력한 아편유사제를 개발했다. 그것은 체내에서 신속히 작용하고 신속히 제거되었다. 페노페리딘Phenoperidine이라고 명명된 그 약은 지금까지도 전신마취제로 사용되고 있다.

그것을 신호탄으로 하여, 얀센이 이끄는 연구팀은 1960년 모르핀보다 100배 강력한 또 하나의 약물을 합성했다. 그것은 그 당시 세계에서 가장 강력한 아편유사제였다. 그들은 그것을 펜타닐fentanyl이라고 명명한 후, 새로운 진통제들로 일가를 이루기 시작했다.

얀센제약은 다른 의약품—획기적인 항정신병약, 마취제, 아폴로 프로그램에서 우주비행사들이 사용한 설사약, 항진균제, 알레르기약—도 많이 개발하여 총 80여 개의 성공적인 신약을 발표했는데, 그중 네 개는 세계보건기구의 필수의약품 목록에 등재되어 있다. 폴 박사가 세상을 떠난 2003년 얀센제약은 전 세계에서 1만 6,000여 명의 종업원을 고용했으며, 한 동료가 말한 바와 같이 "얀센은 역사상 가장 생산적인 의약품 발명가로 명성을 날렸다".

얀센제약은 펜타닐과 그 자매품들을 다양한 알약, 피부 패치제, 심지어 (다양한 환자의 크고 작은 통증을 완화하기 위한) 막대사탕에 첨가했다. 그것들은 지금까지도 통증 관리를 위한 표준 의학도구로 사용되고 있는데, 하나같이 중독성이 매우 높아 법적으로 규제되는 약물들이다. 최근 의사와 사법기관들이 법적 접근성을 엄격히 제한함에 따라 펜타닐이 지하로 들어가자, 외국에서 생산된 펜타닐이 미국으로 반입되고 있다. 펜타닐은 거리에서 점점 더 흔히 사용되고 있는데, 비강흡입용과 경구용이 있고 흡습지blotter paper에 스며든 것도 있으며 헤로인과 혼합해 사용되기도 한다. 그것은 너무 강력하므로 사용자 증가에는 으레 과다 투여가 수반된다.

과거 어느 때보다도 강력한 합성 진통제가 확산됨에 따라, 의사들은 수술 환자의 통증은 물론 그 밖의 심각한 난치성 통증을 더 잘 관리할 수 있게 되었다. 그와 더불어 '더 많은 사람들'에게 '더욱 심각한 중독'의 문호를 개방했다.

만약 과학이 그 문제를 해결하지 않는다면 사법기관이 나설 수밖에 없었다.

리처드 닉슨 대통령은 1971년 마약과의 전쟁Wars on Drugs을 선포했는데, 그중에는 아편 제품과 밀매업자에 대한 대규모 단속이 포함되어 있었다. 마약과의 전쟁이 선포된 배경에는 다양한 요인이 도사리고 있었다. 1960년대의 노골적인 마약 사용에 대한 사회적 반발,

베트남에서 비롯된 참전용사들의 헤로인 중독에 대한 우려, 법치주의를 옹호하는 사회적 여론, MMT와 같은 프로그램이 제한적 성공을 거뒀다는 인식, 닉슨의 지지기반이었던 침묵하는 다수는 '자녀들이 연루될지 모른다는 우려', '거리에서 벌어지는 마약 관련 범죄', '학교에서 떠도는 마약'에 불안해하며 불법 약물의 근절을 원했다. 약물중독을 질병으로 여겨 치료하는 관행은 자취를 감췄다. 작가 필립 K. 딕^{Philip K. Dick}의 견해에 동조하는 대중이 점점 더 늘어났는데, 그는 이렇게 썼다. "약물 오남용은 질병이 아니라 결정이다. 그것은 달리는 자동차가 지나는 길에 발을 들여놓는 것과 같다. 그러므로 그것은 질병이 아니라 판단착오라고 부르는 게 옳다."

'질병이 아니라 결정'이라는 관점에서 보면, 닉슨이 단호하게 선포한 마약과의 전쟁은 납득할 만했다.

마약과의 전쟁은 닉슨에게, 엘비스 프레슬리와 같은 셀럽들을 백악관에서 열린 행사에 초청함으로써 자신이 얼마나 트렌디한지를 과시하는 기회를 제공하기도 했다. 그러나 아이러니하게도 엘비스는 그 당시 다량의 마약을 복용하고 있었다. 닉슨은 얼마 지나지 않아 워터게이트에 연루되어 탄핵되었지만, 마약과의 전쟁을 정강정책으로 내세웠던 공화당은 그게 정치적 필승전략임을 간파했었다. 나중에 낸시 레이건이 부르짖은 "아니라고 말하라^{Just Say No}"라는 말은 그 시대의 마약 퇴치용 주문^{mantra}이 되었다.

그와 동시에 과학자들은 획기적인 과학적 성과에 힘입어 아편이 체내에서 작용하는 메커니즘을 마침내 규명했다. 이로써 마약중독을 끝장낼 수 있으리라는 새 희망이 싹텄다.

1970년대 초, 인체의 많은 과정이 다른 과정과 커뮤니케이션을 하는 것으로 밝혀졌다. 그 커뮤니케이션의 본질은 '하나의 세포가 분비하는 분자를 다른 세포가 감지하는 것'이었다. 커뮤니케이션에서 메시지가 전달되려면, 특정한 분자는 세포 표면의 특정한 수용체receptor와 결합해야 했다. 그에 대한 오래된 설명은 '하나의 자물쇠에 꼭 맞는 열쇠를 상상하라'라는 것이었지만, 체내에서 일어나는 일을 제대로 설명하지 못했다. '하나의 자물쇠와 하나의 열쇠'보다는 '여러 개의 상이한 핀과 여러 개의 상이한 구멍'이 더 적절한 모델이다. 예컨대 동그란 구멍에 커다란 정사각형 핀을 집어넣을 수는 없지만, 조그만 정사각형 핀을 이용하면 대충 집어넣을 수 있다. 또는 '너무 큰 핀'을 깎아 크기를 줄일 수도 있다. 인체 내에서도 그렇다. 수용체 시스템은 약간 느슨하므로, 하나의 완벽한 분자만 아니라 그와 비슷한 분자까지도 인식하여 결합할 수 있다. 어떤 분자가 수용체에 결합하면, 세포 내의 반응에 시동이 걸리게 된다.

일찍이 1800년대 후반에, 독일의 위대한 의사이자 연구자인 파울 에를리히는 인체 내에서 이런 식으로 일어나는 커뮤니케이션을 이론화했다. 그러나 그와 2세대에 걸친 연구자들은 논점을 증명하는 데 어려움을 겪었다. 왜냐하면 인체 내에서는 수용체를 활성화하는 분자들이 소량으로 생산되며, 생산된 후에는 (다음 단계 반응이 일어날 공간을 내주기 위해) 신속히 분해되어 사라지기 때문이다. 그러므로 더욱 정교하고 민감한 실험장비들—결정구조를 연구하기 위한 엑스선 및 전자의 회절diffraction 분석, 세포의 구조를 연구하기 위한 전자현미경, 분자들을 서로 분리하기 위한 초원심분리기·전기영동

법electrophoresis · 크로마토그래피―이 등장한(그리하여 더욱 정교한 연구를 가능케 한) 1950년대와 1960년대까지는, 체내에서 일어나는 커뮤니케이션을 연구하기가 매우 어려웠다.

아편제를 비롯한 여러 약물에 대한 연구도 마찬가지였다. 많은―전부는 아니다―약물들은 세포 표면의 수용체를 활성화함으로써 작용하는데, 특정한 약물이 다른 세포들을 제쳐놓고 일부 세포에만 특이적인 영향을 미치는 건 바로 이 때문이었다. 만약 어떤 세포에 특정 약물에 대한 수용체가 없다면 아무런 일도 일어나지 않았고, 만약 수용체가 있다면 반응이 촉발되었다. 그러므로 약물은 수용체를 찾아내고 연구하는 데 사용될 수 있었다. 또한 약물을 수정하여 구조를 약간 바꾼 후 무슨 일이 일어나는지 살펴보면, 약물이 수용체에 결합하는 메커니즘을 더욱 자세히 알아낼 수 있었다.

'모르핀과 다른 아편 알칼로이드에 대한 수용체가 인체 내에 존재한다'라는 것은 논리적으로 타당한 생각이었다. 그러나 1973년 솔로몬 스나이더Solomon Snyder와 대학원생 캔디스 퍼트Candace Pert에 의해 수용체가 발견될 때까지, 그것은 어디까지나 머릿속의 상상물일 뿐이었다. 스나이더는 임상심리학에 큰 관심을 가진 의학박사였다. 1960년대에 LSD를 비롯한 환각제를 연구하다가, 그는 다른 모든 사람과 마찬가지로 '그런 극소량의 약물이 인간의 정신에 그렇게 심오한 영향을 미치는 과정'을 이해하려고 노력하게 되었다. 그는 '방사성 원자로 태그된 분자를 이용한 실험' 분야의 전문가가 되어, 방사능을 추적함으로써 인체 내의 분자를 추적할 수 있었다. 예컨대 그는 LSD가 체내에 흡수된 후 뇌의 특정 부분에 축적된다는 사실을 발견했다. LSD가 다른 부분을 제쳐놓고 유독 특정 부분에만 축적되는 이유가 뭐였을까? 결론적으로 말해서 그 부분에 LSD 수용체가 존재하기 때문이었다. 존스 홉킨스에 있는 스나이더의 연구실은 약물 수용체 연구 분야의 선두주자로 부상했다.

퍼트는 당차고 역동적인 젊은 여성이었다. 존스 홉킨스 대학원에 입학하기 전, 그녀는 승마를 하다가 불의의 사고로 허리 부상을 입었다. 덕분에 병원 신세를 진 그녀는 모르핀의 경이로움을 개인적으로 경험했다. "모르핀의 작용 메커니즘은 무엇일까?" 모르핀에 대한 그녀의 특별한 관심은, 스나이더의 연구실에서 박사과정을 시작할 때까지도 변함이 없었다. 그런데―과학에서 간혹 일어나는 일이지만―교수와 학생 사이에 오해가 발생했다. 퍼트는 '스나이더가 모르핀 대신 인슐린 수용체를 연구해주기를 바랄 것이다'라고 여기고, 스나이더 몰래 모르핀 수용체를 독자적으로 연구했다(심지어 다섯 살짜리 자녀를 연구실로 몰래 데려와, 한밤중에 모르핀 수용체를 연구하는 동안 망을 보게 했다). 그러나 그건 퍼트의 지레짐작이었다. 사실 스나이더는 대학원생들이 몇 가지 분야를 과외로 연구했으면 좋겠다고 생각하고 있었으며, 그가 생각하는 연구 중에는 아편유사제에 관한 연구도 포함되어 있었다. 어쨌든 두 사람의 이해관계가 맞아떨어져 스나이더와 퍼트는 뇌 안에서 아편유사제 수용체를 발견하게 되었다. 뒤이어 다른 연구자들이 가세하여 아편유사제 수용체가 잇따라 발견되었다. 유심히 살펴볼수록 아편유사제 수용체는 더 많이 존재하는 것처럼 보였다. 지금까지 세 개의 주요 수용체가 발견되었으며 추가로 여러 개의 변이체가 더 발견되었다(뇌 안에 존재하는 아편유사제 수용체가 총 세 개인지 아니면 아홉 개인지를 놓고 지금까지도 논쟁이 벌어지고 있다). 이는 다음과 같은 의문을 제기했다. "양귀비에서 유래하는 분자에 우리의 뇌가 그렇게 많은 수용체를 진화시킨 이유가 도대체 뭘까?" 퍼트가 예상한 바와 같이, "신神은 우리가 아편에 취할까 봐 걱정하여, 우리의 뇌 안에 아편제 수용체를 심어놓지 않은 것 같았다".

그러나 퍼트의 예상은 보기 좋게 빗나갔다. 1975년 두 명의 스코틀랜드 연구자들은 "뇌 안에 존재하는 아편유사제 수용체는 '뇌가 스스로 만들어내는 천연 화합물'과 결합한다"라는 사실을 발견했다. 그 천연 화합물은 엔케팔린enkephalin이라고 불렸으며, 계속 늘어나는 관련 분자군群—이 모든 것은 인체 내에서 만들어지며, 오늘날 엔도르핀endorphin(내인성 모르핀endogenous morphine)으로 총칭된다—중 첫 번째 멤버일 뿐이었다. 엔도르핀은 인체 나름의 아편제our body's own opiate로 간주되며, 우리가 통증을 관리하고 마음을 진정시키고 행복을 느끼도록 도와준다. 우리가 뭔가 기특한 일을 할 때(좋은 소식을 듣거나, 섹스를 하거나, 러너스 하이runner's high를 경험할 때) 인체는 그에 대한 보답으로 우리에게 한턱을 내는 데, 그 메뉴가 바로 엔도르핀(기분 좋게 해 주는 분자)이다. 심지어 우리가 웃을 때도 엔도르핀이 분비된다. 우리는 여러 가지 엔도르핀을 만드는데, 상이한 시간에 상이한 양의 상이한 자극들이 엔도르핀을 분비하게 만든다. 그리고 엔도르핀들은 상이한 수용체들과 결합하여 다양한 방식으로 반응한다. 그 결과 인체는 각양각색의 자연스러운 쾌감을 경험하는 호사를 누리게 된다.

양귀비의 알칼로이드(생아편), 그것을 이용해 만든 아편제, 그리고 합성물은 모두 엔도르핀과 똑같은 수용체를 활성화한다. 그러므로 그것들이 모두 '인간의 넋을 빼는 약물'이라는 것은 전혀 놀랍지 않다.

스나이더와 퍼트의 초기 연구는 모든 수용체로 확산되었다. 오늘날 우리는 그들보다 훨씬 더 정교한 도구를 이용하여 세포 수용체를 연구하고, 그것을 자극하거나 차단하는 방법을 궁리한다. 현대의 약물 생산 중 상당 부분은 그들의 연구에 기반하고 있다. 기존의 약물들은 종종 수용체를 찾아내기 위해 사용되며, 일단 수용체가 발견되면 그것을 켜거나 끄는 방법을 연구함으로써 신약을 개발하고 인체의 작동 메커니즘을 더 잘 이해할 수 있다. 그것은 일종의 선순환^{virtuous cycle}으로, 신약을 이용하여 인체를 더 잘 이해한 다음, 그 이해를 바탕으로 '더 나은 차세대 신약'의 개발에 박차를 가할 수 있다. 그것은 비용과 노력이 많이 드는 매우 중요한 작업이다.

아편유사제 수용체와 리간드^{ligand*}의 발견은 통증 관리의 새로운 문을 열었다. 70년 전 유기화학자들이 '모르핀 분자를 약간 조작하면 중독성 없는 대체물을 만들 수 있을지 모른다'라고 꿈꿨던 것처럼, 이제 분자생물학자들은 새로운 방법(새로 발견된 아편제 수용체를 조작함)을 꿈꾸게 되었다. 아편유사제 수용체는 작용제^{agonist}—모르핀, 헤로인, 옥시코돈, 펜타닐은 모두 작용제다—라고 불리는 분자에 의해 자극되지만, 대항제^{antagonist}—수용체에 결합하여, 수용체를 켜는 대신 끄는 분자—라고 불리는 분자에 의해 차단될 수도 있다. 대항제가 수용체를 차단하면, 다른 어떤 분자도 수용체를 활성화할

---

* 수용체에 특이적으로 결합하는 물질.

수 없다. 연구자들은 이 원리를 아편유사제 수용체에 적용하여, 날록손naloxone(나르칸Narcan이라는 상품명으로 판매된다)과 같은 대항제를 개발했다. 날록손은 아편유사제 수용체에 결합하지만, 작용제들과 달리 수용체를 차단한다. 한 웹사이트에서는 이렇게 비유했다. "나르칸을 투여하는 것은 휴대폰의 지문인식기에 스카치테이프를 붙이는 것과 같습니다. 지문인식기를 테이프가 가리고 있으면, 당신의 손가락을 아무리 갖다 대도 휴대폰이 반응하지 않을 겁니다."

나르칸은 아편유사제 수용체에 매우 강력하게 달라붙으므로, 일단 수용체를 차지하면 어느 누구에게도 자리를 양보하지 않는다. 그러므로 어떤 약물도 수용체를 켤 수 없다. 나르칸 1회 용량이 아편중독자의 생명을 살릴 수 있는 것은 바로 그 때문이다. 혈류 속에는 여전히 아편유사제가 흘러넘치며 '빈 수용체'를 찾지만, 아무리 눈을 씻고 봐도 아편유사제가 발 디딜 곳은 단 한 군데도 없다. 그 결과 사용자에게는 끔찍하지만, 중독자의 생명을 살리려고 노력하는 간병인에게는 거의 기적에 가까운 일이 일어난다. 나르칸은 아편유사제의 다행감을 완전히 제거하므로, 아편중독자를 즉각적으로 금단 증상에 몰아넣는다. 그와 동시에 그것은 과다 투여를 당장 중단시키므로 희생자를 죽음 일보직전에서 돌려세운다.

연구자들은 아편제 수용체를 조절할 수 있는 신약을 점점 더 많이 만들어내고 있다. 새로운 작용제와 대항제, 부분 작용제partial agonist, 작용-대항제agonist-antagonist(어떤 조건에서는 작용제로 작용하고, 어떤 조건에서는 대항제로 작용하는 분자), 특정 수용체에 선택적으로 특이적인 분자, 농도에 따라 다르게 작용하는 분자, 더 빠르거나 느리게 작용하는 분자, 신속히 몸 밖으로 배출되거나 오랫동안 몸 안에 머무는 분자, 아편제를 사용하지 않고 수용체를 선택적으로 켰다 껐다 할 수 있는 분자.

1970년대와 1980년대에 들어와, 이처럼 빨리 발전하는 과학이 헤로인/아편유사제 중독 문제를 해결할 수 있을지 모른다는 희망이 다시 고개를 들었다.

그러나 그건 헛된 희망이었다.

한 존경받는 전문가가 의학 모임에서 강연하는 도중, 미국은 전 세계적으로 고조되고 있는 마약 위기의 한복판에 있다고 한탄한다. 미국의 아편제 소비량은 오스트리아·독일·이탈리아의 소비량을 합친 것의 15배인데, 그중에서 정당한 의학적 이유로 사용되는 것은 겨우 20퍼센트에 불과하다. 믿을 만한 소식통에 의하면 미국 의료 전문가의 거의 4분의 1이 은연중에 아편제를 선호한다고 한다. 이 문제는 1913년 한 신문에 보도된 것을 시작으로, 100년이 넘도록 과학 연구, 사회적 프로그램, 정부 발표문에서 지속적으로 언급되었다. 그럼에도 그에 대한 의혹이 해명되기는커녕 점점 더 눈덩이처럼 커져왔다.

오늘날 세계 인구의 5퍼센트 미만인 미국인들이 전 세계 아편유사제의 80퍼센트를 소비하고 있다. 아편유사제—합성물과 비합성물 모두 포함—에 대한 처방은 1992년부터 2015년 사이에 두 배로 늘어났고, 같은 기간에 과다 투여로 인한 사망자 수는 거의 다섯 배로 늘어났다. 오늘날 아편유사제는 자동차 사고와 총기 살인을 합친 것보다 더 많은 미국인의 목숨을 앗아 가고 있다.

어쩌다 이런 일이 일어난 걸까? 아이러니하게도 과학이 일익을 담당했다. 중독성 없는 진통제를 찾던 제약사들은 열심히 노력했음에도 뜻을 이루지 못했고, 그 과정에서 더욱 많은 진통제—더욱 강력하고, 더욱 표적지향적인 아편유사제—들이 발견됨으로써 가용 아편유사제와 관련 의약품(속효성/지효성速效性/遲效性 진통제, 서방형徐放型 진통제, 남용을 방지하기 위해 코팅된 진통제, 모든 수준의 통증에 대한 맞춤형 진통제 등)의 총수總數가 매년 늘어났다. 그런 진통제들 외에, 아편유사제 중독을 치료하는 약물(메타돈과 부프레노르핀buprenorphine), 아편유사제의 작용을 역전시키는 약물(날록손 등), 아편유사제와 관련된 변비를 치료하는 약물, 환자들의 원기를 북돋움으로써 치유를 돕는 약물, 혈기왕성한 환자들을 진정시킴으로써 수면을 돕는 약물 등도 개발되었다.

아편유사제의 유행을 부추긴 또 다른 요인은 '돈'이다. 처방용 아편유사제의 시장 규모는 연간 100억 달러이고, 2017년에 발행된 진통제 처방전은 3억 장으로 항생제에 이어 2위를 차지했다. 아편유사제에 수반되는 떡고물(보조 약물ancillary drug로 인한 수입, 음지에서 오가는 불법 자금, 번창하는 재활원·갱생원·중독치료 사업에서 올리는 수입)이 짭짤하다는 것은 두말할 나위도 없다.

그것은 거대한 산업이다. 그리고 대부분의 시장 참가자들은 다람쥐 쳇바퀴 돌듯 계속되는 사업에서 기득권을 누리고 있다. 지난 한 세기 동안 그래왔듯이, 제약사들은 '새로운 중독 방지용 제제'를 선전하고, 재활센터들은 '더욱 효과적인 프로그램'을 약속하고, 정부는 '마약과의 전쟁을 수행하기 위한 새로운 노력'을 발표한다. 아편유사제의 역사를 연구하는 사람들의 입장에서 볼 때, 이러한 노력들 중 대부분은 소름이 끼칠 정도로 익숙하다. 예컨대 도널드 트럼프가 최근 내놓은 '마약 밀매자들을 사형에 처한다'라는 발상은 1950년대의 공산주의자들이 써먹었던—그리고 어느 정도 효과를 봤던—것과 똑같다. 그런 유類의 프로그램들은 서구 민주주의보다는 중앙집권화된 전체주의에 훨씬 잘 어울린다. 제약사가 새로 내놓은 제제, 재활센터가 새로 설계한 프로그램, 정부가 새로 발표한 계획은 아무리 많은 혜택을 약속해도 '빛 좋은 개살구', '속 빈 강정'일 뿐이다. 그러는 가운데서도 돈은 계속 돌고 돈다.

　내 말이 냉소적인 것처럼 들리겠지만, 사실이 그렇다. 언뜻 보면 많은 사람이 이런 악순환의 고리를 끊고 싶어 하고, 많은 기관이 아편유사제를 단속함으로써 중독과 과다 투여의 저주를 끝내고 싶어 하는 것처럼 보인다. 그러나 그건 모두 허상이다. "모든 시장 참가자를 배후에서 조종하는 것은 돈"이라는 간단한 사실을 애써 외면하지 말라.

　그리고 시장 참가자들 중에는 의사들도 포함되어 있다. 제약사들은 자신들의 제품을 선전하는 데 일가견이 있으며, 그러한 노력 중 상당 부분은 의사들을 구워삶아 자신들의 최신 블록버스터를 처방하도록 만드는 데 할애된다. 옛날에는 제약사들이 자사 제품을 떠들썩하게 선전하고, 의사들에게 밥을 사거나 고급 담배를 권하는 게 상례였다. 그러나 요즘에는 의사들에게 자문료나 연구비를 지불하고, 열대 리조트에서 열리는 동계 컨퍼런스에 초대하여 다른 의사들—제약사의 입장을 대변하는 전문가—의 연구 발표를 듣게 한다. 이러한 컨퍼런스에서 발표되는 연구는 제약회사의 재정적 지원하에 수행된 것으로 제약사의 입맛에 맞도록 설계되는 경우가 비일비재하며, 제약사의 연구진이 논문 집필에 관여하는 경우도 있다. 제약사는 유명 저널에 그런 논문이 게재되도록 막후에서 영향력을 행사하며, 부정적인—떠오르는 약품을 매장할 우려가 있는—연구 결과는 적당히 무마하거나 사장死藏시키려 노력한다. 이처럼 과학적이고 설득력 있게 포장된 의약품들은 수익성이 좋다.

또한 의사들은 치료법의 트렌드에 종속되어 있다. 예컨대 1980년대와 1990년대에, 통증관리 분야를 선도하는 전문가들 중 일부는 "정당한 의학적 이유로 아편유사제를 복용하는 환자들은 중독될 가능성이 낮다"라고 주장했다. 그런 주장의 밑바탕에 깔린 메시지는 "설사 용량이 높더라도 통증이 관리될 때까지 과감하게 처방하라"라는 것이었다. 제약사들은 '점점 더 강력해지는 아편유사제 유도체'로 그런 의사들에게 보답함으로써, 더욱 강력한 반합성물(예: 옥시콘틴)과 합성물(예: 펜타닐)의 인기몰이를 주도했다. 강력한 아편유사제는 갈수록 점점 더 흔해지는 의료관행으로 자리 잡았다.

시간—특히 만성통증 환자들(이들 중 상당수는 복잡한 병력을 갖고 있으며, 간혹 통증의 원인을 진단하기가 매우 어렵다)에게 할애할 시간—이 부족한 의사들에게, 아편유사제는 그야말로 안성맞춤이었다. 그런 환자들은 자신의 상태를 설명하느라 많은 시간을 허비할 수 있었으며, 진정한 원인을 발견하기가 너무 힘들었다. 그럴 때 아편유사제를 처방하는 것만큼 손쉬운 해결책은 없었다.

그러나 그것은 완벽한 해결책과 거리가 멀어도 한참 멀었다. 환자들은 맨 처음 비교적 저용량으로 통증을 완화할 수 있었지만, 그 후 '동일한 효과를 다시 얻으려면 용량을 늘려야 한다'라는 사실을 깨달았다. 그것은 약물내성drug resistance의 징후였다. 원래의 통증은 금단증상(또는 용량 부족으로 인한 고통)으로 대체되거나 업그레이드되었다. 이제 통증 환자가 아편유사제에 중독되는 것은 시간문제였다.

아니나 다를까. 21세기 첫 10년 동안 아편유사제 처방이 최고조에 이른 후 의존성과 중독증이 만연하자, 교훈—이것은 의사들이 1840년대에 아편과, 1890년대에 모르핀과, 1900년대에 합법적 헤로인과 씨름하며 얻었던 교훈과 똑같다는 점을 상기하라—이 명백해졌다. 옥시코돈과 펜타닐의 처방이 증가할수록, 두 가지 약물은 (합법적인 처방을 통해 구입한 환자나 불법적인 방법으로 입수한 밀매자를 통해) 거리로 나갔다. 일부 중독자들은 닥터쇼핑doctor-shopping의 귀재로, 이 의사 저 의사를 찾아다니며 통증을 호소하고 처방전을 발급받았다. 그들은 이렇게 구한 처방전을 복사하여 여러 약국에서 아편유사제를 구입한 후, 일부는 직접 복용하고 일부는 되팔았다. 그리하여 처방용 아편유사제의 거대한 암시장이 형성되었다.

2010년 언론과 대중은 '또 한 번의 아편유사제 위기에 직면했다'라는 사실을 깨닫고 브레이크를 걸었다. 그리하여 지난 몇 년 동안 아편유사제 소비는 소폭 감소했다. 의사들은 1980년대의 "용량을 가리지 않는 통증 관리"라는 사고방식에서 탈피하여, "위험과 이점의 균형risk-benefit balance"이라는 기치를 내걸고 아편유사제 처방을 줄이고 있다. 유행병 같은 중독증과 싸우기 위해 아편유사제의 유통을 통제한 정부의 노력도 한몫했다. 정부는 남용을 줄이기 위해 제약사에서부터 최종 사용자에 이르는 약물의 흐름을 면밀히 추적했다. 많은 제약사는 정부의 전략에 협조하려고 안간힘을 쓰고 있는 듯하다. 그들은 남용방지 제형abuse-deterrent formulation을 지속적으로 개발하는 한편, 왁스코팅wax coating과 서방형 제제를 이용해 아편유사제의 혈중 농도가 급상승하는 것을 막고 있다.

그러나 주지하는 바와 같이, 약물중독자들도 약물공학자drug engineer에 못지않게 혁신적이다. 아편유사제의 남용을 억제하는 새로운 모델이 출시되자마자, 일부 중독자들은 망치로 부수거나, 껍질을 벗기거나, 코로 흡입하거나, 깨물거나, 용해시키는 방법을 개발하여 첨단 기법을 간단히 무력화시켰다.

분명히 말하지만, 마약은 언제나 그 자리에 있다. 여러 겹의 보호 장치를 아무리 덧씌워도, 모든 아편유사 진통제의 핵심에는 아편유사제 자체가 들어 있다. 알약을 복용하고 나면, 조만간 아편유사제가 뇌 안의 수용체에 도달한다. 아편유사제가 수용체에 결합하면, 수용체가 작동을 개시하여 연쇄적인 생화학 반응을 일으킨다. 그러면 통증이 가라앉고, 정신이 고양되고, 관절이 잠시 동안 부드러워진다. 양귀비가 수확되고, 연구실에서 합성 버전을 만들고, 의사들이 처방전을 발급하는 한, 거리 어딘가에는 늘 아편유사제가 도사리고 있기 마련이다. 의사들이 늘 아편유사제를 처방하는 이유는, 뭐니 뭐니 해도 그게 최고의 진통제이기 때문이다.

궁극적으로 옥시코돈이나 펜타닐이나 그 밖의 의약품등급 아편유사제pharmaceutical-grade opioid를 구하지 못한 중독자는 늘 헤로인에 기

278

댈 수 있다. 처방용 아편유사제 암시장에 대한 단속이 강화됨에 따라, 헤로인 사용이 폭발하고 있다. 최근 까다로워진 감시 활동으로 인해 합법적인 방법을 통해 의사들에게 처방받는 것을 기대하기가 어려워지자, 많은 중독자는 무심코 '옛 애인'으로 갈아타고 있다. 오늘날 거리에는 저렴하고 풍부한 헤로인이 범람한다. 오늘날 강력한 아편유사제(옥시콘틴 또는 그 이상)의 가격은 한 알에 30달러에서부터 100달러까지 부르는 게 값이지만, 헤로인은—도시에 따라 다르지만—한 봉지에 10달러쯤 된다. 많은 곳에서, 담배 한 갑보다 싼 가격으로 헤로인 1회분을 구입할 수 있다. 헤로인의 효과는 과거 어느 때보다도 강력하며, 약간의 펜타닐을 뿌리거나 다른 합성물을 가미하면 더욱 강력해진다. 만약 거리에서 구입한다면 그게 얼마나 강력한 효과를 발휘할 것인지 예상할 수 없다. 그러니 과다투여가 횡행할 수밖에. 게임의 유일한 승자는 제약사인 듯하다. 제약사들은 몇 년에 한 번씩 새로운 아편유사제 유도체를 출시하며, "완전히 새로운 결과를 약속할 수 있는 남용방지용 신제품"이라고 선전한다. 그러나 하나의 신제품이 실패할 때마다, 새로운 신제품이 (모르핀 중독 문제를 해결해주겠다고 호언장담했던 헤로인처럼) 호언장담을 하며 나타난다. 효능을 테스트하기 위해 수백만(또는 수천만) 달러가 투자되었겠지만, 효과는 거기서 거기일 뿐이다.

그런데 왜 하필 미국일까? 많고 많은 나라 중에, 아편유사제가 미국의 특별한 문제로 대두된 이유가 도대체 뭘까? 이 문제를 다년간 생각해온 전문가들은 몇 가지 유력한 용의자를 지목하고 있다. 첫 번째 용의자는 미국 의료체계의 구조로, '단기적인 치료'를 강조하고, '강력한 기술'에 의존하며, '모든 문제를 약으로 해결할 수 있다'라는 편견이 지배하는 게 문제다. 두 번째 용의자는 경제 체제로, 판매 및 이윤 증가에 초점을 맞추고 있다. 미국은 부유한 사회여서 과중한 약제비를 감당할 수 있기 때문이다. 세 번째 용의자는 마음가짐으로, 마약중독은 의학적 문제가 아니라 형사상 문제라는—이제는 고정관념이 되어버린—사고방식이다. 이런 사고방식은 많은 돈을 형사사법시스템criminal justice system, 경찰, 마약단속국Drug Enforcement Administration(DEA), 교도소에 쏟아붓고, 다른 나라에서는 잘 작동하는 의학적 접근 방법—청결한 주삿바늘 프로그램clean-needle program, 마약중독 카운슬링, 일부 마약의 합법화—에 투자되던 돈을 회수하게 만들었다. 마지막 용의자는 특별한 국민성이다. 미국인들은 자유를 사랑하며, 원하는 것은 뭐든—설사 마약 복용이라도—해야만 직성이 풀린다.

한 가지 걱정되는 것은, 미국인이 아편유사제에 이끌리고 있는 이유가 거의 2세기 전 중국인들이 그랬던 이유와 똑같다는 것이다. 중국인들에게 아편유사제는 일종의 도피 수단이었다. 한 아편유사제 전문가가 말하기를, "우리는 아편유사제의 큰 문제가 중독이라고 생각했다. 그러나 이제야 문제의 본질을 깨달았다. 아편유사제를 복용하는 사람들은 고단한 삶에서 탈출하고 싶어 한다". 이것은 위험 부담이 많은 모험주의adventurism의 뒷면이라고 할 수 있다.

삶에서 도피하고 싶어 하는 사람들의 공통점은 약골wimp이라는 것이다. 최근 열린 심포지엄에서 한 의사가 말했듯이, "미국인들은 고통을 회피하려 한다". 우리는 언제부턴가—부분적으로 의약품의 품질 덕분에―통증에 익숙하지 않게 되어, 이제 그것을 감당하는 것을 꺼리고 있다. 그리고 그것은 신체적 통증physical pain에 국한되지 않는다. 경미한 불안증에서부터 경미한 우울증에 이르기까지, 우리는 모든 종류의 심리적 불편감psychic discomfort에 대한 저항력이 떨어졌다.

미국인은 어떤 종류의 불편함에 직면하든 의사에게 약을 달라고 조르고, 의사들은 대수롭지 않게 약을 처방해준다. 물론 모든 미국인이 엄살을 떠는 건 아니다. 수백만 명의 미국인들은 심각하고 장기적이고 실질적인 통증, 심각한 우울증, 장애를 초래하는 불안증에 직면해 있으므로, 아편유사제나 항우울제나 신경안정제를 이용해 질병을 다스려야 한다. 그러나 이론적으로 모든 국가와 문화권에서 그런 범주에 속하는 환자의 비율은 비슷하다. 그럼에도 병원과 거리에서 아편유사제를 사용하는 미국인이 그렇게 많은 이유가 뭘까? 다른 나라 사람들보다 더 많이 아파서? 미국에는 정신병 환자가 더 많아서? 미안하지만, 그런 얼토당토않은 핑계를 뒷받침할 만한 증거는 없다.

이와 같은 이슈들은 매우 복잡하며―인체의 작용 메커니즘만큼이나 복잡하다―해결하기가 벅차도록 어렵다. 아편유사제는 궁극적인 사례다. 왜냐하면 한 전문가가 말했듯이, 아편유사제 의존성opiate dependence은 '습관'도 아니고 '정서적 갈망emotional craving을 향한 맹목적 질주'도 아니기 때문이다. 아편중독자의 존재에 있어서 아편유사제는 음식이나 물만큼이나 기본적인 요소이며 생리화학적인 팩트physiochemical fact다. 중독자의 몸은 아편유사제에 화학적으로 의존한다. 왜냐하면 아편유사제는 인체의 화학을 실제로 바꿔, 주기적으로 시동을 걸어주지 않으면 제대로 작동할 수 없도록 만들기 때문이다.

혈중 약물 농도가 임계치 밑으로 내려가면 약물에 대한 굶주림이 생겨 중독자를 불안과 초조에 빠뜨린다. 이때 약물을 공급해주지 않으면 불안과 초조가 악화되어 사망을 초래할 수도 있다. 엄밀히 말해서 그것은 병사病死가 아니라 아사餓死라고 할 수 있다. 다음과 같은 점을 명심하기 바란다. "아편유사제를 거부당한 중독자들은 단지 불편한 게 아니라, 아편유사제에 굶주리고 있는 것이다."

정치가들이 내세우는 온갖 프로그램, 의학적 연구, 경찰 태스크 포스, 사회활동가들의 최선의 노력에도 불구하고, 마약중독률은 상승일로에 있다. 미국인들은 나이가 들어감에 따라 더 많고 더 강력한 아편유사제를 계속 복용하게 될 것이며, 제약사들은 이윤을 계속 챙길 것으로 예상된다. 천년 동안 내려온 아편의 스토리는 새로운 시대를 맞아 다시 쓰일 것이다.

9장

스타틴: 나의 개인적 판단

그것은 한 통의 스팸메일처럼 보였다. 평소 같았으면 휙 던져버렸겠지만, 발신인 주소가 지역의 병원으로 되어 있기에 호기심에 한번 열어봤다. 그 속에는 생전 처음 듣는 의사에게서 온 안내 편지가 들어 있었다. 그는 나에게 '청하지도 않은 조언'을 했는데, 그 내용인즉 "귀하의 진료기록을 검토해보니 심장병의 위험이 정상보다 높은 것으로 나타나, 스타틴statins 복용을 고려해야 할 것으로 사료됩니다"라는 것이었다. 그는 심지어 인기 있는 스타틴 제제들의 이름이 적힌 목록을 첨부했다. 스타틴 복용을 강요한 건 아니지만, 그런 거나 마찬가지였다.

우와, 이게 뭐지? 지역의 병원에서 '어떤(지금껏 자각증상을 느끼지 않았던) 질병을 예방하기 위해 어떤(내가 전혀 모르는) 약물을 복용하라'라는 조언을 받다니! 매년 건강검진을 받는 동안 나의 주치의는 단 한 번도 스타틴을 언급한 적이 없었다. 그런데 뜬금없이 그런 안내 편지를 받게 된 이유가 뭘까?

그 의문을 해결하기 위한 나의 노력은 6개월에 걸친 오디세이로 이어져, 오늘날 즐비한 고가 약물들big-money pharmaceuticals 사이에 위치한 '희한한 영역'을 탐험하게 되었다. 나는 그 탐험을 통해 미국의 의료관행이 어떻게 바뀌고 있는지를 배웠다. 나는 오늘날의 처방약 실상을 이해했고, 대대적인 약물 과장광고를 꿰뚫는 유용한 트릭을 얻었으며, 널리 권장되는 약물요법의 이점이 얼마나 미미한지를 깨달았다. 그중 몇 가지 교훈에 놀라 까무러칠 뻔한 적도 있었다.

주지하는 바와 같이 스타틴은 경이로운 약물이다. 1980년대에 스타틴이 등장한 것은, 의학계의 진정한 획기적 사건이었다. 그것은 혈중 콜레스테롤 수준을 극적으로 낮췄고, 오늘날 가장 파괴적인 질병 중 일부의 치료와 예방에 도움이 되었다. 현재 수천만 명의 지구촌 주민들이 스타틴을 복용하고 있다. 그것은 다른 어떤 계열의 약물보다도 많이 연구되었고, 많은 환자에게 투여되었으며, 많은 논문이 출판되었다. 그것은 수만 명의 목숨을 살렸으며, 대부분의 다른 처방약에 비해 매우 경미한 부작용을 초래한다. 특허가 없는 것도 많고 제네릭 약물도 많이 나와 있으므로, 매우 저렴하게 사용할 수 있다.

스타틴이 세계적 베스트셀러라는 것은 전혀 놀라운 사실이 아니다. 그러나…

한 저명한 심장 전문의가 최근 발표한 총설논문에서 지적한 바와 같이, "가장 명망 있는 의학저널에 100만 환자년$^{patient\ years*}$에 달하는 임상시험 데이터와 논문이 실렸음에도 불구하고, 그렇게 많은 논란이 해결되지 않고 넘어간다는 것은 아이러니한 일이다. 스타틴이 보건의료 분야에서 차지하는 위치를 감안할 때 더욱 그렇다." 더 많은 데이터가 축적될수록 결론은 더욱 모호해진다.

이러한 난맥상은 엄청난 매출 성장세와 뒤얽혀 골치 아픈 의문을 낳는다. 일부 건강 전문가는 이렇게 반문한다. "스타틴이 얼마나 대단하면, 쉰다섯 살이 넘는 사람 가운데 거의 모두가 복용하고 있겠어요?" 스타틴은 비교적 신약에 속하는데, 혹시 우리가 모르는 장기적인 부작용을 초래하는 것은 아닐까? 스타틴의 효과에 대한 맹신이 사람들에게 나쁜 식습관("나는 스타틴을 먹고 있으니까, 아무 음식이나 먹어도 괜찮아")을 조장하는 것은 아닐까? 그리고 더 기본적인 수준에서, 만약 콜레스테롤 강하제가 건강에 이롭다면, 많은 전문가가 아직도 험담하는 이유가 뭘까?

스타틴에 대해 많이 알면 알수록, 내 머릿속에 떠오르는 의문은 더욱더 많아진다.

스타틴의 스토리는 1960년대 중반에 시작되었다. 엔도 아키라$^{遠藤\ 章}$

---

* 환자년이란 '환자의 수'에 '약물 투여 기간'을 곱한 것을 말한다. 10만 명의 환자들에게 10년 동안 투여했다면, 10만×10년=100만 환자년이 된다.

라는 일본의 한 대학생이 인생을 바꾼 책을 읽었는데, 그것은 (푸른곰 팡이류^{Penicillium}의 곰팡이가 분비하는 페니실린을 발견한) 유명한 의학자 알렉산더 플레밍의 전기였다. 그때 '곰팡이가 의약품을 만들 수 있을 지도 모른다'라는 생각이 엔도의 뇌리를 스치고 지나갔다. "곰팡이는 버섯과 함께 균류^{fungus}에 속하는데, 아시아에서는 균류가 오랫동안 건강기능식품과 의약품으로 사용되어왔다. 그렇다면 곰팡이가 만들 수 있는 중요한 의약품에는 또 뭐가 있을까?"

엔도는 그 의문을 해결하는 데 평생을 바쳤다. 신약개발 경력을 쌓기 시작할 때, 그는 뉴욕시의 알베르트 아인슈타인 의대에서 1960 년대의 문화적 격동기를 보내며 약간의 문화 충격을 경험했다. 그러 한 충격의 일부는 미국의 부^{富}와 권력을 상징하는 마천루, 허슬, 돈, 음악에서 비롯되었다.

음식물도 문화 충격에 일익을 담당했다. "미국에는 일본보다 과 체중 노인이 더 많고, 과식이 유행한다는 데 놀랐다." 그는 이렇게 썼 다. "내가 거주하는 브롱크스의 주택가에는 노인 부부들이 많이 살았 는데, 심장마비에 걸려 앰뷸런스에 실려 가는 노인들이 종종 눈에 띄 었다."

그 당시의 다른 의학 전문가들과 마찬가지로 엔도는 세 가지 요 인들—식사, 지방, 심장병—을 연관시켰다. 의사들은, 심장병 환자 들 중 상당수의 동맥이 '축적된 지방'에 막혀 심장으로 가는 혈류가 감소한다는 사실을 알고 있었다. 그들의 동맥을 면밀히 살펴본 결 과, 그 축적물은 대체로 콜레스테롤로 구성된 것으로 나타났다. 많 은 연구들은 '혈중 콜레스테롤 수준과 심장병 사이', '포화지방(기름진 고기, 유제품, 라드에서 유래함)이 풍부한 식사와 혈중 콜레스테롤 수준 사이'의 상관관계를 증명했다. 그리하여 다음과 같은 큰 그림이 그려졌다. "포화지방saturated fat이 풍부한 식사는 고콜레스테롤혈증hypercholesterolemia을 초래하고, 그로 인해 동맥이 막혀 심장마비가 발생한다."

만약 그게 사실이라면, 당신은 콜레스테롤 수치가 높아지는 것을 원치 않을 것이다. 그러나 당신은 그게 너무 낮아지는 것도 바라지 않을 것이다. 왜냐하면 적당량의 콜레스테롤은 건강에 필수적이기 때문이다. 콜레스테롤은 전신과 모든 기관에 존재하며, 모든 세포막(신경세포막 포함)의 핵심적인 구성요소다. 콜레스테롤은 당신의 뇌중 상당 부분을 차지하며, 당신의 몸은 콜레스테롤을 이용하여 (비타민 D에서 담즙산에 이르기까지) 각종 필수품들을 만든다. 당신의 몸이 필요로 하는 콜레스테롤 중 4분의 3은 간에서 생산되고, 나머지 부분은 식사에서 조달된다.

심장병과 관련된 콜레스테롤은 식이지방dietary fat과 관련된 것으로 여겨졌다. 그리고 심장병은—지금도 마찬가지지만—미국 최고의 킬러였다. 1960년경 미국의 심장 문제는 최고조에 달했고, 그로 인한 사망이 전체 사망에서 차지하는 비율은 치솟았다. 그건 아마도 흡연, 음주, 스트레스, 'TV나 책상 앞에 오래 앉아 있기' 때문이었을 것이다. 그리고 주범은 지방과 콜레스테롤이 풍부한 식품이었다.

"만약 높은 수준의 콜레스테롤이 범인이라면," 엔도는 이렇게 생각했다. "곰팡이가 콜레스테롤을 물리칠 수 있는 의약품을 만들어줄 것이다." 그는 콜레스테롤을 낮춰주는 경이로운 약물, 페니실린의 심장병 버전을 꿈꿨다.

도쿄로 돌아와 제약사에 취직한 후, 엔도는 연구를 시작했다. 그는 균류를 하나씩 수집하여 실험실에서 배양한 후, 그들이 생산하는 화합물의 수프를 테스트했다. 거의 4,000가지에 달하는 상이한 종種들을 검토한 끝에, 마침내 원하던 것을 발견했다.

때는 1972년의 어느 날이었다. 그가 발견한 물질의 생산자는, 교토의 한 곡식가게 구석에서 쌀자루를 망친 청록색 곰팡이였다. 그것은 공교롭게도 푸른곰팡이의 일종이었다. 그 곰팡이는 콜레스테롤 수준을 극적으로 낮추는 화합물을 만드는 것으로 밝혀졌고, 그 화합물은 엔도가 애타게 찾아온 것과 정확히 일치하는 것처럼 보였다. 몇 달 동안 정제와 테스트를 거치며 그는 점점 더 열광했다. 그의 말을 빌리면, "그 화합물은 극단적으로 강력했다".

그의 연구에 따르면, 그 화합물은 인체의 콜레스테롤 생산 능력을 차단함으로써 작용했다. 즉, 그것은 콜레스테롤 생산의 초기 임계점critical early point에서 필요한 효소를 차단했는데, 그 효소의 이름은 HMG-CoA 환원효소HMG-CoA reductase였다. (쉽게 말해서, HMG-CoA 환원효소를 차단한다는 것은 조립 라인의 시작 부분에서 기계를 망가뜨리는 것이나 마찬가지였다.) 그 약물이 투여되면 혈중 콜레스테롤 수준이 저하했다. 금상첨화인 것은, 콜레스테롤 강하에 적응하려는 인체가 온갖 수단을 동원하여 혈액 속에 남아 있는 콜레스테롤을 세포 속으로 끌어들인다는 것이었다. 엔도의 실험에서, 그 약물은 인체의 콜레스테롤 생산량을 줄일 뿐 아니라, 세포에 의한 콜레스테롤 흡수(혈중 콜레스테롤 청소)를 촉진하는 것으로 나타났다. 한마디로 일석이조인 셈이었다.

1978년, 엔도는 한 여성을 대상으로 임상시험을 실시했다. 그녀는 유전병으로 인해 혈중 콜레스테롤이 너무 증가한 나머지, 눈 주변의 피부와 관절에 콜레스테롤 포켓이 누적되어 있었다. 음식을 아무리 가려 먹더라도, 그녀의 혈중 콜레스테롤 수치는 보통 사람의 네 배를 넘어섰다. 그녀의 가문에서 많은 사람이 심장병으로 사망했고, 그녀의 심장병 발병도 거의 확실시되고 있었다.

엔도의 실험약은 며칠 내에 그녀의 혈중 콜레스테롤 수치를 30퍼센트 감소시켰다. 그러나 뒤이어 부작용(예: 여기저기 쑤시고 아픔, 근육이 약화되고 위축됨)이 일어나기 시작했다. 그래서 잠깐 동안 약을 끊었다가 용량을 줄이니 부작용이 줄어들었다. 이에 고무된 엔도는 임상시험을 확대했고, 향후 6개월 동안 총 여덟 명의 중증 고콜레스테롤혈증 환자에게 실험약을 투여하여, 심각한 부작용 없이 혈중 콜레스테롤 수준을 유의미하게 떨어뜨렸다. 임상시험 결과는 1980년 논문으로 발표되었고, 실험약의 전망은 매우 밝아 보였다.

모든 일이 순조롭게 진행되었으므로, 회사로부터 '신약개발 프로그램을 중단하라'라는 통보를 받았을 때 엔도는 큰 충격에 빠졌다. 그 이유는 심각한 부작용 때문이었는데, 그 내용인즉 "다른 실험실에서 개를 대상으로 독성실험을 실시했는데, 실험약을 투여받은 개들이 일종의 혈액암에 걸렸다"라는 것이었다. 실험용 동물이 암에 걸렸다면 볼 장 다 본 것이므로, 회사는 프로젝트를 미련 없이 중단했다.

엔도는 뭔가 단단히 잘못됐을 거라고 생각했다. 문제의 개들이 투여받은 용량을 체중으로 나눠보니 인간보다 200배나 많은 용량을 투여받은 셈이었는데, 그건 도저히 납득할 수 없는 고용량이었다. 심지어 개들이 암에 걸렸다는 사실도 믿기 어려웠다(사실 후속연구에서 그 개들은 암에 걸렸던 게 아닌 것으로 판명되었다. 치료와 관련된 노폐물이 축적되었을 뿐인데 그게 종양으로 오인된 것이었다).

그러나 그건 별로 중요하지 않았다. 정말로 중요한 것은 엔도가 개발한 신약의 리스크가 너무 크다는 것이었다. 일본의 제약사는 개발을 중단했고 엔도의 선도적인 노력은 종말을 고했다. 그는 자신이 발견한 약물이 성공했을 때 단 한 푼의 돈도 벌지 못했다.

이제 개발의 주도권은 미국으로 넘어갔다. 발암 부작용이 의심스러운(아마도 관찰 오류인 듯) 것으로 판명된 후, 제약사들은 콜레스테롤 강하제Cholesterol-lowering drug 분야에 앞다투어 뛰어들었다. 그들은 엔도의 화합물과 비슷한 것을 만드는 다른 곰팡이를 발견했다. 그 화합물들은 화학적 변형을 통해 더 많은 유도체를 낳았다. 그것들은 모두 동일한 효소를 겨냥했고, 비슷한 콜레스테롤 강하 효과를 거뒀으며, 매우 안전해 보였다. 이러한 화합물들을 통틀어 1세대 스타틴the first statins이라고 부른다.

타이밍은 매우 절묘했고, 잠재적 이윤은 너무 엄청나서 믿기 어려울 정도였다. 엔도가 '미국인들은 살이 피둥피둥 찌고 심장마비에 잘 걸리는 경향이 있다'라는 데 주목한 것과 마찬가지로, 다른 연구자들은 때마침 '심장마비의 주요 원인—심장 주변의 혈관을 막은 지방 축적물fatty deposit —이 높은 콜레스테롤과 관련되어 있다'라는 증거를 수집하고 있었다. 지방 축적물과 콜레스테롤은 과연 어떤 관계였을까?

제1차 세계대전이 일어나기 직전, 러시아의 연구자 니콜라이 아니치코프Nikolai Anitschkow는 실험실에서 한 가지 단서를 찾아냈다. 니콜라이 2세의 제국이 저물어가는 가운데, 말쑥한 정장 차림의 아니치코프는 '나이 든 사람들의 동맥을 두껍고 딱딱하게 만드는 요인'을 찾아내기 위해 노력하고 있었다. 대부분의 의사들은 그것(동맥의 비후thickening와 경화hardening)을 '노화의 자연스럽고 불가피한 부분'으로 간주했다. 그러나 아니치코프는 그게 식사와 관련되어 있다고 믿었다. 그래서 그는 토끼들에게 고지방식high-fat food을 먹이고 콜레스테롤을 주입하며 심장병의 징후를 관찰했다. 그랬더니 토끼의 동맥에서 (심장병 환자에서 발견된 것과 매우 비슷한) 지방 축적물이 생성되는 것이 아닌가! 그는 자기가 동맥경화의 핵심 열쇠를 발견했다고 생각했다.

비평가들은 일제히 그의 실험을 문제 삼았는데, 그 핵심은 "인간과 달리 초식동물인 토끼에게 고지방식을 먹였으니, 탈이 난 게 당연하다"라는 거였다. 그래서 그는 개들을 대상으로 똑같은 실험을 해봤지만, 동맥에 축적된 지방을 발견하지 못했다. 그러나 닭—닭은 인간과 마찬가지로 잡식동물이다—을 이용한 실험에서는 토끼와 똑같은 결과가 나왔다.

과학자들은 수십 년간 아니치코프의 결과를 놓고 갑론을박을 거듭하는 한편, 그 결과를 재현하기 위해 실험을 계속 반복했다. 그러는 가운데 결론은 지방 및 콜레스테롤을 심장 문제와 연관시키는 쪽으로 차츰 기울었다.

모든 논란을 잠재운—최소한 대중의 마음속에서—사람은 미네소타의 연구자 앤설 키스Ancel Keys였다. 그는 1940년대부터 1980년대까지 수십 년 동안 '심장병과 콜레스테롤 수준은 불가분의 관계에 있으며, 식이콜레스테롤dietary cholesterol을 통제하면 심장마비의 위험을 극적으로 낮출 수 있다'라는 생각을 옹호했다. 아이러니하게도 그가 제시한 증거들에서 가장 설득력 있는 것 중 일부는 (포화지방을 덜 섭취함으로써 심장병에 덜 걸리는 것으로 유명한) 일본인들의 식사를 관찰한 데서 나왔다. 그러나 더 많은 증거는 1950년대의 프래밍엄 심장 연구Framingham Heart Study(콜레스테롤과 고혈압이 심장병 고위험군 환자higher-risk patient의 2대 예고표지자prepathological marker임을 입증한 연구)와 같은 대규모 연구에서 나왔다. 키스(그리고 다른 많은 연구자)의 연구를 한 문장으로 요약하면 다음과 같다. 고지방식은 혈청콜레스테롤serum cholesterol의 수준을 높이고, 이것은 심장병의 위험을 증가시킨다. (혈청콜레스테롤은 핏속에 존재하는 모든 종류의 콜레스테롤, 즉 '나쁜 콜레스테롤bad cholesterol(LDL)'과 '좋은 콜레스테롤good cholesterol(HDL)'과 중성지방triglyceride(TG)의 합계를 말한다.)

오늘날 우리는 이와 같은 설명이 너무 단순하다는 것을 잘 알고 있다(그러나 대부분의 대중과 상당수의 보건의료계 종사자들은 아직도 그것을 금과옥조로 여기고 있다). 식이지방, 혈청콜레스테롤, 심장병 사이의 관계는, 초기 연구자들이 생각했던 것보다 복잡하고 미묘하다. 만약 세 가지 요인 간의 관계를 그래프로 그린다면, 깔끔한 직선보다는 (스파게티 한 그릇처럼) '끈 모양', '고리 모양', '꼬인 모양'의 집합체로 나타날 것이다. 게다가 거기에는 약간 단순하고 헷갈리는 점도 있는

데, '콜레스테롤이 낮은 사람이 때로는 심장병에 걸리고, 콜레스테롤이 높은 사람 중에서 심장병에 걸리지 않는 사람이 꽤 많다'라는 게 바로 그것이다. 요컨대 세균이 전염병을 초래하는 것과 달리, 높은 콜레스테롤이 반드시 심장병을 초래하는 것은 아니다. 왜냐하면 콜레스테롤은 '심장병의 유일한 위험요인risk factor'이 아니라, '여러 개의 위험요인 중 하나'에 불과하기 때문이다.

사실 그것은 매우 중요한 문제다. 우리는 질병이 단일 요인에서 유래한다고 생각하는 데 익숙하다. 하나의 세균이 하나의 질병을 초래하고, 하나의 화합물이 하나의 암을 초래하며, 한 가지 비타민의 결핍이 하나의 문제를 초래하는 것처럼 말이다. 즉, 우리는 질병과 병원체를 일대일로 대응하고 있다가, 어떤 병에 걸리면 그 병원체를 물리치는 의약품(특효약)을 사용한다. 20세기의 후반 동안, 콜레스테롤은 대체로 동맥경화와 심장병의 원인으로 지목받아왔다. 질병의 범인을 확인했으니, 우리에게 필요한 것은 그것을 해치우는 마법의 탄환이 전부였다.

그렇다. 많은 질병―특히 바이러스, 세균, 기생충에 의해 초래되는 감염병―은 하나의 원인(잘 규정된 표적)을 갖고 있다. 그런 표적은 겨냥하기가 비교적 쉬워, 천연두 백신(76쪽)이나 설파제(148쪽)로 해치울 수 있었다. 표적이 하나인 전염병one-target contagious disease이 항생제와 백신에 의해 차례로 격파됨에 따라, 의학연구는 더 어렵고 복잡한 영역으로 들어가게 되었다. 이제 미국의 연구자들은 암, 심장병, 뇌졸중, 폐질환(이를테면 흡연과 관련된 폐기종emphysema), 당뇨병, (그즈음 점차 증가하고 있던) 알츠하이머병과 같은 대규모 킬러big killer들을 주목하기 시작했다. '담배를 끊으라'라는 단순한 조언 외에, 그 질병들 중 어느 하나라도 물리칠 수 있는 손쉬운 방법, 기적의 약물, 마법의 탄환은 존재하지 않는다. 그 질병들의 공통점은, 여러 가지(종종 거의 이해되지 않은) 요인에 의해 초래된다는 것이다. 그중에는 유전적·환경적·일반적·개인적인 것이 있는데, 이 모든 요인이 복잡하게 얽히고 설켜 질병을 빚어내고, 연구자들은 그 메커니즘을 이해하기 위해 골머리를 앓고 있다. 이러한 복잡성과 (아직 밝혀지지 않은) 미지의 요인들 때문에, 연구자들은 질병의 근본적 원인root cause 보다는 위험요인─질병에 걸릴 위험을 증가시킬 수 있는 습관과 상황─을 논한다. 이것은 현대 의학이 직면한 새로운 현실로, 연구자들이 '인류 역사상 최고의 킬러'와 '가장 까다로운 보건의료 과제'를 상대하기 시작할 때 직면한 상황이었다.

그러나 1980년대까지만 해도, 콜레스테롤은 (우리가 늘 싸워왔던) 명백하고 잘 정의된 적well-defined enemy인 것처럼 보였다. 콜레스테롤 문제를 해결하면 막힌 동맥을 뚫고 심장병으로 인한 사망자 수를 줄이는 데 도움이 되었다. 그것은 복잡한 문제를 푸는 초간단 해법이었다.

어쩌면 너무 간단했는지도 모른다. 미국국립아카데미는 1980년에 발표한 보고서에서 "콜레스테롤 수준을 통제하려는 광범위한 노력은 확고한 과학적 기반이 부족하다"라고 제안했고, 많은 연구자는 "콜레스테롤이 정말 그렇게 나쁜가?"라며 고개를 갸우뚱했다. 그럼에도 대중은 의사들의 성화에 이끌려 콜레스테롤 수준을 체크하고 그 결과에 기반하여 생활 습관과 관련한 의사결정을 내리기 시작했다. 1980년대 중반에는 콜레스테롤 수치가 신중히 관리되고 콜레스테롤 강하가 국가적 역점사업으로 부상하며, 저지방식 유행^{low-diet fad}의 시대가 도래했다.

그것은 스타틴에게 절호의 기회였다. 제약사들은 수백만 달러를 콤팍틴^{compactin}(엔도가 발견한 스타틴)의 유도체 개발과 테스트에 쏟아부어, 그 결과물을 시장에 출시하기 시작했다. 결승선을 처음으로 통과한 제약사는 머크였는데, 1987년 FDA로부터 로바스타틴^{lovastatin}(상품명 메바코^{Mevacor})의 판매를 승인받았다. 뒤이어 다른 제약사들의 유사 제품이 잇따라 출시되었다. 심바스타틴^{simvastatin}(상품명 조코^{Zocor}), 프라바스타틴^{pravastatin}(상품명 프라바콜^{Pravachol}), 아토르바스타틴^{atorvastatin}(상품명 리피토^{Lipitor}), 플루바스타틴^{fluvastatin}(상품명 레스콜^{Lescol}), 그리고 현재의 베스트셀러 로수바스타틴^{rosuvastatin}(상품명 크레스토^{Crestor}). 불과 몇 년 내에 모든 거대 제약사는 독자적인 스타틴 브랜드를 하나씩 보유하게 되었다.

스타틴은 의사들의 열화와 같은 성원에 힘입어 신속히 블록버스터로 등극했다. 그것은 혈청콜레스테롤을 안전하고 효율적으로 떨어뜨렸지만, 그에 못지않게 중요한 것은 타이밍이었다. 스타틴이 시장에 출시된 시점은, 중년의 베이비부머들이 자신들의 '패스트푸드 식사'와 '늘어나는 허리둘레'를 의심스러운 눈으로 바라보기 시작하고 '높은 콜레스테롤'에 대한 대중적 관심이 고조되고 있던 때였다. 처음에 의사들은 고위험군 환자(콜레스테롤 수준이 매우 높고 심장병의 가족력이 있는 환자)들에게 스타틴을 처방했다. 그러나 일단 FDA의 판매 승인을 받자, 제약사들은 자사 제품이 경쟁사 제품보다 우월함을 증명하고 (저위험군 환자^{low-risk patient}에게도 유용한지 확인함으로써) 시장을 확대하기 위해 추가적인 테스트에 수백만 달러를 투자했다. 그리하여 '작지만 실질적인 혜택'을 누리는 환자의 범위는 점점 더 확대되었고, 스타틴의 긍정적인 효과를 언급한 논문의 수가 급증했다.

'스타틴에 대한 호기심'과 '콜레스테롤에 대한 우려'는 서로 상승 작용을 했다. 콜레스테롤에 대한 우려가 스타틴 시장에 기름을 부었고, 스타틴에 대한 연구 결과가 콜레스테롤에 대한 우려에 기름을 부었다. 더욱이 '사람들이 먹는 것'에 대한 관심이 폭발하면서, 다이어트 산업은 양쪽 모두에 기름을 부었다. 프렌치프라이와 아이스크림에 대한 갈망은 더 이상 '개인적 선택personal choice'이 아니라 '질병의 레시피recipe for disease'로 간주되었다. 제약사와 다이어트광狂들은 수백만 명의 사람들을 '콜레스테롤 우려증'으로 몰고 갔다. 한 전문가가 지적한 대로, "약물의 개발이 의학적 상태medical condition에 대한 관심을 주도했다. … 약물은 '신체의 상태'를 '치료를 요하는 범주'로 나누더니 급기야 '질병의 범주'로 분류했다".

고콜레스테롤high cholesterol이 대중의 마음에 건강상 위험요인으로 각인되자마자(스타틴 제조사들이 뒷돈을 댄 보고서가 꾸준히 발표된 덕분에 고콜레스테롤의 하한선은 점점 더 낮아졌다), 스타틴은 고콜레스테롤혈증 치료의 전면에 등장했다. 그 결과는 상상을 초월하는 매출이었다. 일례로 리피토는 역사상 가장 성공적인 의약품으로서 1996년부터 2011년 사이에 1,200억 달러의 매출을 올렸다. 모든 스타틴을 합치면 2020년까지 연간 1조 달러의 매출을 올린 것으로 추정되는데, 이 정도면 (한 줌의 나라들을 제외하고) 거의 모든 나라의 연간 GDP를 상회한다.

제약사들이 '더욱 광범위한 환자들에게 돌아가는 미미한 혜택'을 강조하는 연구를 지원하자, 심장병 전문의와 심장병 재단도 이에 가세했다. '콜레스테롤의 역할과 콜레스테롤 관리cholesterol control가 심장병에 미치는 영향'에 관한 오래된 회의론—미국 의회 소속 기술평가원Office of Technology Assessment(OTA)은 초기 스타틴 시대에 발표한 보고서에서, 스타틴의 광범위한 사용으로 인해 사회는 연간 30조 ~ 140조 달러의 약제비를 부담하지만, 스타틴의 혜택은 불분명하며 1인년life-year* 생존하는 데 15만 달러의 비용을 초래할 것으로 추정했다—은 제약사가 지원하는 연구, 제약사가 뒷받침하는 컨퍼런스, 제약사의 감언이설에 넘어간 의학 전문가들(그중 상당수는 제약사와 금전적 관계를 맺고 있었다)의 열광 앞에서 눈 녹듯 사라졌다. 제약사가 온갖 수단을 동원해 연구원, 보건의료종사자, 재단, 정부기관, 대중에게 영향을 미치는 방법—현대적 보건의료를 형성하는 방법—은 그야말로 통속적인 대중소설감이다. 그러나 그 핵심을 들여다보면 그다지 복잡하지 않다.

간단히 말해서 오늘날의 대형 제약사들은 '짭짤한 이윤을 약속하는 치료법'에 대한 증거를 들이대는 데 일가견이 있고, 부정적 증거를 깔아뭉개는 데 능란하며, 의사와 대중에게 제품을 선전하는 데 탁월한 솜씨를 발휘한다. 어떤 비평가들은 제약사들을 가리켜 "자신들의 배를 채우기 위해 우리의 건강을 파멸시키는 주모자들"이라고 하는데, 이것을 '빅파마 음모론Big Pharma conspiracy theory'이라고 한다. 나

---

* 인년이란 '환자의 수'에 '기간'을 곱한 것을 말하며, 한 명의 환자가 1년 동안 생존한 것을 '1인년'이라고 한다.

는 음모론자는 아니지만, 제약사들을 바라볼 때마다 빅비즈니스^{big} business[*]를 떠올린다. 오늘날의 거대 제약사들은 종종 (첨단 연구개발에서부터 고도로 효율적인 마케팅과 광고에 이르기까지) 영악하게 행동한다. 제약사들은 엄연한 사기업이며, 그들의 주된 책임은 주주들을 위해 이윤을 창출하는 것이다. 그들은 일반적으로 그런 책임을 매우 잘 수행하지만 때로는 도가 지나치다. 그리하여 사람들로 하여금 '아무리 경미한 질환이라도 신약을 이용해 치료해야 한다'라고 생각하게 만들고, 특허권의 보호를 확대함으로써 일부 의약품의 가격을 인상하고, 의사들을 설득하여 자신들의 제품을 처방하게 만든다. FDA와 같은 공기관을 통해 그들을 철저히 감시하고, 의회를 통해 강력한 약사법藥事法을 지속적으로 제정하는 게 필요한 것은 바로 이 때문이다. 공개적인 정밀조사가 충분하다면, 빅파마에 대해 크게 걱정할 필요가 없다는 것이 내 생각이다(그러나 나의 바람은, 대중이 빅비즈니스에 대해 더 많이 앎으로써 의약품을 복용할 때 '더 나은 정보에 입각한 의사결정'을 내리는 것이다). 이처럼 흥미로운 '뭉칫돈의 춤^{big-money dance}'에 대해 더 많이 알고 싶은 독자들은, 제러미 A. 그린^{Jeremy A. Greene}의 쿨하고 설득력 있는 책, 『숫자, 의학을 지배하다^{Prescribing by Numbers}』(뿌리와 이파리, 2019)를 읽어보기 바란다.

스타틴의 현주소는 이렇다. 의료계는 1990년대와 2000년대 초

---

* 대규모의 생산 자본과 판매 조직을 갖추고 있어서, 경제뿐만 아니라 일국의 사회·문화에도 큰 영향력을 미치는 대규모 기업을 말한다. 제2차 세계대전 후 특히 문제로 대두되었는데, 이는 단지 양적(量的)인 크기 때문이 아니라 그것이 지니고 있는 특수한 경제력이라든지 사회에 대한 특별한 영향력 때문이다.

에 걸쳐 (종종 제약업계의 지원을 받아) 원활히 진행된 절차에 따라, "스타틴은 수많은 심장병 환자들을 매우 안전하게 치료하는 데 유용하다"라는 합의에 이르렀다. 비록 매우 미미할지언정, 환자들에게 혜택을 제공하는 것만은 분명했다. 몇몇 광팬은—농담 반 진담 반으로—스타틴을 수돗물에 첨가하자고 제안했다.

이러한 현실을 감안하면 생면부지의 의사가 내게 안내편지를 보낸 이유를 짐작하고도 남음이 있다. 나는 60대 초반(이 자체가 위험요인 중 하나다)의 나이에 콜레스테롤 수치가 약간 높을 뿐이다. 나의 심장은 늘 무탈했고 혈압은 정상이었다. 나는 담배를 피우지 않고, 적당한 운동을 하고, 건강식을 챙겨 먹으며, 심장 문제를 경험한 적이 단 한 번도 없었다. 나는 20년 전 소위 뇌혈관사고^{cerebrovascular accident}(CVA)라는 황당한 일을 경험한 적이 있는데, 그 내용인즉 미세한 혈전이 균형감각을 관장하는 뇌 영역으로 가는 혈류를 일시적으로 막은 것이었다. 몇 시간 동안 현기증을 겪은 후 병원에 가서 약간의 혈전용해제를 투여받고 나니, CVA는 어떤 장기적인 효과도 없이 사라졌다. 그리고 나의 진료기록부에 '심장과 관련된 위험요인'으로 기재되었다. 그리고 오늘은 어떤 컴퓨터 프로그램이 '20년 전의 작은 혈전'과 '약간 높은 콜레스테롤 수치'를 종합하여, 지역 병원에 근무하는 정체불명의 전문가에게 "이 사람은 위험요인이 높아, 스타틴 투여가 요망됩니다"라고 알려준 것이다. 컴퓨터가 모든 수치를 분석하여 안내 편지를 자동으로 발송하는 것은, 알고리즘에 의한 보건의료^{health care by algorithm}의 전형적인 패턴이다. 그리고 그 결과는, 어떤 듣도 보도 못한 의사가 내게 "새로운 처방약을—아마도 남은 인생 동안 지속적으로—복용하는 방안을 고려하십시오"라고 권유한 것이었다.

이것은 최근 의학계에 일어난 괄목할 만한 변화다. 우리 모두는 사회의 일원으로, '개인적 느낌에 기반한 건강'이라는 개념에서 '통계곡선에서 차지하는 위치에 의해 치료법이 결정되는 세상'으로 이동하고 있는 것이다. 나의 경우, 개인적인 느낌은 양호하지만 수치가 불량하다. 수치가 불량하므로, '당신은 미래에 약간의 심장 관련 문제를 겪을 위험이 높다'라는 평가를 받는다. 그리고 당연한 귀결이지만, '콜레스테롤 강하제를 복용함으로써 위험을 낮추라'라는 권고를 받는다.

누군가에게 이런 조언을 듣는다면 기분이 과히 나쁘지 않을 것이다.

그러나 나는 그 안내 편지 때문에 기분을 잡쳤다. 왜냐하면 나는 내 기분과 동떨어진 '내 건강에 관련된 의사결정'을 원하지 않기 때문이다. 나는 컴퓨터가 주치의 대신 헬스케어 권고health-care recommendation를 결정하는 것을 원하지 않는다. 나는 일련의 데이터 포인트*가 아니라 개별 인간으로 취급받기를 원하는 구세대 중 한 명이다.

스타틴을 복용할 것인지 여부를 결정하기 전에, 나는 '스타틴의 혜택을 받을 가능성이 개인적으로 얼마나 되는가'와 '내가 얼마나 많은 위험을 실제로 부담해야 하는가'를 더 자세히 알 필요가 있었다. 그래서 나와 같은 과학 마니아들이 으레 그렇듯, 내 컴퓨터 앞에 앉

---

* 그래프에서 x축과 y축의 값으로 결정되는 좌표.

자들 중 상당수는 머리를 긁적였다. 연구를 계속할수록, 혼란스럽고 예기치 않고 역설적인 결과가 나왔기 때문이다. 스타틴은 역사상 가장 많이 연구된 약물이다. 수십 년 동안 집중적으로 연구되었고, 수백만 명의 환자들에 의해 트럭 여러 대 분량의 콜레스테롤 강하제가 사용되었다면, '식사와 약물이 혈중 콜레스테롤 수준과 어떤 관련성이 있는가'와 '그 모든 것이 심장병에 어떤 영향을 미치는가'라는 문제가 모두 해결되었어야 한다. 그러나 그 관련성은 여전히 오리무중이고, 가장 단순한 답변에 대해서도 수많은 문헌이 의문을 제기하고 있으며 그런 문헌의 수는 날로 증가하고 있다.

예컨대 2016년 발표된 한 논문에서, 연구자들은 3만 1,000명 이상의 스타틴 복용 환자들을 대상으로 LDL 콜레스테롤(나쁜 콜레스테롤)의 수준과 심장병 발병률을 추적했다. 그 결과 매우 높은 수준의 LDL을 낮추면 심장병을 예방하는 데 도움이 되지만, 그 정도는 아주 미미한 것으로 나타났다. 그리고 놀랍게도, LDL이 가장 낮은 수준—70 mg/dL—으로 떨어진 환자들의 심장병 발병률은 70~100 mg/dL로 떨어진 환자들과 별 차이가 없는 것으로 나타났다. 사실 LDL 콜레스테롤이 90 mg/dL 밑으로 떨어지는 것은 추가적인 예방 효과를 제공하지 않는 것처럼 보였다. 그렇다면 낮은 콜레스테롤이 반드시 좋은 건 아니라는 이야기가 된다. 그것은 지질가설에 결정타를 날리는 발견이었다.

2016년 발표된 한 메타분석 논문에서, 19건의 연구들을 종합적으로 분석한 결과 "낮은 LDL 콜레스테롤 수준은 60세 이상 환자의 전반적인 사망률을 별로 낮추지 않는다"라는 결론이 나왔다. 설상가

상으로, LDL 수준이 낮아질수록 심혈관 질환으로 인한 사망률은 되레 상승했다. 심지어 높은 총콜레스테롤total cholesterol은—이유는 모르겠지만—암을 예방하는 것 같다는 단서가 포착되었다. 저자들은 다음과 같은 최종 결론을 내렸다. "LDL이 낮은 노인들의 수명은 LDL이 높은 노인들의 수명보다 유의미하게 길지 않으므로 우리의 분석은 콜레스테롤 가설의 타당성을 의심할 만한 근거를 제시한다."

그리고 최근에 발표된 메타분석 논문은 40건의 연구들을 종합적으로 분석하여 다음과 같은 결론을 내렸다. "식이콜레스테롤은—설사 혈중 총콜레스테롤을 상승시키더라도—모든 관상동맥질환coronary heart disease과 유의미한 통계적 상관관계를 보이지 않는다."

콜레스테롤에 대해서는 이만하면 됐고, 스타틴에 대해서는 어떤 결론이 나왔을까? 많은 연구는 예상했던 대로 스타틴의 이점을 인정했지만, 어떤 논문들은 스타틴의 이점이 미미하거나 전혀 존재하지 않는다는 사실을 발견했다. 2015년에 발표된 스타틴에 관한 총설논문은 이렇게 요약된다. "가장 최근 발표된 스타틴에 관한 무작위 임상시험 결과들을 신중히 분석해보니, 스타틴은—지난 수십 년 동안 주장되었던 것과 달리—심장병의 1차·2차 예방에 유의미한 영향을 미치지 않는다는 사실이 분명해졌다."

"스타틴이 수많은 중등도위험 환자의 심장병 위험을 정말로 낮춘다"라고 주장한 연구도 수적으로 비슷했으므로, 과학적 공방은 계속되었다. 사실 그것은 충분히 예상할 수 있는 일이었다. 데이터의 타당성을 둘러싼 일련의 논증이 계속된다는 것은, 과학이 제대로 작동하고 있음을 방증하는 것이기 때문이다. 과학자들이란 다른 연구에 대한 만성 회의론자chronic skeptics이고, 마땅히 그래야 한다. 왜냐하면 확고부동한 팩트strong fact란 신중한 비판과 지속적인 논쟁, 그리고 반복적인 연구를 통해서만 드러나기 때문이다.

스타틴 연구의 실태를 감안하여 내가 얻은 교훈은 다음과 같았다. 일반적으로, '매우 높은 수준의 콜레스테롤'은 높은 심장병 위험과 상관관계를 보인다. 그러므로 그것은 심장병의 위험요인 중 하나라고 할 수 있다. 그러나 콜레스테롤은 복잡한 위험요인으로, 많은 유의사항(때로는 논란 많은 효과)을 수반한다. 또한 콜레스테롤은 많은 위험요인 중 하나일 뿐이며, 흡연, 가족력, 식습관, 운동과 같은 요인들도 커다란 역할을 수행한다. 스타틴은 혈중 콜레스테롤이 매우 높은 환자들, 특히 고콜레스테롤혈증의 가족력이 있는 환자들―스타틴은 이들을 치료하는 의약품으로 처음 승인받았다―에게 큰 혜택을 준다. 그러나 나처럼 콜레스테롤 수준이 약간 높은 사람들, 즉 중등도위험 내지 저위험 환자들에게 스타틴 복용의 이점은 기껏해야 이론의 여지가 있을 뿐이다.

그러나 스타틴 광고의 문구만으로는 이 같은 문제를 알아차릴 방법이 없다. 예컨대 몇 년 전 한 잡지에 실린 리피토(베스트셀러 스타틴)의 광고는 다음과 같은 대문짝만 한 볼드체 제목으로 시작되었다. "리피토는 심장마비 위험을 33퍼센트★ 감소시킵니다."

매우 그럴듯해 보이지만, 내가 의학문헌에서 읽은 내용과 동떨어진다. 그래서 나는 각주(★)를 찾아봤다. 그것은 광고의 맨 아랫부분에 깨알 같은 글씨로 이렇게 적혀 있었다. "한 대규모 임상시험에서, 위약(설탕이 100퍼센트 함유된 알약)을 복용한 사람 중 3퍼센트가 심장마비에 걸렸고, 리피토를 복용한 사람 중에서는 2퍼센트가 심장마비에 걸렸습니다."

약간 해석을 해보자면 그 잡지에 실린 리피토 광고가 말한 내용은 아래와 같다.

심장병 위험요인을 가진 사람 200명을 모집하여 무작위로 두 그룹(각각 100명으로 구성됨)으로 나눴다. 한 그룹에게는 하루에 한 알의 스타틴을 투여하고 다른 그룹에게는 위약을 투여했다. 그런 다음 무슨 일이 일어나는지 추적했다. 약간의 시간―연구 기간에 따라 6개월이 될 수도 있고 몇 년이 될 수도 있다―이 흐른 후, 각각의 그룹에서 심장병에 걸린 사람의 수를 헤아렸다. 그랬더니 위약 투여그룹에서는 세 명이 심장마비에 걸렸고, 스타틴 투여그룹에서는 두 명이 심장마비에 걸렸다. 그렇다면 스타틴이 효과를 발휘한 것이다. 왜냐하면 100명 중 한 명(3-2=1)의 심장마비를 예방했기 때문이다.

그러나 당신이라면 이러한 성과를 대중에게 어떻게 전달하겠는가? 내가 방금 설명한 대로 전달할 수는 없는 노릇이다. 왜냐하면 그 설명은 너무 길 뿐만 아니라, 너무 미약해 보이기 때문이다. 당신은 간단명료하고 강렬한 인상을 주기 위해 한 문장으로 축약하려 할 텐데, 가장 좋은 방법은 숫자를 사용하는 것이다. 제약사들은 소위 '상대위험relative risk'을 강조하기를 좋아하는데, 그 이유는 혜택이 더욱 큰 것처럼 보이게 해주는 경향이 있기 때문이다. 이 사례에서, 위약 투여그룹에서는 세 명, 스타틴 투여그룹에서는 두 명이 심장마비에 걸렸다. 스타틴은 심장마비 발생을 세 건에서 두 건으로 줄였으므로, 비율로 따지면 33퍼센트—(3-2)/3=0.33—줄인 것이다. 당신은 "심장마비 확률 33퍼센트 감소!"라고 외치는 광고 문구 담당자에게 큐 사인을 보낼 것이다.

33퍼센트라는 숫자는 참^{true}인 동시에 호도적^{misleading}이다. 상대위험은, 임상시험에 참가한 사람들 중에서 소수의 '심장마비에 걸린 사람'만 바라보고 나머지 사람들을 모두 무시한다. 두 그룹 모두에서, 대다수의 사람들은—스타틴을 복용했든 말았든—심장마비에 걸리지 않았다는 점을 기억하라. 그들의 관점에서 보았을 때 스타틴 복용은 아무런 차이를 만들지 않았다. '심장마비에 걸린 사람' 말고 '스타틴 투여군 전체'에 주목한다면, 스타틴 복용은 100명의 환자당 한 명의 심장마비를 예방했다. 이것을 '절대위험 감소$^{reduction\ in\ absolute}$ ^{risk}'라고 하는데, 이 경우에는 1퍼센트다. 그러나 "심장마비 1퍼센트 감소"라는 카피는 대단찮아 보인다. 그럼에도 불구하고 그건 참이다. 고액 연봉을 받는 광고 문구 작성자들은 '상대위험을 부각시키고 절대위험을 무시하는 일' 따위의 업무를 수행함으로써 생계를 유지한다.

상대위험과 절대위험 중 어느 쪽이 맞을까? 둘 다 맞다. 그건 당신이 뭘 강조하고 싶은가의 문제이기 때문이다. 의사들은 두 가지를 모두 고려하는 경향이 있다. 만약 그런 식으로 바라본다면, 단 1퍼센트의 절대위험 감소일지라도 대규모 집단의 경우 수천 건의 참담한 의학적 문제를 예방할 수 있다는 것을 의미한다. 그러나 뒤집어 생각하면, 수백만 명의 환자들은 아무런 이득 없이 스타틴을 복용한다는 것을 의미한다.

지질가설에 대한 믿음이 흔들렸으므로 나는 내가 심장병에 걸릴 '진짜 위험'을 알아내고 싶어졌다. 그래서 나는 또 하나의 토끼굴을 파헤쳤다.

결론적으로 말해서 개인의 심장병 위험을 추정하는 것은 정밀과학precise science과 거리가 먼 것으로 밝혀졌다. 콜레스테롤 수치의 예측력이 예전 같지 않다는 점을 감안할 때, 의사들은 '콜레스테롤 수치에의 의존'을 탈피하고 '수많은 위험요인 간의 저울질'을 선호하고 있다.

심장병의 주요 위험요인들은 다음과 같다.

- 고혈압
- 흡연 경력
- 당뇨병
- 고콜레스테롤혈증
- 연령
- 심장병의 가족력/개인력

환자의 병력과 이러한 여섯 가지 위험요인을 공식에 입력하여,

의사들은 환자가 장차 심장병에 걸릴 위험을 산출한다.

누구나 온라인을 통해 자신이 심장병에 걸릴 위험을 산출할 수 있지만—당신의 각종 수치를 입력하면, 미래에 심장병에 걸릴 확률을 계산해주는 사이트가 여러 곳 있다—, 어떤 결과가 나오든 액면 그대로 받아들여서는 안 된다. 몇 군데 사이트를 방문해보면, 위험인자의 조합과 가중치에 따라 약간씩 다른 결과가 나온다는 사실을 알게 될 것이다.

더욱 중요한 것은, 당신의 주치의가 그런 '조악한 위험 개념'에 기반하여 당신에게 해결책을 권고한다는 것이다. 게다가 상황은 계속 변화하고 있다. 오늘날의 의사들은 10년 전에 비해 스타틴을 처방할 가능성이 더 높다. 왜냐하면 그들이 환자를 스타틴 요법statin therapy 대상자로 고려하는 경우가 점점 더 많아지고 있기 때문이다. 그 이유는 다음과 같다.

2013년 두 개의 명망 높은 기관—미국심장학회American College of Cardiology(ACC)와 미국심장협회American Heart Association(AHA)—은 뉴스거리가 될 만한 '스타틴 처방에 관한 지침'을 발표했다. 두 협회가 발표한 지침은 스타틴 요법 권고의 문턱값threshold(미래의 심장병 발병 위험이 몇 퍼센트인가로 표시된다)을 기존의 20퍼센트에서 7.5퍼센트로 대폭 낮춰, 잠재적 스타틴 복용자의 풀pool을 극적으로 확대했다. 그러자 심장병 병력이 없는 사람 중에서 수백만 명이 졸지에 중등도위험군으로 분류되면서 스타틴 복용을 권고받게 되었다. 그 바람에 나도 덩달아 의사의 안내 편지를 받게 되었다.

그 이후로 논란이 가열되어, 연구자들은 의학저널, 블로그, 언론칼럼 등을 통해 '위험 추정치의 정확성'에서부터 '가장 유용한 스타틴'에 이르기까지 온갖 주제에 대해 찬반양론을 쏟아냈다. 어떤 의사들은 ACC/AHA의 지침을 금과옥조로 여겼고, 어떤 의사들은 차라리 없는 게 낫다고 생각했다. 과학계에서도 그 지침에 대해 지금껏 합의를 보지 못하고 있다.

이미 심장마비를 경험한 사람은 자동적으로 고위험군 환자로 분류되며, 이 경우 스타틴을 복용하면 재발 위험을 확실히 낮출 수 있다. 이것을 2차 예방secondary prevention이라고 하는데 고위험군 환자들에게 스타틴을 투여하는 데 이의를 제기하는 전문가들은 없다.

그러나 심장마비 병력이 없는 나의 경우에는 사정이 다르다. 나는 '문제가 발생하기 전에 선도적으로 대응한다'라는 명목하에 소위 '1차 예방 표적primary prevention target'으로 분류된다. 그러나 어떤 면에서 보면, 1차 예방이라는 개념은 스타틴을 위해 생겨났다고 해도 과언이 아니다. ACC/AHA의 지침은 중등도위험군에 속하는 사람들을 1차 예방 표적으로 규정하고, '스타틴을 복용하라'라고 강조함으로써 제약사의 주주들에게 희소식을 안겨줬다. 무슨 약이든 많이 처방할수록 부작용을 겪는 사람이 늘어나기 마련이다. 그리고 스타틴은 대부분의 약에 비해 매우 안전하지만, 나름의 부작용을 초래한다.

이 세상에 부작용 없는 약은 없다. 우리가 매일 마시는 커피 속에 함유된 카페인도 그렇고, 약장 안에 들어 있는 아스피린도 그렇고, 의사의 처방을 받아야 하는 수천 가지 의약품들도 다 그렇다. 의약품에 관한 한, 효능에는 얼마간의―훨씬 덜 심각하기를 바라지만―부작용이 따르기 마련이다.

가장 흔히 보고되는 스타틴의 부작용은 다음과 같다.

- 근육통과 근무력증
- 당뇨병
- 기억상실증, 인지기능 장애

드물지만 더욱 심각한 부작용은 아래와 같다.

- 횡문근융해증rhabdomyolysis (신장 손상으로 이어질 수 있는 심각한 근육 손상)
- 간 손상
- 파킨슨병
- 치매
- 암

용량이 증가할수록 부작용의 위험도 증가하므로, 고용량의 스타틴을 복용하는 환자일수록 더 많은 부작용을 경험하는 경향이 있다. 대부분의 의사들은 원하는 결과를 얻을 수 있는 범위에서 가능한 한 낮은 용량을 처방하려고 노력한다.

스타틴의 가장 흔한 부작용을 둘러싸고, 빈도와 심각성에 대해 많은 논란이 있다.

근육통과 근무력증

모든 스타틴 사용자 가운데 10분의 1에서 3분의 1은, 복용을 시작한 후 어느 정도의 근육 관련 문제를 호소한다. 부작용률의 범위가 넓은 이유가 뭘까? 그건 부분적으로 상당수의 대규모 연구들이 부작용을 대수롭지 않게 생각한 나머지, '너무 경미하고 주관적이어서 추적할 수 없다'라고 여기기 때문이다. 의사들이 아는 범위에서 일상적인 통증—약을 먹든 안 먹든 겪는 통증—과 약물로 인한 통증을 구별하기는 어렵다. 어떤 연구에서는 근육 문제에 대한 호소가 과장되었다고 제안하는데, 그 이유는 환자들이 약을 복용하기 시작한 후 자신의 몸에 더 많은 주의를 기울이다 보니 통상적인 삐걱거림과 경련을 의약품 탓으로 돌리는 경향이 있기 때문이다. 심지어 위약을 복용한 환자가 부작용을 경험하기 시작하는 경우—이것을 소위 노세보 효과nocebo effect*라고 한다—도 있는데, 그 이유는 '부작용을 초래할 약을 먹고 있다'라고 생각하기 때문이다. 따라서 근육통과 같이 경미한 부작용은 추적하기가 특히 어렵다. 그러나 대부분의 경우, 스타틴과

---

* 환자가 약의 효능을 믿지 못하여, 진짜 약을 먹어도 약효가 나타나지 않거나, 가짜 약을 먹어도 부작용이 나타나는 현상.

관련된 근육 문제는 경미하며 '일시적인 휴약(休藥)'이나 '다른 스타틴으로의 교체'로 해결되는 것으로 알려져 있다.

물론 스타틴을 복용하는 사람들이 근육통과 근무력증을 진짜로 경험하는 경우도 많다. 그런 통증은 운동과 이동에 불편함을 끼칠 정도로 심할 수도 있다. 사실 환자들이 스타틴 복용을 중단하는 첫 번째 이유는 통증이다. 대부분의 경우 스타틴과 관련된 효과는 '뻣뻣하고 아픔'에서부터 '경련과 무력증'에 이르기까지 다양하며 증세는 매우 경미하다. 매우 드물지만, 스타틴은 '기능을 상실할 정도의 염증'에서부터 '치명적인 근육 손상'에 이르기까지 더욱 심각한 문제를 초래할 수 있다. 심지어 어떤 연구자들은 "스타틴이 심장과 혈관의 근육 활동을 손상시킴으로써 심장병을 악화시킬 수 있다"라고 생각하지만 증거는 미약하다.

어떤 스타틴 연구자들은 "근육 문제가 더욱 큰 질병의 징후일지도 모른다"라고 우려한다. 그건 그렇다 치고, 항콜레스테롤제anti-cholesterol drug가 근육과 관련된 부작용을 초래하는 이유는 뭘까? 그 해답은 '세포의 발전소'로 불리는 현미경적 구조, 미토콘드리아에 있다. 연구자들에 의하면 스타틴이 미토콘드리아에 모종의 영향력을 행사함으로써 근무력증과 근육통을 초래한다고 한다. 미토콘드리아는 많은 세포 기능에서 필수적인 역할을 수행한다. 사실 우리는 미토콘드리아가 없으면 살 수 없다. 스타틴에 의해 초래된 미토콘드리아 손상—단지 쑤시고 아픈 것을 넘어, 장기적인 영향을 미칠 수 있다—의 가능성은 현재 많은 연구소에 의해 연구되고 있다.

당뇨병

대부분의 의사는 스타틴으로 인한 경미한 통증을 그다지 걱정하지 않는다. 그러나 스타틴과 당뇨병 간의 관계에 대해서는 큰 우려를 표명한다. 횡문근융해증의 경우와 마찬가지로 의학계에서는 이 문제가 얼마나 심각한지를 놓고 갑론을박이 벌어지고 있다. 초창기에 스타틴의 열렬한 지지자들은 그 문제를 전적으로 무시했다. 그러나 좀 더 후에는 장기적인 연구를 통해 스타틴이 당뇨병 위험을 소폭 증가시키는 것으로 밝혀졌다.

오늘날에는 스타틴이 당뇨병 위험을 증가시킨다는 사실이 널리 받아들여지고 있지만, '그 위험이 어느 정도인지'는 여전히 논란거리로 남아 있다. 스펙트럼의 한쪽 끝에는 '스타틴을 1년 이상 복용하면 1,000명당 4~5명의 당뇨병 환자가 발생한다'라는 논문들이 있고, 반대쪽 끝에는 '그보다 5~6배 이상의 당뇨병 환자가 발생한다'라는 논문들이 있다. 한 대규모 총설논문에서는, "스타틴을 복용하면 100명당 한 명꼴로 당뇨병 환자가 발생한다"라는 결론을 내렸다. 위험의 정도는 연구자, 약물의 용량, 환자를 추적한 기간, '스타틴 복용 이전의 당뇨병 위험'에 따라 다르다. 스타틴 복용 이전의 당뇨병 위험이 높으면 높을수록, 스타틴 복용 이후에 당뇨병이 발병할 가능성은 높아진다. 마치 스타틴이 잠재했던 당뇨병 위험을 노출시키는 것처럼 말이다. 존스 홉킨스 병원의 한 내과의사가 발표한 논문에 따르면, "전당뇨병pre-diabetes 환자들은 심장마비와 뇌졸중의 위험이 현저히 높을 경우에 한하여 스타틴을 복용해야 한다".

당뇨병과 관련된 이슈는 아직 해결되지 않았는데, 그 이유는 대부분의 연구들이 비교적 단기적인 연구여서 고작 몇 년 동안 수행되기 때문이다. 스타틴 관련 당뇨병statin-related diabetes과 같이 서서히 진행되는 질병long-gestating condition의 위험을 완전히 파악하려면, 보다 장기적인 연구가 요망된다. 향후 몇 년 동안 더 많은 소식을 듣게 되기를 바라 마지않는다.

인지기능 장애

기억상실, 혼동, 브레인포그brain fog*, 그 밖의 다양한 뇌기능 장애만큼 덜 이해된 스타틴의 부작용은 없을 것이다. 그 효과는 대체로 경미하고, 스타틴을 끊으면 사라지는 경향이 있다. 경미한 근육통과 마찬가지로, 뇌기능 장애는 추적하거나 스타틴 사용과의 관련성을 명확히 밝히기 어렵다. 대부분의 초기연구들은 그런 애매모호한 부작용을 모니터링조차 하지 않았으며, 대부분의 의사는 그것을 우려할 만큼 중요하다고 간주하지 않았다. 그러나 일화적 보고서anecdotal report들이 워낙 흔하다 보니, 이래선 안 되겠다고 생각한 FDA는 "모든 스타틴의 라벨에 인지적 부작용cognitive side effect에 대한 경고 사항을 기재하라"라고 요구했다.

모든 사람이 동의하는 한 가지 사실은, 스타틴의 부작용에 대해 더 많은 정보가 필요하다는 것이다. 스타틴이 지금껏 개발된 약물 중 가장 안전한 축에 속한다는 점을 명심하는 것은 중요하다. 사람들이 별로 걱정하지 않는 약물들의 부작용—예컨대 아스피린은 궤양ulcer,

---

* 머리가 혼란스럽고 안개같이 뿌예서 분명하게 생각하거나 표현하지 못하는 상태.

경련, 내출혈internal bleeding을 초래할 위험이 있으며, 매년 수천 명의 목숨을 앗아 간다─과 비교해본다면, 스타틴의 부작용이 얼마나 경미한지 이해하게 될 것이다.

그러나 지금까지 수행된 대부분의 연구들이 스타틴의 부작용을 대단치 않게 생각하는 경향이 있었다고 믿을 이유는 충분하다. 그 이유가 뭐냐고? 그건 부분적으로 대부분의 부작용이 너무 경미하여 의사들의 우려를 자아낼 만한 최소 기준에 미달하기 때문이다. 또한 부분적으로 대부분의 연구들은 제약사의 지원을 받아 수행되었는데, 제약사들은 그 결과를 전달하는 데 있어서 편익을 강조하고 위험을 최소화하는 경향이 있다. 마지막으로 상당수의 부작용들은 수년 후에 모습을 드러내지만, 지금까지 수행된 연구들은 기간이 너무 짧아서 부작용을 제대로 찾아낼 수 없었다.

만약 스타틴이 다른 수많은 베스트셀러 의약품의 패턴을 따른다면, 시간이 경과함에 따라 더 많은 사람이 스타틴을 복용하고 장기적인 연구들이 완료되면 혜택과 부작용의 진정한 크기가 밝혀지게 될 것이다.《사이언티픽 아메리칸》이 지적한 바와 같이, 우리가 확신할 수 있는 한 가지 사실은 "시간이 갈수록 점점 더 많은 스타틴 사용자들이 부정적인 부작용negative side effect을 호소하고 있다"라는 것이다.

이 대목에서 우리는 자이거 사이클을 다시 한 번 생각할 필요가 있다. 현재 스타틴은 1단계 '허니문기'를 넘어, 2단계 '더욱 비판적인 검토기'에 진입하고 있다. 독립적인 장기적 연구들이 더욱 완전하고 균형적인 청사진을 제공하고 나면, 스타틴은 3단계에 도달하게 될 것이다. 그때가 되면 한때 '기적의 약물'로 불렸던 약물들과 마찬가지로 스타틴의 진면목이 드러날 것이다. 누군가에게는 중요한 치료제이지만, 누군가에게는 '먹어도 그만 안 먹어도 그만'이라는.

스타틴의 사용이 증가함에 따라, 더욱 커다란 두 가지 이슈들―서로 연관되어 있으며, 다소 은폐되어 었었던―이 등장하게 되었다.

첫 번째 이슈는 삶의 의료화medicalization, 쉽게 말해서 '뭐든 약으로 해결하는 사회'에 관한 것이다. 의료화란 다소 빈약하게 정의된 개념으로, 우리 사회의 말썽 많은 경향을 기술하기 위해 사용된다. 즉, 우리가 한때 간단히 셀프로 처리했던 항목들―이를 테면 생활방식 선택, 경미한 건강상 문제, 독특한 개인적 취향―이 오늘날에는 '치료할 수 있는 질병treatable medical condition'으로 변해버렸다. 이 문제는 종종 '신종질병 치료에 적합한 신약'의 등장과 궤를 같이한다. 1950년 최초의 신경안정제인 밀타운이 발견되었을 때(201쪽 참조), 그것을 사용하는 방법을 아는 사람은 아무도 없었다. 그도 그럴 것이, 그 이전까지 경미한 불안증minor anxiety을 치료하는 약물이 존재하지 않았기 때문이다. 경미한 불안증은 대단찮은 문제로 간주되었고, 그런 환자들은 스스로 알아서 해결하거나, 친구나 조언자와 터놓고 이야기함으로써 해결하거나, 저절로 낫기를 기다렸다. 그러나 그것을 치료하는 약물이 등장하자, 경미한 불안증은 갑자기 '치료할 수 있는 질병'이 되었다. 그것은 재고再考와 재정의再定義를 거쳐 의료화되었고 신경안정제는 블록버스터 약물로 등극했다. ADHD 치료제가 개발되었을 때도 그와 비슷한 일이 일어났다. 한때 학교에서 '행실불량'으로 간주되었던 것이 '약물치료가 가능한 질병'으로 바뀌었고, '수혜 대상자'에 대한 정의가 날로 넓어져 궁극적으로 '열 명당 한 명의 어린이'가 ADHD 치료제를 복용하게 되었다. 이 같은 '치료할 수 있는 질병'의 범주가 확대된 것은 다분히 의도적이지만 약간 두렵기도 하다. 처방약의 혜택을 볼 수 있는 질병의 범위가 풍선처럼 부풀어, 수백만 명의 사람들이 자신(또는 사랑하는 사람)이 외견상 멀쩡함에도 아프거나 위험에 처했다고 생각할 테니 말이다. 사소한 문제가 제약사들에게는 커다란 돈벌이감이 될 수 있다. 더 많은 사람이 건강상 위험을 걱정함에 따라, 의약품 시장의 규모가 눈덩이처럼 불어나고 블록버스터가 속출하게 된다.

스타틴도 이런 문제를 초래하고 있을까? 일부 비판자들은 "수천만 명의 '외견상 멀쩡한 사람들'을 환자군단—이 중 대부분은 중년으로, 심장병 병력이 없지만 몇 가지 위험요인의 수치가 약간 상승한 상태다—에 편입하는 것은, 인간의 삶을 의료화하고 무증상자들에게 약을 강권하는 술책에 불과하다"라고 맹비난한다. 이에 대해 스타틴의 옹호자들은 "스타틴을 널리 사용하면 날로 증가하는 고지방식과 정주적 생활방식sedentary lifestyle의 악영향을 상쇄할 수 있다"라고 맞받아친다.

논란의 여지는 많지만, 오늘날 심장병을 예방한다는 명목하에 숫자놀음에 휘말려 스타틴을 처방받는 사람들이 날로 증가하고 있다. 이는 다소 은폐된 두 번째 이슈로 이어지는데, 그 내용인즉 스타틴이 '까다로운 개인적 선택을 회피하기 위한 수단'으로 사용된다는 것이다. 스타틴을 복용하는 사람들은 '스타틴이 콜레스테롤 문제를 해결해줄 테니, (식이요법과 운동요법을 수반하는) 까다로운 생활방식 변화를 비켜 갈 수 있겠구나'라고 생각할 수 있다. '스타틴을 복용하면 불량한 식단과 정주생활을 벌충할 수 있다'라는 생각을 가리켜, 일부 연구자들은 '가짜 안도감false reassurance'이라고 한다. 알약이 문제를 해결해준다고 해서, 운동을 게을리하거나 채식을 소홀히 해서는 안 될 일이다. "스타틴과 같은 약물은", 한 의학 전문가는 이렇게 말한다. "건강의 영역에서 노력, 책임, 보상을 잇는 연결고리를 단절한다."

그런 일이 실제로 일어나고 있다는 증거가 존재한다. 2014년 발표된 "스타틴 시대의 폭식Gluttony in the Time of Statins?"이라는 부제가 달린 연구에서, 스타틴을 복용하는 환자들은 그렇지 않은 사람들에 비해 지방과 칼로리의 섭취량이 유의미하게 증가했고 그 결과 체중이 더 많이 증가한 것으로 밝혀졌다. 이런 경향은 지난 10년 동안 악화되어 왔다. "스타틴 복용을 권장함과 동시에, 칼로리 및 지방의 섭취 증가로 인한 체중 증가를 억제하는 조치를 취할 필요가 있는지 면밀히 검토해야 한다고 생각된다"라고 저자들은 결론지었다. "모든 약물요법이 그렇듯, 스타틴 요법의 목표는 '약물요법 없이는 해결할 수 없는 위험'을 감소시키는 것이지, 스테이크에 버터를 듬뿍 바를 권한을 부여하는 것은 아니다."

전문가들도 저자들의 의견에 동의하며, 설사 스타틴을 복용하더라도 '심장에 이로운 식사'와 '적당한 운동'을 병행해야 한다고 강조한다.

원하지 않는 스팸메일을 받은 탓에, 나는 몇 달 동안 스타틴에 관한 논문, 서적, 사설을 샅샅이 뒤지며 '정보에 정통한 환자'가 되려고 노력했다. 그 결과 나는 스타틴을 더욱 잘 이해하게 되었다.

그리고 이제는 나 자신에 대한 위험편익분석risk-benefit analysis을 완료했다. 나와 같은 처지에 놓인 환자들—저위험~중등도 위험군이고 심장병 병력이 없지만, 몇 개의 '고위험성 표지자marker for increased risk'를 보유하고 있는 사람들—을 위해, 내가 수집할 수 있었던 최선의 데이터를 다음과 같이 공개한다. 먼저 편익 부분을 살펴보자.

- 나와 같은 수준의 위험성을 가진 사람들 중에서, 100~200명 중 한 명은 치명적인 심장마비를 예방하기 위해 5년 동안 스타틴을 복용해야 할 것이다.
- 150~270명 중 한 명은 뇌졸중을 예방하기 위해 5년 동안 스타틴을 복용해야 할 것이다.
- 50~100명 중 한 명은 모든 심혈관장애(치명적이든 비치명적이든)를 예방하기 위해 5년 동안 스타틴을 복용해야 할 것이다.

다음으로 위험 부분을 생각해보자. 드문 부작용을 모두 배제하면,

- 만약 나와 같은 사람이 스타틴을 복용하면 경미한 근육 문제를 경험할 확률이 10분의 1이다.

- 그리고 당뇨병에 걸릴 위험이 증가하는데 그 확률은 치명적인 심장마비 위험이 감소할 확률과 거의 같다.

시야가 점점 더 선명해지는 것 같았지만, 수정알을 들여다보는 것처럼 맑고 뚜렷하지는 않았다. 그래서 나는 마지막으로, 최근 발표된 '저위험~중등도위험 환자들을 위한 스타틴 처방'이라는 제목의 총설논문을 펼쳐 결론을 읽어봤다. "스타틴의 이점은 잠재적인 단기적 해악potential short-term harm보다 크지만, 수십 년간에 걸친 장기적인 효과는 미지수다. 그러므로 심혈관 위험이 낮은 사람들에게 1차 예방을 위해 스타틴을 처방할 때는 신중을 기해야 한다."

음, 이제 당신이 결정을 내려야 할 때가 되었다. 물론 나는 결정을 내렸다. 1차 진료의primary care physician—그는 처세술에 능한 사람이어서, "스타틴으로 당신의 파이프에 낀 녹을 제거하세요"라고 권고했는데, 나는 그런 식으로 의학 정보를 제공하는 게 나쁘지 않다고 생각한다—와 숙의熟議를 거듭한 끝에, 나는 "아니에요. 내 파이프가 녹슬고 있음을 시사하는 어떤 징후도 발견할 수 없어요"라고 대답했다. 그 대신 나는 식이요법과 운동요법에 더욱 주력할 예정이다. 그렇다고 해서 야단법석을 떨지는 않을 것이다. 또한 나는 생면부지의 의사에게 편지를 보내, 원치 않는 안내 편지를 더 이상 보내지 말라고 요청할 예정이다. 업데이트된 회의론으로 무장하고 약물 광고를 지켜

볼 것이며, 심장 문제에 대한 괜한 걱정을 잠시 제쳐둘 생각이다. 스타틴 따위는 잊고 삶을 즐기는 데 집중할 것이다.

그러나 이것은 어디까지 내 생각이다. 나와 비슷한 범주에 속하는 사람들 중에서 나와 똑같은 정보를 접하고 다르게 반응하는 사람도 있을 것이다. 어떤 사람들은 의사의 권고를 곧이곧대로 따를 것이다. 어떤 사람은 그 문제를 마치 로또인 양 생각할 것이다. "당신이 로또에 당첨될 확률은 매우 낮지만, 로또를 사지 않는다면 당첨은 아예 꿈을 꾸지도 말아야 한다." 그러므로 그들은 100명 중 한 명이 걸릴까 말까 한 심장마비를 예방하기 위해 스타틴을 복용할 것이다. 위험회피형risk-averse type에 속하는 사람들은 그 문제를 마치 보험인 양 생각할 것이다. "나쁜 사건이 일어날 가능성은 낮지만, 만일을 대비해 보험을 드는 게 좋다." 그 결과 수백만 명의 사람들은 아무런 문제가 없음에도 스타틴을 복용할 것이다.

아무런 문제가 없음에도 스타틴을 복용하는 사람을 탓할 생각은 추호도 없다. 만약 경제적으로 여유가 있다면, 잠재적인 부작용을 감수할 용의가 있다면, 스타틴을 믿고 운동을 멈추지 않을 자신이 있다면, 스타틴을 믿고 스테이크에 버터를 듬뿍 바르려는 충동을 억제할 수 있다면.

그러나 난 됐다.

10장
혈액의 완성

스타틴이 '거대 제약사 군단의 스타일을 구긴 졸작'의 대표적 사례—강력한 마케팅을 앞세워 의학을 지배할 수 있음을 보여준 사례—라면, 이번에는 그들의 위신을 세워줄 만한 걸작을 소개한다. 이름하여 단클론항체$^{monoclonal\ antibody}$(mAb)는 전통적 덕목인 '헌신', '과학적 이타주의', '관대한 우정'의 합작품이었다. 그것은 매우 정밀하고 강력하고 안전한 약물군$^{##}$으로, 양적·질적인 성장을 거듭하며 의약품에 관한 사고방식을 근본적으로 바꾸고 있다.

'단클론항체'라고 하면 왠지 으스스한 느낌이 들지만, 어원적으로 분석해보면 그렇지 않다. 먼저 '단클론^{monoclone}'에서 '단^{mono}'은 '하나'를 의미하며, '클론^{clone}'은 '원본을 유전적으로 완벽하게 재현한 사본'을 의미한다. 그리고 항체란 백혈구가 침입자를 물리칠 때 분비하는 감염 퇴치용 분자$^{infection-fighting\ molecule}$를 말한다. 항체는 혈액 속의 유도미사일guided missile과 같아, 세균과 바이러스를 인식한 후 달라붙어 인체 밖으로 몰아내는 데 기여한다. 지금까지의 설명을 종합하면, 단클론항체란 '동일한 백혈구의 클론들이 생산한 유도미사일'이라고 할 수 있다.

단클론항체가 왜 그렇게 대단한 걸까? 단도직입적으로 말해서, 그것은 우리가 보유한 약물 중에서 마법의 탄환magic bullet에 가장 가까운 것이기 때문이다. 오늘날 10대 베스트셀러 의약품 목록을 살펴보면, 단클론항체가 그중 절반을 차지하고 있다. 성분명이 맙mab으로 끝나는지 확인해보면 그게 단클론항체인지 아닌지 단박에 알 수 있다. 자가면역질환 치료제 인플릭시맙infliximab(상품명 레미케이드Remicade), 항암제 베바시주맙bevacizumab(상품명 아바스틴Avastin), 유방암 치료제 트라스투주맙rastuzumab(상품명 허셉틴Herceptin), 항암제 리툭시맙rituximab(상품명 리툭산Rituxan). 단클론항체의 최정상에는 아달리무맙adalimumab(상품영 휴미라Humira)이 버티고 있는데, '염증과 관련된 질병'으로 영역을 계속 넓히고 있다. 단클론항체들은 제약사들에게 수십억 달러의 수입을 안겨주고 있다.

그리고 더 많은 단클론항체가 계속 쏟아져 나오고 있다.

방금 언급한 모든 것—백혈구의 클론, 특정한 질병을 겨냥하는 항체, 뭉칫돈—은 인체에서 가장 복잡하고 절대적으로 필요한 부분인 면역계와 관련되어 있다. 내가 학교에 다니던 1970년대에는 면역계에 대해 알려진 게 별로 없었고, 나에게 면역계는 '루브 골드버그Rube Goldberg*가 환각제에 취해 만든 것'처럼 보였다. 면역계에는 너무 많은 구성요소들이 연루되어 있다. 괴상할 정도로 정교하고 거미

줄처럼 뒤얽혀 있는 기관·세포·수용체·항체·신호·경로·피드백·유전자·효소들이 어찌어찌 합세하여 우리를 안전하게 지켜준다. 지식이 크게 늘어난 오늘날 면역계는 (모든 연주자가 제각기 다른 소리를 내지만 전체적으로 동일한 곡을 연주함으로써 웅장한 음악을 빚어내는) 교향악단처럼 보인다.

면역계는 자기self와 비자기nonself를 구분해내는 신통력을 보유하고 있다. 그것은 수십억 개의 상이한 외래물질들을 알아보는 능력을 지녔을 뿐만 아니라, 백혈구로 하여금 수백만 개의 항체를 만들어 특이적인 표적specific target을 정조준하게 한다. 그에 더하여 각각의 비자기 침입자not-self invader들을 몇 년(심지어 수십 년) 동안 기억한다. 레이디 메리 몬태규의 인두법이 효과를 발휘한 메커니즘이 바로 이것(환자를 소량의 침입 물질에 노출시킴으로써, 면역계에 시동을 걸어 침입자를 인식하고 기억하게 함)이었다. 수년 후 동일한 침입자에게 다시 노출되었을 때, 인체는 면역반응을 (최초에 노출되었던 때보다) 훨씬 더 빠르게 가동할 수 있다. 이러한 과정을 예방(또는 방어)이라고 한다.

그런데 면역세포는 침입자를 어떻게 기억할까? 그들은 침입자를 어떻게 인식하고, 자기와 비자기를 어떻게 구별할까? 면역계가 자연계에 존재하는 모든 비자기—지금껏 자연계에 존재하지 않았던 수백만 가지의 합성 화합물 포함—에 반응하는 비결은 뭘까? 과학자

---

* 미국의 만화가. 1948년 핵전쟁의 위험을 알린 웹툰 〈평화를 위하여Peace today〉로 퓰리처상 만화상을 수상했다. 그의 만화는 '골드버그 장치'라는 말을 탄생시켰는데, 골드버그 장치는 '매우 복잡하고 거창하게 작동되지만 실제로 하는 일은 단순한 기계'를 뜻한다.

들은 이처럼 경이로운 면역계의 껍질을 하나씩 벗기며 심오한 비밀을 알아냈지만, 남은 부분은 더욱 아리송하고 무한히 매혹적이다. 수세대의 과학자들이 면역계에 시선을 빼앗긴 것은 전혀 놀라운 일이 아니었다.

그러나 정말로 놀라운 것은, 면역계가 대부분의 경우 소스라칠 만큼 잘 작동한다는 것이다. 면역계는 결코 무오無誤하지 않지만―예컨대 자가면역질환의 경우 면역계가 자신의 세포를 침입자로 간주하여 방어망을 가동하고, 알레르기의 경우 면역계가 비자기에 과잉 반응하며, 바이러스와 암세포는 면역계를 속이는 방법을 고안해냈다―, 무오함에 거의 가깝다. 면역계는 지금 이 순간에도 완벽한 감시 모드하에서, 맹렬히 분투하고 침입자를 은밀히 수색하고 방어체계를 공고히 하고 시스템을 정비함으로써 당신의 건강을 지켜준다. 면역계의 중요한 구성요소들은 대부분 20세기 중반에 발견되었으며, 과학자들은 그 요소들이 분자 수준에서 함께 일하는 메커니즘을 연구하여 '질병이 면역계의 스위치를 켜는 과정'과 '면역계가 오작동하는 과정'을 차근차근 알아냈다. 그러나 과학자들이 이루지 못한 게 하나 있었으니, 면역계를 아무리 잘 이해해도 효과적인 의약품을 만드는 데 별로 도움이 되지 않았다는 것이다.

1975년까지는.

세자르 밀스테인César Milstein은 글로벌 과학자의 완벽한 본보기였다.

아르헨티나에서 태어나 영국에서 학업을 마치고, 전 세계 개발도상국의 과학을 발전시키는 데 헌신했으니 말이다. 밀스테인은 '과학은 개방적인 의사소통과 국제협력에 기초한다'라는 사실을 몸으로 증명한 인물이었다. "과학에는 국경이 없다"라는 말은 오늘날에는 고리타분하게 들리지만, 밀스테인은 매혹적일 만큼 고지식한 과학자였다.

그는 역할에 어울리는 용모의 소유자였다. 체격이 가냘프고 머리숱이 적고 (커다란 안경 때문인지) 올빼미 같은 인상을 줬으며, 와이셔츠와 통 넓은 바지 위에 실험복을 받쳐 입고 있었다. 그러나 그는 한 가지 중요한 점에서 과학 덕후science-nerd의 전형을 벗어났으니, '사람 냄새 나는 사람'이었다. 그는 많이 웃고 많이 말하는 사람이었다. "그는 많은 사람의 사랑을 한 몸에 받았던 사람으로," 그를 칭송하는 많은 사람은 그를 이렇게 기억했다. "천부적인 친구 사귀기 재능을 갖고 있었다."

또한 그는 총명한 연구자—그는 케임브리지대학교에 재직 중이었다—로, 백혈구가 만드는 유도미사일인 항체를 집중적으로 연구했다. 다른 많은 연구자와 마찬가지로, 밀스테인은 항체의 엄청난 다양성과 믿기 힘든 민감성에 감탄하고 있었다. 인체는 거의 무한한 가짓수의 항체들을 맞춤생산했고, 각각의 항체는 표적(침입 물질의 특정한 부분)에 정확히 들어맞도록 설계되었다. 그런 표적들은 '바이러스의 외피에 돌출한 몇 개의 원자'에서부터 '실험실에서 새로 만들어진 듣도 보도 못한 합성분자'에 이르기까지 다종다양했다. 항체는 그런 표적들을 믿을 수 없을 만큼 정밀하게 조준했는데, 조준의 정밀성이 어느 정도냐 하면, 하나의 세균에 노출된 인체는 면역계를 자극하여 200가지의 상이한 항체를 만들어낼 수 있었다. 그만한 레퍼토리라면, 침입자의 표면에 돌출한 상이한 '원자 세트(몇 개의 원자로 이루어진 꾸러미)'들을 모두 사정권에 넣을 수 있었다. 그런 엄청난 다양성과 정밀성이 어떻게 가능했을까?

그 의문뿐 아니라 다른 여러 의문도 해결하기 위해, 밀스테인은 면역계를 개별분자 수준에서 연구했다. 그리하여 백혈구가 '그렇게 다양한 물질'에 대해 '그렇게 다양한 항체'들을 만드는 메커니즘을 파헤치려고 노력했다. 우리의 몸 안에는 수십억 개의 항체를 생산하는 백혈구들(이들을 B세포B cell라고 부른다)이 있는데, 일단 활성화된 B세포는 하나당 1분에 수백만 개의 항체분자를 뿜어낼 수 있다. 각각의 B세포는 '단 하나의 표적을 특이적으로 겨냥하는 항체'를 만들지만, 우리의 몸은 수십억 개의 B세포를 보유하므로 수십억 개의 표적을 겨냥하는 항체를 만들 수 있다.

항체는 크고 복잡한 단백질 분자이며, 대부분의 약물보다 훨씬 더 크다(대부분의 화학자들이 1975년 이전에 만든 구식 약물은, 오늘날 소분자약물small-molecule drug이라고 불린다). 항체분자는 Y자처럼 생겼으며, 항체는 꼭대기에 있는 양팔의 말단을 이용해 침입자와 결합한다. 이 끈적끈적한 말단은 (마치 단단히 악수하는 것처럼) 침입자의 일부분에 꼭 들어맞도록 설계되었다. 항체와 침입자가 결합하려면 요철凹凸이 정확히 일치해야 하며, 사소한 차이(몇 개의 원자가 불일치함)도 결합을 파괴할 수 있다. 그러나 일단 결합이 일어나면, 면역계의 다른 부분에 출동령을 내려 침입자를 소탕한다.

밀스테인의 연구실에서는 '인체가 고도로 정밀한 항체를 만드는 과정'을 이해하려고 노력하고 있었고, 그가 이끄는 연구팀은 B세포를 더욱 면밀히 연구하기 위해 체외에서 배양하는 방법을 강구하고 있었다. 그들은 암성 세포cancerous cell—골수종myeloma 세포—를 '항체생성세포antibody-producing cell'로 이용했는데, 그 이유는 정상적인 백혈구는 체외로 나온 지 얼마 안 되어 분열을 멈추고 사멸하는 데 반해, 암성 세포는 영원히 증식할 수 있기 때문이었다. 골수종 세포는 '멈춰야 할 때'를 모르는데, 그들이 암인 것은 바로 그 때문이다. 또한 '멈춰야 할 때'를 모르는 세포는 연구하는 데 안성맞춤인데, 그 이유는 (조심성만 있다면) 영양소가 가득한 병 속에서 영원히 배양할 수 있기 때문이다.

1973년 열린 한 과학모임에서, 박사학위를 받은 지 얼마 안 된 독일의 젊은 과학자가 밀스테인의 연구실에서 일할 요량으로 사교성 넘치는 밀스테인에게 다가왔다. 그의 이름은 게오르게스 쾰러Georges Köhler였다. 나이 든 과학자와 젊은 포스닥 연구원은 죽이 잘 맞았다. 밀스테인은 쾰러를 케임브리지의 연구실로 초청했고, 그 초청은 우정으로 발전했다.

두 사람은 '불가능해 보이는 단짝'이었다. 나이 차—쾰러는 밀스테인보다 스무 살 어렸다—만 큰 게 아니라 스타일도 전혀 달랐기 때문이다. 밀스테인은 1950년대에 어울리는 짧은 머리와 단정한 옷차림에 단신—그의 키는 쾰러의 어깨에 닿았다—이었지만, 쾰러는 느긋한 태도, 텁수룩한 수염, 청바지 차림의 영락없는 1970년대 히피였다. 밀스테인은 일벌레였고, 쾰러와 같은 포스닥들은 상사에게 잘 보이기 위해 주말이든 밤이든 가리지 않고 일함으로써 높은 평판을 받는 것을 당연시했다. 그러나 한 동료가 지적한 바에 따르면, 쾰러는 "무사태평한 친구"였다. 그는 걸핏하면 휴가를 내고 휴식을 취하거나 피아노를 독학으로 연주했고, 자녀들과 함께 폭스바겐(VW) 밴을 타고 4주 동안 바캉스 여행을 떠나기도 했다.

밀스테인은 쾰러에게 이래라저래라 하지 않았다. '과학을 비롯한 모든 분야에서 진정한 창의력은 되돌아볼 시간을 필요로 한다'라는 게 그의 지론이었다. 최고의 아이디어 중 일부는 휴가를 보낼 때 나올 수 있다. 더욱이 그와 쾰러는 동료 이상의 관계로서 가족 동반으로 여가생활을 즐기는가 하면 서로의 집을 방문하기도 했다. 다시 한 번 말하지만 두 사람은 매우 특이한 커플이었다. 그러나 그들은 양립 가능했고, 함께하는 연구에 열중했으며, 아이디어를 낸 뒤 상대방의 반응을 살피는 것을 좋아했다. 그들은 진정한 친구였다.

쾰러는 밀스테인의 암성 세포—항체생성세포인 골수종 세포—를 가지고 놀며, 면역계의 작용을 이해하는 데 도움이 될 만한 재주를 부리게 하려고 노력했다. 그는 '유전자와 항체 간의 관계'를 연구하기 위한 방법으로, 두 개의 상이한 골수종 세포를 융합하여 DNA를 합쳤다. 골수종 세포는 몇 가지 면에서 훌륭했다. 즉, 그것은 영원히 증식하며 수많은 항체를 만들어냈다. 그러나 골수종 세포는 심각한 결점을 갖고 있었는데, 그중에서 대표적인 것은 '골수종 세포가 무슨 항체를 만드는지'와 '항체가 겨냥하는 표적이 무엇인지'를 정확히 알 수 없다는 것이었다. 그 항체는 10억 개 중 하나일 수 있었다. 그러나 그 항체들은 어떤 표적이든 겨냥할 수 있었다. 만약 '골수종 세포가 만든 항체'와 '그 항체의 특이적인 표적'을 일대일로 대응시킬 수 있다면 훨씬 더 많은 후속연구를 가능케 할 수 있었다. 쾰러는 그 방법(항체와 특이적인 표적을 대응시키는 방법)을 알아내려고 노력했지만 번번이 실패했다.

1974년 크리스마스 전후의 어느 날, 쾰러와 밀스테인은 기발한 아이디어를 떠올렸다. "두 개의 골수종 세포를 융합하는 대신, '영생하는 골수종 세포long-lived myeloma'와 '생쥐의 정상적인 비암성 백혈구normal, noncancerous white blood cell'를 융합하면 어떻게 될까?" 만약 그런 잡종세포hybrid cell가 영생을 얻는다면 정상적인 생쥐세포가 특이적인 항체specific antibody를 생산할 테니(그리고 생쥐를 사전에 감작priming시켜 특이적인 표적specific target에 대한 백혈구를 대량으로 생산하게 한다면, 이런 가능성을 높일 수 있을 테니), 그들이 간절히 원했던 꿈—플라스크 속에 암성 세포가 가득 차 있는데, 모두 하나같이 '동일한 기지旣知의 표적'을 정조준하도록 재단된 항체를 만들어낸다는!—을 실현할 수 있을 것 같았다.

그 이전에 그런 시도를 해본 사람은 아무도 없었는데, 그 이유는 아마도 '그게 가능하다'라고 생각한 사람이 아무도 없었기 때문이었을 것이다. '암세포와 정상세포의 융합'은 성공할 가능성이 낮아 보였고, 설사 성공한다 치더라도 '한쪽의 염색체'가 '다른 쪽의 염색체'와 불화를 빚음으로써 유전적 아수라장genetic mess이 되어 사멸할 수 있다. 또는 용케 살아남더라도 표적지향적 항체targeted antibody를 만들지 못할 수 있다. 그러나 모험을 걸지 않으면 아무것도 얻을 수 없는 법. 쾰러는 시도해보기로 했다.

몇 개의 세포들을 융합했더니, 그 결과 탄생한 잡종세포들 중 대부분은—예상했던 대로—사멸했다. 그러나 몇 개의 잡종세포들은 살아남아 성장과 증식을 시작했다. 쾰러는 그 미세한 세포 덩어리를 조심스레 단일세포로 분리하여, 개별 세포들을 각각 하나의 작은 영양배지에 옮겨 담았다. 그러고는 그것들이 분열을 거듭하여 (맨눈으로 볼 수 있을 만큼) 큰 세포집락을 형성하기를 기다렸다. 쾰러와 밀스테인은 그런 '잡종세포 집락'을 하이브리도마^{hybridoma}라고 불렀다. 각각의 하이브리도마는 쾰러가 처음 분리해낸 단일 세포와 동일한 후손—클론—들로 구성되어 있었다. 그러나 그 하이브리도마들이 과연, 쾰러와 밀스테인이 원했던 항체를 만들었을까? 그것들이 만든 것은 단지 무작위적인 항체^{random antibody}가 아니라 융합의 '비암성 측^{noncancerous side}'에서 비롯된 것(다시 말해서 그들이 생쥐를 감작하여 만들게 한 표적지향적 항체)임이 분명했다.

쾰러는 좀 더 기다려야 했다, 하이브리도마들이 크게 성장하여 테스트에 충분한 항체를 뿜어낼 때까지. 그는 하이브리도마들을 마치 묘목을 다루는 농부처럼 (건강을 평가하고, 영양배지에 문제가 있거나 너무 붐비지 않는지 확인하는 등) 지극 정성으로 대했다. 수 주 후 하이브리도마 집락이 충분히 성장하여 항체 검사를 할 때가 되자, 너무 긴장한 쾰러는 아내를 지하실에 있는 연구실로 데려가 "결과를 지켜보는 동안 흥분을 가라앉혀주고, 만약 실패한다면 용기를 북돋아주오"라고 부탁했다.

첫 번째 결과가 긍정적으로 나오자 쾰러는 환호성을 지르며 아내에게 키스를 퍼부었다. 상당수의 하이브리도마들이 잇따라 항체를 생산하는 것으로 나타났다. "그건 환상적이었다." 그는 말했다. "나는 매우 행복했다."

　영국의 한 연구실에서 함께 일한 '아르헨티나의 유대인'과 '독일의 히피'는 20세기 의학사상 가장 위대한 성과 중 하나를 거두는 쾌거를 이뤘다. 그들은 새로운 하이브리도마와 (그것들이 생산한) 항체를 이용하여 많은 업적을 남겼다. 그 항체들을 다른 항체들과 구별하기 위해 뭐라고 불러야 할까? 각각의 하이브리도마 세포는 수백만 개의 작은 생물학적 공장biological factory(똑같은 클론들이 가득한 방)으로 성장하여, 동일한 순수 항체들을 불철주야로 만들어냈다. 그러므로 그 항체들을 단클론항체(하나의 클론에서 생산된 항체)라고 부르는 게 논리적으로 타당했다. 쾰러와 밀스테인은 체내에 존재하는 수십억 개의 상이한 항체 중 하나를 분리하여 복제하는 방법을 발견했다. 따지고 보면 고대의 연금술사들이 그토록 하고 싶어 했던 일(자연계에 존재하는 거칠고 야생적이고 복잡한 혼합물에서 강력한 단일원소를 정제해낸 후, 매우 표적지향적인 천연 의약품을 대량으로 생산하는 것)도 바로 그것이었다. 단클론항체와 다른 면역증강 기법들(예: 백신) 간의 공통점이 표적지향성이라면, 근본적인 차이는 신속·정확성이었다. 예컨대 백신을 인체 내에 주입하면, 면역계는 얼마 후(며칠에서 몇 주 후) 수십 가지 상이한 항체를 만들어냄으로써 반응한다. 백신이 만들어낸 항체들은 미래의 감염을 물리칠 수 있는데, 그건 좋은 일이다. 그러나 단클론항체를 체내에 주입하면, 시간 지연이 전혀 없다. 단클론항체 의약품은 단 하나의 표적에 총력을 기울이는데, 그 표적은 연구를 통해 '발병 과정에서 가장 취약하고 가장 중요한 부분'으로 판명된 것이다. 단클론항체는 표적을 신속·정확히 겨냥하여 강편치를 날

리므로, 인체의 다른 부분에 해를 끼칠 우려가 거의 없다. 수 세기 전, 토머스 브라운 경은 "예술은 자연의 완성"이라고 했다. 밀스테인과 쾰러는 실험실의 예술가였으며, 그들에게 있어서 예술은 '혈액의 완성'이었다. 요컨대 그들은 인체의 가장 강력한 방어체계(혈액)를 정제하여 가장 정밀하고 순수한 의약품(단클론항체)을 완성했다.

단클론항체의 잠재력은 어마어마했다. 획기적인 발견을 최초로 기술한 논문의 말미에서 밀스타인과 쾰러는 이렇게 말했다. "그런 세포들을 실험실에서 대량 배양하면 특이적인 항체를 얼마든지 얻을 수 있다." 그러고는 단클론항체의 미래를 조심스레 낙관했다. "그런 배양물은 의료계와 산업계에서 유용하게 사용될 수 있을 것으로 사료된다."

사실 단클론항체는 그야말로 '황금알을 낳는 거위'였다.

그러나 그들은 특허를 출원하지 않았다.

그것은 신약개발사에서 가장 이타적이고 경탄할 만한 사건이었다. 사건의 핵심은 밀스테인과 쾰러의 진심에서 우러난 우선권의 문제였다. 그들은 과학자였지 장사꾼이 아니었다. 그들의 목표는 '자연에 대해 더 많은 것을 알고, 인류를 이롭게 하며, 사익을 추구하지 않는 것'이었다.

밀스테인과 쾰러는 자신들의 발견을 학술지에 출판한 후, 일체의 기득권을 포기하고 자세한 내용을 세상에 알렸으며 원하는 연구자들을 모두 초청하여 연구 과정을 직접 재연해보게 했다.

많은 연구자가 그들의 연구실에 찾아와 새로 등장한 연구 분야를 생생히 지켜보고 체험했다. 새로운 기법을 배우고 돌아간 연구팀들이 잇따라 하이브리도마를 만들기 시작하면서, 표적화된 항체의 글로벌 라이브러리가 서서히 구축되었다. 그러자 돈 냄새를 맡은 거대 제약사들이 새로운 연구소를 꾸려 강력한 새 도구를 탐구하는 데 몰두했다. 오늘날 우리가 바이오테크놀로지^{biotechnology}라고 부르는 분야는 그렇게 시작되었다.

물론 밀스테인과 쾰러는 유명인사가 되었다. 두 사람은 굵직굵직한 상을 연거푸 공동 수상한 뒤, 1984년에는 또 한 명의 초기 연구자인 닐스 예르네^{Niels Jerne}와 함께 1984년 노벨생리의학상을 공동으로 수상했다. 밀스테인이 일부 상을 단독으로 수상하자―핵심적인 연구가 수행된 곳은 그의 연구실이라는 게 이유였다―, 언론에서는 그가 공을 독차지한다는 의문을 제기했다. 그러나 두 사람은 꼬임에 넘어가지 않았다. 그들은 이론이 확립된 과정(둘이 앞서거니 뒤서거니 하며 개략적인 아이디어를 떠올린 뒤, 활발한 토론과 검증을 통해 구체화·체계화함)을 잘 기억하고 있었으므로, 자신들의 기여도를 비교하는 것이 무의미함을 너무나 잘 알고 있었다. 그들의 업적은 끈끈한 우정의 결과물이었으므로 두 사람은 논공행상보다 우정을 더 소중히 여겼다. "세자르 밀스테인의 연구실은 내 아이디어의 산실이었으며, 그의 격려가 없었다면 아무것도 이루어지지 않았을 것이다"라고 쾰러는 말했다. 밀스테인 역시 자신에게 쏟아지는 찬사를 한사코 쾰러에게 돌렸다. 말 만들기 좋아하는 기자들이 아무리 유도심문을 해도 두 사람의 대답은 한결같았다. "단클론항체는 두 친구의 공동작품입니다."

첫 번째 논문이 출판된 후 3년 동안, 두 사람은 각자 처한 위치에서(밀스테인은 영국의 케임브리지에서, 쾰러는 스위스의 바젤 면역학연구소에서) 단클론항체를 계속 연구했다. 더 많은 면역학자가 '표적지향적 항체를 무한정 만들 수 있다'라는 사실을 알게 됨에 따라, 단클론항체에 대한 관심은 더욱 늘어났다. 사람들이 꼬치꼬치 물어볼 때마다, 밀스테인은 자신의 기법, 아이디어, 심지어 하이브리도마 세포를 공유하는 것을 마다하지 않았다. '다른 과학자가 나의 뒤를 이어 후속연구를 희망할 때, 도움의 손길을 내민다'라는 것이 그의 지론이었는데, 그것은 (비록 상당수의 과학자들에게 외면당하고 있을지언정) 오랜 역사와 전통을 지닌 과학 하기doing science의 고전적인 방식이기도 했다.

그러나 1978년, 누군가가 '단클론항체로 떼돈을 벌 수 있다'라는 사실을 깨달으면서 사정이 달라졌다. 미국 필라델피아에 있는 위스타 연구소Wistar Institute—이 연구소는 밀스테인에게 단클론항체 기법을 전수받은 곳 중의 하나였다—의 연구자들은 자신들이 만든 (바이러스와 암을 겨냥하는) 단클론항체에 대한 특허를 출원하기 시작했다. 그들이 단클론항체를 만들 수 있었던 것은 밀스테인과 쾰러의 세포와 아이디어 덕분이었다. 그러나 그들은 아무런 거리낌 없이 자신들의 단클론항체에 대한 특허를 출원했다. 제약사들이 다른 제약사의 의약품을 약간 바꿔, 새로운 유도체에 대한 특허를 출원하는 것처럼 말이다.

밀스테인은 아연실색했다. 그는 특허에 대해 별로 생각해보지 않았다. 쾰러와 함께 하이브리도마에 대한 첫 번째 논문을 출판하기 전, 그는 자신이 몸담고 있는 케임브리지에게 예의를 지키기 위해 영국 특허청의 한 공무원에게 '특허를 받을 가치가 있는 뭔가를 발견했으니, 가능성을 검토해달라'라는 내용의 질의서를 보냈다. 그러나 한동안 아무런 답변이 없자 두 사람은 출판을 진행했는데, 그것은 단클론항체에 대한 영국의 특허권이 대부분 상실되었음을 의미했다. 논문이 출판된 지 1년 후, 영국 특허청은 '밀스테인의 질의서에 적혀 있던 발견'에 대한 뒤늦고 멍청한 답변을 쏟아냈다. "우리는 그 발견에서 상업적으로 추구할 수 있는 즉각적이고 실질적인 응용 방안을 발견하지 못했습니다."

그러는 사이에 위스타가 특허권을 취득하자, 모든 사람은 매우 값비싼 실수가 벌어졌음을 깨달았다. 단클론항체에는 무궁무진한 상업적 가능성이 잠재해 있었고 위스타의 특허권은 단클론항체 골드러시의 시작이었다. 그리고 영국이 느끼게 될 소외감은 이루 말할 수 없었다.

영국에서 '특허재난patent disaster'으로 알려진 사건은 결국 '철의 여인Iron Lady'으로 유명한 마거릿 대처Margaret Thatcher 수상의 관심을 끌었다. 정계에 입문하기 전 옥스퍼드대학교 화학과를 졸업한 대처는 '미국의 위스타가 영국의 발견에서 이윤을 취했다'라는 뻔뻔함에 격노했다. 그것은 페니실린의 망령을 떠올리게 했다. 플레밍은 1920년대에 런던의 연구실에서 발견한 항생제를 대량으로 정제하지 못해 더 이상 진척시키지 못했다. 그러자 대량 생산 및 저장 방법을 용케 알아낸 미국인들이 제법특허製法特許를 취득하여 이윤을 챙겼다. 그런데 그런 통탄할 일이 또 일어나고 있었다. 그것은 되풀이되는 악몽 같았다. 영국의 한 연구실에서 영국 연구기금의 지원을 받아 발견된 성과가 한 푼의 돈도 벌지 못하다니! 조사가 시작되어 정책이 개선되었고, 과학자들은 "적절한 경로를 경유하지 않고 자신의 아이디어를 흔쾌히 공유해서는 안 되며, 적절하다면 특허권을 꼭 챙겨야 한다"라는 경고를 받게 되었다. 대학의 연구자들을 위해 정립된 새로운 모델은 스타트업, 스핀오프, 상업화, 돈벌이의 수단인 '강력한 특허권의 필요성'에 기반했다. 개방적인 공유와 동료애라는 전통에 기반한 밀스테인의 방법은 종말을 고했다.

전 세계의 연구소와 제약사들이 특정한 표적을 겨냥하는 단클론항체들을 하나씩 하나씩 앞다퉈 만들어내기 시작했다. 그것은 신약개발의 분수령이었다. '질병을 초래하는 일련의 연쇄반응 중 특정 효소에 작용하는 화합물'을 찾기 위해 이것저것을 기웃거리는 대신―엔도 아키라가 최초의 스타틴(283쪽)을 찾을 때 이 곰팡이 저 곰팡이를 조사했던 것처럼―, 그들은 표적효소target enzyme를 생쥐에게 주입한 후 (표적에 잘 들어맞는 항체를 생산하는) B세포를 찾아냈다. 그런 다음 그 B세포를 암세포와 융합하여 (오로지 표적효소만 겨냥하는 단클론항체를 생산하는) 하이브리도마를 창조했다. 그들의 유일한 관심사는 '어떤 효소가 수익을 극대화할 것인가'였다.

　　물론 기술적인 어려움도 있었다. 밀스테인과 쾰러는 생쥐의 세포를 이용해 연구를 수행했는데, 이는 그들이 만들어낸 단클론항체가 생쥐의 항체라는 것을 의미했다. 생쥐의 단클론항체를 인간에게 주입했을 때, 인체는 그것을 외계 침입자로 인식하고 면역반응을 가동하여 심각한 부작용을 일으킬 수 있었다. 연구소들은 수년에 걸친 연구를 통해 '반은 생쥐, 반은 사람인 키메라항체'를 개발했지만─1984년 FDA의 승인을 받은 최초의 단클론항체는 3분의 2는 사람, 3분의 1은 생쥐였다─, '생쥐 부분'이 많은 환자의 면역반응을 지속적으로 유발했다. 최첨단 유전학적·세포생물학적 기법을 이용하여 완전인간화항체^{fully humanized antibody}를 만드는 데 수년의 기간이 더 필요했다. 그 결과 오늘날 출시된 단클론항체들은 거의 모두 완전인간화항체이며, 심각한 면역반응을 초래하는 경우는 극히 드물다.

이러한 인간화^{humanizing}를 위해 개발되어야 했던 도구와 기법들─유전자의 활성화/불활성화, DNA 스플라이싱^{splicing}, 생물들 간의 유전물질 이동─덕분에 다른 과학 분야들까지 덩달아 진보했다. 모든 작업은 DNA 수준에서 갈수록 미세하게 이루어졌으며, 퍼즐 조각 맞추기를 방불케 하는 유전자 조작은 인간유전체프로젝트^{Human Genome Project}와 맞먹는 수준의 성과를 거뒀다. 그리하여 바이오테크놀로지는 신약개발의 핫한 못자리^{seedbed}로 자리 잡았다.

새로운 DNA 기법들 중 상당수는 완전인간화 단클론항체를 만들기 위한 새 방법으로 즉시 사용되었다. 파지전시^{phage display}─세균과 바이러스를 이용하여 맞춤형 완전인간화항체를 만드는, 기발한 방법─가 개발되자 엄청난 혁신이 일어났다.

바이오 전문가들은 "조만간 암이나 알츠하이머병 등의 질병과 관련된 유전자를 발견하여 그 기능을 알아낸 다음 디자이너 단클론항체designer mAb를 만들면, 질병의 발병 과정에서 원하는 부분을 정밀 타격할 수 있을 것"이라고 예측하기 시작했다. 그렇다면 단클론항체는 그런 대량살상범big killer들을 녹아웃시키는 일등공신이 될 터였다.

그러나 단클론항체의 한계로 말미암아 차질이 발생했다. 첫째로 그것을 만들려면 비용이 너무 많이 들었고, 다양한 생물학 전문가를 영입해야 했으며, 고가高價의 하이테크 장비를 도입해야 했다. 둘째로 단클론항체는 하나의 표적에 결합할 때만 작동하는데, 이는 단클론항체의 활동 무대가 세포의 표면이라는 것을 의미한다. 다시 말해서 질병을 초래하는 주요 사건들은 세포 안에서 일어나는데, 단클론항체는 세포 안으로 들어갈 수가 없으므로 활동이 제한적이다. 셋째로 단클론항체는 혈뇌장벽(BBB)를 통과할 수 없으므로, 뇌 안에서 발생하는 질병에 사용할 수가 없다.

그럼에도 불구하고 단클론항체의 사용은 폭발적으로 증가했다. 2000년대 초 완전인간화 단클론항체들이 잇따라 시장에 출시되었고, 꾸준히 피치를 올려 2006년이 되자 인간 질병 치료제의 선두그룹을 형성했다. 2008년 30개의 단클론항체가 할거하며 300억 달러 규모의 시장을 형성했고, 6년 후에는 거의 50개로 늘어났다. 2024년 단클론항체의 세계시장 규모는 1,400억 달러에 이를 것으로 예상된다.

오늘날 단일 품목 기준으로 전 세계에서 가장 많이 팔리는 단클론항체는 '휴미라'로, 1년에 200억 달러의 매출을 올리고 있다. 그것은 몇 가지 난치성 자가면역질환(예: 여러 가지 관절염, 중증 건선psoriasis, 크론병)으로 인한 통증과 부기swelling를 치료하는 데 사용된다. 그렇다고 해서 늘 잘 듣는 건 아니지만—치료율 100퍼센트인 약은 세상에 없다—, 대안代案이 없는 환자들 중 상당수에게 도움이 된다. 그런데 제약사인 애브비ABBVE가 떼돈을 버는 이유는, 사용자 수가 엄청나게 많기도 하지만 가격이 워낙 비싸기 때문이다. 휴미라 주사 한 대를 맞을 때마다 환자(그리고 보험사)는 1,000달러 이상을 지불해야 하며, 1년간 총 5만 달러쯤 지불해야 한다.

단클론항체는 의학계의 최고봉이지만, 아직 갈 길이 멀다. 과학자들은 먼저 '항체가 원자 수준에서 어떻게 구성되어 있는지에 대한 정보', '항체의 활성부위active site에 대한 상세 지도', '가장 가능성 높은 질병 표적을 찾아내는 예리한 도구'에 대한 방대한 라이브러리를 구축해야 한다. 그런 다음 표적을 공략하는 단클론항체를 창조하고 다듬고 테스트해야 한다. 그런 과정을 거쳐 단클론항체는 더욱 완벽한 마법의 탄환으로 거듭나게 될 것이다.

한 걸음 나아갈 때마다, 효능이 향상되고 부작용이 줄어들고, 체내에 더 오랫동안 머물고, 적응증이 확대된 의약품이 탄생한다. 그것들은 이미 몇 가지 암, 다양한 질병의 염증, 편두통을 잘 치료하며, 알츠하이머병에 대항할 수 있다는 징후를 보이고 있다. 이론적으로, 단클론항체의 잠재적인 표적은 면역계의 복잡성에 필적할 만큼 다양하다. 과학자들은 이제 겨우 그 가능성을 타진하기 시작했다.

현실적으로 볼 때 무엇보다도 필요한 것은 원가절감과 가격인하다. 단클론항체를 이용한 치료비가 워낙 비싸다 보니, '돈 많은 사람', '훌륭한 보험사를 만난 환자', '가장 심각한 환자'만이 혜택을 볼 수 있다. 기쁜 소식은, 더 많은 단클론항체가 출시되고 특허권이 소멸함에 따라 경쟁이 증가하고 가격이 내려갈 것으로 예상된다는 것이다. 그러나 당장 그렇다는 게 아니라 궁극적으로 그렇다는 얘기다. 왜냐하면 제약사들은 몇몇 변호사들에게 거액의 수임료를 지불하고 두꺼운 특허덤불patent thicket을 설치하기 때문이다. 예컨대 휴미라의 1차 특허는 2016년에 소멸되었지만, 애브비는 2003년 이후 (약품의 제조 공정 및 기법에 관해) 약 100개의 추가적인 특허권을 취득했다. 그러므로 휴미라의 저렴한 제네릭 버전이 나오려면 2023년까지 기다려야 한다.

대부분의 거대제약사들은 소위 소분자약물로 부富를 축적했다. 소분자약물이란 화학 실험실에서 만들어진 비교적 작은 크기의 분자로, 1920년대에 게르하르트 도마크가 설파제를 발견했을 때(143쪽 참조)와 같은 방법으로 효능을 검증받았다. 그들은 소분자약물을 발견하는 데 능숙했고, 마케팅과 판매에 탁월한 솜씨를 발휘했다. 이 책에서 언급된 약물 중 대부분은 소분자약물이다.

그러나 그들은 단클론항체가 가져온 새 시대를 맞이할 준비가 되어 있지 않았다. 항체란 소분자약물과 달리 거대분자huge molecule로, 화학이 아니라 생명과학—특히 유전학과 면역학—에 기반하여 설계되고 만들어졌다. 거대 제약사들은 생물학적 제제biologicals로 뛰어들 사고방식mind-set도 설비도 갖추지 않고 있었다. 그렇다고 해서 시도조차 하지 않았던 건 아니었다. 예컨대 바이엘은 생물학적 제제 생산

프로그램에 5억 달러를 투자했고, 다른 거대 제약사들도 사정은 비슷했던 것으로 알려져 있다. 그러나 구시대의 거대 제약사들은 상이한 신약개발 모델에 기반해 일가를 이뤘는데, 그 모델의 핵심은 생물학적이라기보다는 화학적이었다. 대부분의 거대 제약사들에게, 바이오테크놀로지 직영in-house biotechnology 체제로 간다는 것은 금전적으로나 시간상으로나 큰 부담이었다. 게다가 많은 연구 중심 대학교research university 주변에서 바이오테크 스타트업biotech start-up이 우후죽순처럼 생겨나고 있는데, 그중 가장 유망한 것을 발굴해 거래를 트는 게 더 빠르고 저렴하다면, 굳이 신규 업종에 진출할 필요가 없었다. 그리하여 외주화outsourcing 체제가 새로운 사업모델로 주목을 받게 되자, 제넨테크Genentech가 급부상했다.

제넨테크—1976년 한 명의 교수와 한 명의 벤처투자자venture capitalist가 공동으로 설립한 최초의 주요 바이오테크 업체—의 성공에 힘입어, 의약품에 대한 '반짝이는 아이디어'를 가진 수백 명의 대학 연구자들은 자신만의 스핀오프를 창업했다. 그리하여 이제부터는 이 '작고 민첩한 업체'들이 신약개발 활동의 상당 부분을 담당하게 되었다. 한편 대학들은 '거느리고 있는 연구자들의 통찰'을 '뭉칫돈'으로 전환하는 노하우를 터득하게 되었는데, 그 내용인즉 더 많은 변호사를 고용하고, 새로운 종류의 거래를 트고, 스스로 지적 재산권 보호의 전문가가 되고, 스타트업 인큐베이터를 가동하고, 연구공원research park을 조성하는 것이었다.

어떤 의미에서 이 모든 것은 고무적인 일처럼 보인다. 대학들은 여전히 위대한 지성great mind, 획기적인 사고breakthrough thinking의 보고寶庫이며, 외견상 '이윤'보다는 '새로운 지식에 대한 갈망'에 의해 추동되는 것처럼 보이니 말이다. 이런 관점에서 보면 상아탑의 '순수하고 고결한 과학'은 거대 제약사의 '금전 지향적/조립라인 지향적 사고방식'을 능가하는 것처럼 보인다.

그러나 다른 관점에서 보면 고무적인 풍경과는 거리가 멀어도 한참 멀다. 밀스테인이 몸담았던 케임브리지는 연구자들에게 "특허청의 검토를 받아 금전적 이익이 대학에 귀속되도록 하기 전에는, 잠재적 가치가 있는 연구 결과를 발표하지 말라"라고 신신당부했다. 오늘날 전 세계 주요 연구 중심 대학들의 방침도 케임브리지와 대동소이하다. 생물학적 제제가 노다지임을 잘 아는 대학의 과학자들은 대학의 방침에 따라 목적지향적 연구를 수행하고 있으며, '획기적인 과학 성과'와 '창업 아이템 챙기기'라는 두 마리 토끼를 모두 잡으려 안간힘을 쓴다. 이런 맥락에서 보면 대학교와 소속 과학자들은 이윤 동기profit motive를 배척하기는커녕, 그것에 사로잡혀 호시탐탐 이윤 추구의 기회를 노리는 것처럼 보인다.

물론 탐구욕과 이윤 동기를 따로 떼어 설명할 수는 없으며, 결국에는 우선순위의 문제로 귀결된다. 어떤 연구자들은 주로 '지적 욕구나 이타적 동기'에 의해 추동되고, 어떤 연구자들은 이윤 동기에 지배된다. 두 가지 동기는 모두 강력하고 타당하다. 바라건대 둘이 서로 앞서거니 뒤서거니 하며 신약개발을 밀고 당겨, 세상을 널리 이롭게 하는 방향으로 나아갔으면 좋겠다.

피날레
신약개발의 미래

2003년 《영국의학저널British Medical Journal (BMJ)》은 흥분된 어조로 "50년에 한 번 나올까 말까 한 의약품이 나왔다"라고 발표했다. 문제의 의약품은 하루에 한 알씩 먹는 폴리필polypill로, 여섯 가지 약물(세 가지 혈압약, 스타틴, 엽산, 아스피린)을 하나로 묶은 '기적의 약'이었다. 폴리필을 개발한 제약사는 "심장병 위험을 최대 80퍼센트까지 낮출 수 있으며, 55세 이상 지구촌 주민 모두가 복용할 것"이라고 호언장담했다. 그 후 수년간 후속연구가 잇따랐지만, 임상시험 결과가 기대에 크게 못 미치자 흥분이 가라앉았다. 폴리필에 대한 아이디어는 아직 생명을 유지하고 있으며 옹호자까지 거느리고 있지만, 그에 대한 반응은 신통치 않다.

폴리필이 BMJ에 데뷔한 지 12년 후, 지미 카터 전前 미국 대통령은 자신이 죽어가고 있다고 발표했다. 2015년 여름, 그는 매우 공격적인 전이성 암—흑색종melanomam—이 간과 뇌로 확산되었다는 진단을 받았다. 그는 암의 가족력을 보유하고 있었고, 그의 나이는 90대였다. 본질적으로 그는 자신의 죽음이 임박했음을 선언한 것이었다.

그는 의사들이 헤일 메리Hail Mary*로서 마지막 치료법을 시도하고 있다고 덧붙였는데, 그 내용은 새로 나온 단클론항체 중 하나를 사용하는 것이었다.

그후 4개월이 채 지나지 않아 카터는 두 번째 성명을 발표했다. 이번에는 그의 암이 사라졌다고 했다. 다시 말해서 단지 차도를 보인 (진행이 멈추거나 크기가 위축된) 게 아니라 완전히 사라졌다는 거였다. 전신을 촬영해봤지만 암의 징후가 전혀 발견되지 않자, 의사들은 완치 판정을 내렸다.

기적을 일으킨 단클론항체는 불과 1년 전 FDA의 승인을 받은 펨브롤리주맙pembrolizumab(상품명 키트루다Keytruda)이었다. 그것은 암관문억제제checkpoint inhibitor라는 계열에 속하는 차세대 단클론항체로, 암이 면역계를 회피하지 못하게 할 요량으로 설계된 것이었다. 그것을 투여받은 덕분에 카터의 면역계는 암을 색출하여 파괴할 수 있는 능력이 한층 강화되었다.

카터는 행운아였다. 왜냐하면 전이성 흑색종 환자 중에서 펨브롤리주맙에 반응하는 사람의 비율은 4분의 1에 불과했기 때문이다. 그러나 그의 사례는 사형수(사형선고를 받은 환자)를 사면하는 신약이 얼마나 빨리 개발될 수 있는지를 여실히 보여줬다.

---

* 미식축구에서 시간이 촉박하고 성공 확률이 낮은 상황에서 던지는 장거리 패스. 그래서 '최후의 수단', '최후의 발악'이라는 뜻으로 사용되기도 한다.

폴리필과 펨브롤리주맙 사이에는 의약품 전문가들의 지난한 노력이 숨어 있었다. 몸집을 더욱 불린 글로벌 제약산업—거대제약사와 바이오테크 스타트업—은 끊임없이 차기 히트작을 물색하고 있다. 다음번 기적은 어떤 모습으로 다가올까?

내 대답은 '아무도 모른다'다. 구체적인 사항을 예측하려고 시도하는 것은 바보들이나 하는 짓이다. 획기적인 의약품치고 구시대의 거대 제약사에서 나온 것은 별로 없다. 알츠하이머병, 각종 암, 모든 심장병의 치료제가 언제 발견될지(또는 심지어 발견되긴 할지) 아는 사람은 아무도 없다. 나는 머지않을 거라 추측하지만, 그건 어디까지나 추측일 뿐이다.

다시 강조하지만 먼 미래의 일을 구체적으로 말하는 것은 바보 짓이다. 내가 그나마 분명히 말할 수 있는 것은, 가까운 미래에 펼쳐질 신약개발 활동의 트렌드다. 그중에서 가장 중요한 것 몇 가지를 예시하면 아래와 같다.

화학적 제제에서 생물학적 제제로의 전환

화학을 도외시한 생물학은 사상누각이고, 생물학적 시스템(예: 인체)을 대상으로 효능을 테스트해보지 않은 화학적 제제는 무용지물이다. 그러므로 '화학적 제제'와 '생물학적 제제'를 똑 부러지게 구분하는 것은 불가능하며 두 가지 의약품 사이에 겹치는 부분이 있는 건 당연하다. 그러나 그런 미시적 문제에 집착하면 나무를 보되 숲을 보지 못하는 오류를 범하게 된다. 내가 여기서 말하고자 하는 것은 거시적 측면의 전환shift, 다시 말해서 '시행착오에 기반한 전통적인 신약개발 모델'—한마디로 질병을 치료할 수 있는 약물을 찾아내기 위해, 한 무더기의 화합물을 모조리 테스트하는 방법—에서 '유전자·세포·미생물의 조작을 통한 새로운 신약개발 모델'로의 패러다임 전환이다. 화학적 제제chemicals와 생물학적 제제biologicals의 기본적인 차이는 약물의 원천source에 있지만, 더욱 중요한 차이는 접근 방법approach이다. 과거의 제약업체들이 주로 시행착오에 의존했던 데 반해, 오늘날의 바이오테크 업체들은 먼저 질병의 발병 과정을 깊이 이해하고, 거기에서 파악된 약점을 정조준하는 의약품을 설계하려고 최선을 다한다. 그 결과 탄생한 생물학적 제제의 범위는 '오만 가지 단클론항체'에서부터 '(실험실에서 설계된) 손상된 효소의 대체물'에 이르기까지 다양하다.

최근 의약학 분야에서 거둔 성공의 상당 부분—이를 테면 단클론항체—은 DNA 조작기술의 향상에 기반하고 있는데, DNA란 인체에 대한 화학적 지시서chemical instruction를 말하며 다른 말로 유전체genome라고 한다. "신약개발은 패러다임 전환을 경험하고 있다." 한 전문가는 이렇게 설명했다. "신약개발자들은 유전체학의 폭발적 발달에 힘입어, 단기간에 혁신적인 치료법들을 쏟아내고 있다."

생물학적 제제의 중요성이 날로 증가하는 것은 바로 그 때문이다. 그러나 과학자들이 연구한 것은 인간의 DNA뿐만이 아니었다. 그들은 (인체 내에 상주하는) 수십억 마리 세균과 바이러스의 유전자도 이해하고 조작했다. 인체 내에 존재하는 이러한 '숨겨진 세계'를 마이크로바이옴microbiome이라고 한다. 마이크로바이옴은 신통방통한 방식으로 우리의 건강을 유지해주는데, 과학자들은 이제야 그들의 고마움을 제대로 평가하기 시작했다.

　제약사들은 이상과 같은 생물학적 접근 방법이 대박을 칠 거라고 장담하며, 이익을 극대화하기 위해 전도유망한 바이오테크놀로지 스타트업들을 인수하고 있다.

디지털 의약품

의약품을 컴퓨터와 연결하는 것은 여러 면에서 쓸모가 있다. 가장 간단한 방법은 미세한 센서를 알약 속에 내장하여 알약을 꿀꺽 삼켰을 때 신호를 보내게 하는 것이다. 현재 시험되고 있는 초기 모델의 경우 센서의 크기는 참깨 씨만 하고, 위장 속의 염소이온chloride ion이 센서에 동력을 제공하며, 배에 부착된 조그만 수신기가 신호를 접수한다. 수신기는 신호를 스마트폰으로 전송하거나, 다른 전송 장치를 경유하여 컴퓨터 시스템으로 보낸다. 이런 방식으로 작동하는 최초의 디지털 의약품은 2017년 말 FDA의 승인을 받은 아빌리파이 마이사이트Abilify MyCite다. 아빌리파이 마이사이트에 내장된 센서는 항정신병약인 아빌리파이가 규칙적으로 복용되는지 여부를 확인할 수 있도록 설계되었다. 규칙적인 약물 복용은 기분장애mood disorder 환자, 정신질환 환자, 노인과 같이 복약 순응도가 낮은 환자들에게 중요하다. 기분장애 및 정신질환 환자들은 용량을 건너뛰기 쉬우며, 노인들의 경우에는 여러 가지 약을 동시에 복용하는 데다가 기억이 가물가물해 (용량을 건너뛰는 것은 물론) 용량이 중복될 수 있어 자칫하면 심각한 부작용을 겪을 수 있다. 만약 당신이 음모론자라면, 미래의 빅브라더를 상상할지도 모른다. 옥시콘틴이나 펜타닐같이 남용 가능성이 있는 알약에 나노기술 센서와 전송 장치를 내장하면, 마약당국은 그 약물의 유통 경로—심지어 누군가의 소화관 속에 있더라도—를 수시로 체크할 수 있다.

신약개발 과정도 디지털화되고 있다. 개발자들은 복잡한 약물—궁극적으로 거대한 단백질—을 실험적으로 제조하느라 시간을 낭비하지 않고, 모든 자료를 컴퓨터에 입력한 후 화면에 나타난 3D 영상을 보며 약물의 특성과 장단점을 미리 파악할 수 있다. 그러나 그건 어디까지나 희망사항일 뿐이다. 생산된 단백질의 최종적 형태를 미리 알아내려면 상상을 초월하는 계산을 해야 하는데, 그러려면 아직 완성되지 않은 슈퍼컴퓨터가 필요하기 때문이다. 하지만 그런 고성능 컴퓨터가 완성된다면 더욱 정교한(그리고 내약성이 향상된) 표적지향적 약물의 원가를 절감하고 개발 기간을 단축할 수 있다. 그런 다음에는 새로운 컴퓨터 프로그램을 이용하여, 새로 설계된 단백질이 인체 내에서 수행하는 역할을 연구할 수 있다. 이것을 컴퓨터 기반 단백질 모델링computer-based protein modeling이라고 하는데, 개발자들은 이 방법을 이용하여—실험실 연구in vitro와 동물연구in vivo의 한계를 벗어나—컴퓨터 시뮬레이션 연구in silico의 세계로 들어가 지금껏 상상할 수 없었던 작업을 수행할 수 있다.

디지털 의약품의 세 번째 측면은, 컴퓨팅computing보다는 의사소통communication과 관련된 것이다. 제약사들은 인터넷을 이용하여, 더 넓은 세상에서 정보를 수집하고 신약개발 과정의 일부를 크라우드소싱crowdsourcing하고 있다. 예컨대 거대 제약사 릴리Lily는 이노센티브InnoCentive라는 웹사이트를 개설했는데, 이곳에서는 전 세계의 연구자들이 모여 과학적 과제(예: 개별 세포의 행동 추적하기, 폐수 속에서 바이러스 모니터링하기, 당뇨병 환자의 혈당 수준 일정하게 유지하기)를 놓고 실력을 겨룬다. 오늘날의 신약개발자들은 의료용 식물을 찾기 위해 열대우림 속을 헤매는 대신, 좋은 아이디어를 찾기 위해 인터넷을 샅샅이 뒤진다.

한편 미국국립보건원(NIH)은 인류 역사상 가장 크고 디테일한 건강 연구를 위해 참가자들을 모집하고 있다. 올오브어스 연구 프로그램All of Us Research Program이라는 촌스러운 이름의 프로그램은, 미국의 다양성을 대변하는 100만 명의 참가자들을 대상으로 유전체를 분석한 후, 혈액검사 결과 및 진료 기록과 연동한 데이터를 연구자들에게 무기한 공유하게 된다. "만약 모든 일이 예상대로 진행된다면,"《뉴욕타임스》는 이렇게 보도했다. "사상 유례없는 건강 정보의 보물창고가 탄생할 것이다." 이 방대한 빅데이터 '바이오은행biobank'은 건강 전문가들이 '누가, 언제, 왜 질병에 걸리게 되는지'를 더 잘 이해하는 데 기여할 것이다.

한 비영리단체는 크라우드소싱의 새로운 경지를 개척하고 있다. 1999년 한 무리의 정부기관과 자선단체들은 '새로운 말라리아치료제의 파이프라인이 고갈되고 있다'라고 우려한 나머지 MMVMedicines for Malaria Venture라는 비영리단체를 출범시켰다. MMV의 목표는 공공부문, 민간 부문, 의료기관, 정부, 기업을 연결하여, 매년 100만 명 이상의 목숨을 앗아 가는 말라리아의 효과적인 치료제를 개발하는 것이다. 새로운 말라리아치료제를 개발하는 것은 매우 어렵고 대다수의 환자는 가난하다. 그러므로 수익성이 떨어질 수밖에 없어 제약사들은 새로운 말라리아치료제 개발에 관심을 보이지 않는다. 비영리단체들은 사사로운 이익private gain이 아니라 공공선public good을 위해 말라리아치료제 개발에 나섰다. 그런데 제약사와 비영리단체가 대의명분하에 대동단결할 수 있을까?

대답은 '그렇다'다. 예컨대 2012년 MMV는 빌 앤드 멜린다 게이트 재단Bill & Melinda Gates Foundation, 거대 제약사 글락소스미스클라인GlaxoSmithKline과 손잡고 말라리아박스Malaria Box라는 프로젝트를 시작했다. MMV는 전 세계 연구자들의 신청에 따라 약품상자 하나씩을 보내주는데, 그 속에는 다양한 연구소(공립과 사립 포함)에서 개발한 수백 개의 실험용 말라리아치료제가 가득 들어 있다. 그 약품들은 "약품의 사용 방법에 대해 흥미로운 아이디어를 갖고 있는 사람 모두"에게 무료로 제공되지만, 빌 게이츠 재단에 따르면 한 가지 조건이 있다. 그것은 "실험약을 갖고서 마음껏 연구한 다음, 그 결과를 공유해달라"라는 것이다.

언뜻 들으면 디지털 의약품이라는 주제에서 많이 벗어난 것 같지만 '글로벌 지원 활동'과 '빠르고 개방적인 정보 공개'는 컴퓨터를 이용한 커뮤니케이션이 없으면 불가능할 것이다. 말라리아박스 모델은 다른 소외질환neglected disease에도 적용되고 있는데, 그 목적은 신약개발 활동을 거대제약사들만의 비밀스러운 영역secretive precinct에서 끄집어내 한 전문가의 말처럼 '글로벌 두뇌global brain' 쪽으로 넘기는 것이다.

개인화된 의료

스펙트럼의 한쪽 끝에 '글로벌 두뇌'의 세계가 있다면, 반대쪽 끝에는 '개인화된 의료'의 세계가 있다. 매우 저렴하고 신속하게 모든 사람의 DNA(유전체)를 읽을 수 있는 능력이 생기자, '고장 난 곳이 어디인지'를 찾아낼 기회가 왔다. 우리의 모든 유전자(DNA에서 개별 단백질을 코딩하는 부분)는 어떤 식으로든—일부가 누락되거나, 중복되거나, 뒤바뀜으로써—손상될 가능성을 안고 있다. DNA라는 지시서가 손상되면, 지시서대로 만들어진 제품(DNA가 코딩하는 단백질)도 손상된다. 때로는 손상된 단백질이 그럭저럭 작동할 수도 있다. 그러나 제대로 작동하지 않거나 심지어 먹통이 되는 수도 있는데, 그럴 경우 일련의 반응들이 엉망진창이 되어 어떤 대사 과정을 방해하고 때로는 심각한 건강상 문제를 초래할 수 있다.

모든 사람의 유전체는 독특하며 그 결과 모든 사람은 독특해진다. 이 세상에 당신은 하나밖에 없다. 당신의 몸은 음식, 스트레스, 성性을 비롯한 세상만사에 독특한 방식으로 반응하는데, 이것을 생화학적·심리학적 개별성individuality이라고 한다. 약물에 반응하는 방식이 사람마다 다른 것도 바로 그 때문이다. 똑같은 용량을 복용해도, 어떤 사람은 순수한 약효를 경험하는데 어떤 사람은 대체로 부작용을 겪는다. 다시 말해서 모든 사람에게 똑같이 작용하는 약물은 없다. 우리는 너무나 개별적이다. 그러므로 연구자들은 통계적 평균에 의존하여 용량—대다수의 사람들에게 잘 듣는 용량—을 결정하는데, 그 용량이 당신에게 잘 맞으리라는 보장은 없다.

그러나 이제 모든 사람의 지시서(DNA)를 읽을 수 있게 되었으므로, 과학자들은 모든 개별성의 분자적 뿌리molecular root를 찾아내 분석하여 한 개인에게 꼭 맞는 용량을 설계할 수 있다. 개인화된 의료

(개인의 유전적 장단점을 고려하여 설계된 의학적 치료)라는 새로운 아이디어의 핵심이 바로 그것이다.

개인화된 의료의 가능성을 극찬하는 사람들도 있지만 나는 그런 사람들의 주장을 100퍼센트 신뢰하지는 않는다. 모든 사람이 DNA 검사 결과를 금과옥조로 여기고, 그에 따라 곧이곧대로 행동하는 것은 아니기 때문이다. 왜 그럴까? 첫 번째 이유는 유전자와 질병의 관계가 선형적^{linear}인 경우가 극히 드물기 때문이다. 오늘날 우리가 가장 많이 걱정하는 알츠하이머병, 암, 심장병을 생각해보라. 그 질병들은 단 하나의 유전자에 약점이 있어서 발생하는 게 아니라, '수많은 유전자들의 상당한 시간에 걸친 상호작용' 더하기 '환경요인'에 의해 발생하는 것으로 알려져 있다. 그러므로 어떤 질병의 원인을 파악하기 위해서는 당신의 유전자검사 결과 말고도 따져볼 문제가 수두룩하다. 설사 한 유전자 결함이 잠재적 건강 위험을 약간 상승시키더라도 문제의 질병이 당신에게 실제로 닥쳐올 거라고 말할 수는 없다. 반대로 그 유전자 결함을 아무리 걱정하더라도 그것을 해결해주는 치료법이 있으리란 보장도 없다. 내 말의 요지는 이렇다. 설사 당신의 DNA에서 무슨 일이 일어나고 있는지를 알더라도 그것을 해결할 수 있는 방법이 전혀 존재하지 않을 수 있다. 그렇다면 유전자 검사는 당신에게 '남은 평생 동안 고칠 수 없는 분자 결함을 안고 살아가야 한다'라는 멍에를 지우는 것에 불과하다. 그런 경우 유전자 검사의 이점이 도대체 뭘까? 혹시 안 하느니만 못한 건 아닐까?

두 번째 이유는 개인화된 의료가 꼭 컴퓨터를 필요로 하는 건 아니라는 것이다. 만약 당신이 훌륭한 주치의를 만나고 있다면, 당신은 이미 '일종의 개인화된 의료'의 혜택을 받고 있는 것이다. 즉, 방법만 다를 뿐 당신의 주치의도 '컴퓨터를 이용한 DNA 분석' 뺨치는 개인화된 의료를 수행할 수 있다. 당신의 주치의는 현재의 건강 상태, 이미 알려진 위험 요인과 습관 등을 종합적으로 평가하여 당신만을 위한 맞춤형 건강플랜health plan tailored just for you을 제시하게 된다. 그게 뭐 어때서?

그럼에도 불구하고 '개인화된 의료'라는 개념은 여전히 매혹적이다. 유전자에 새겨져 있는 개인의 건강위험을 총망라한 청사진, 심각한 건강상 문제를 회피하거나 지연시키기 위한 맞춤형 건강플랜. 그보다 더 좋은 것이 어디 있겠는가? 그래서 '개인화된 의료'라는 개념의 합리적 응용reasonable application을 위한 노력은 지금도 계속되고 있다.

기존 의약품에서 더 많은 것을 뽑아내기

이 개념은 슈퍼컴퓨터나 유전체학만큼 섹시하지 않지만 훨씬 더 중요할 수 있다. 기존 의약품 및 치료법의 적응증이 확대되는 것은 물론, 형태나 형식을 약간만 바꿨을 뿐인데 편의성뿐만 아니라 효능까지 향상된다니 말이다. 예컨대 특화된 코팅정specialized pill coating이나 장기지속형 제형longer-lasting formulation은 약물의 전달 방법을 바꿈으로써, 하루에 한 번씩 꼬박꼬박 복용해야 하는 번거로움을 덜어줄 수 있다. 그리고 용량dosage이나 용법application을 세련화함으로써 효능을 소폭이나마 향상시킬 수 있다.

제약사들은 이쪽에 관심이 많다. 왜냐하면 개발·임상시험·승인 절차가 완료된(그러므로 더 이상 큰돈을 들일 필요 없는) 의약품을 약간 변형하여 새로운 시장에 내다팔 수 있을 뿐만 아니라 성능까지 향상시킬 수 있기 때문이다. 예컨대 기존의 백신에 새로운 항원보강제adjuvant(잠자는 면역계를 깨우거나 백신의 효능을 향상시키는 분자)를 첨가하면, 효능이 향상될 수 있다. 그리고 오래된 약에 디지털 센서를 부착하거나 새로운 서방형 버전time-release version을 개발하면 새로운 약으로 거듭나, 새로운 환자군群에게 판매될 수 있으므로 막대한 개발 비용을 지출하지 않고 시장을 확대할 수 있다.

그뿐만 아니라 용도재지정repurposing이라는 것도 있다. 하나의 적응증에 대해 승인을 받은 의약품이 종종 다른 질병에 유용한 것으로 밝혀지곤 한다. 그러므로 제약사들은 기존 약물의 포지션을 바꾸거나 용도를 재지정함으로써 새로운 적응증 쪽으로 용도를 확장한다. 그런 약물의 대표적 사례는 블록버스터 단클론항체인 휴미라다. 휴미라는 2002년 류머티즘 관절염 치료제로 처음 승인받은 후, 2007년에는 크론병, 2008년에는 건선으로 범위를 확대하여, 지금은 무려 아홉 가지 질병의 치료제로 승인받았다. 그리하여 한 신문으로부터 "의약품의 스위스 군용칼"이라는 칭호를 얻었다. 그러나 아무리 그래봤자 항정신병약인 아리피프라졸aripiprazole(상품명 아빌리파이)에 비하면 새 발의 피다. 아리피프라졸은 현재 자그마치 스물네 가지 질병의 치료제로 승인받았다.

듣도 보도 못한 질병

많은 사람은 '아시아나 아프리카의 정글에서 새롭고 특이한 세균이 튀어나와 모든 것을 휩쓰는 팬데믹pandemic을 일으킬지 모른다'라는 공포감에 시달리고 있다.

그러나 혹시 비알코올성지방간nonalcoholic steatohepatitis(NASH)이라는 질병명을 들어본 적이 있나? 나 역시 최근 "지방축적과 염증을 초래하는 간질환의 일종인 NASH가 수백만 명의 미국인들에게 손을 뻗치고 있고, 당뇨병 및 비만과 관련되어 있으며, 종종 발견되지 않고 넘어간다"라는 내용의 논문을 읽을 때까지는 전혀 듣도 보도 못한 질병이었다. 어떤 경우 그것은 간을 심각하게 손상시킬 수 있고, 심각한 간 손상은 환자의 목숨을 앗아 갈 수 있다. 당신은 조만간 NASH 소식을 더 많이 듣게 될 것이다.* 왜냐하면 임상시험에 계류되어 있는 약 40개의 NASH 치료제 중 1번 타자가 곧 선을 보일 예정이기 때문이다. 그때가 되면 광고와 뉴스 스토리가 전 세계에 범람하게 될 것이고, 당신은 갑자기 당신이나 사랑하는 사람이 '1년 전만 해도 전혀 몰랐던 질병'에 걸렸을지 모른다고 걱정할 것이다. 의사들은 검사를 시작할 것이고, 환자들은 경고를 받기 시작할 것이고, 치료제가 날개 돋친 듯 팔리게 될 것이고, 거대한 이윤이 창출될 것이다. 물론 그런 와중에서 몇 명은 목숨을 건질 가능성이 높다. 그런 다음 우리 모두는 위험한 부작용에 관심을 기울일 것이고, 새로운 자이거 사이클이 시작될 것이다.

당신이 지금껏 몰랐던 질병—엄청나게 위험하지는 않지만 널리 확산되어 있고, 평생 동안 예방약을 복용하면 괜찮은—은 앞으로도

---

* 하지만 이 책의 원서가 나온 지 채 1년이 지나지 않은 2019년 말에 팬데믹 상황이 벌어졌으며, 우리는 NASH가 아니라 코로나19의 소식을 매일 듣고 있다. _편집자

계속 등장할 것이다. 그런 질병들이 갑자기 등장하는 이유는 '유달리 위험한 질병'이어서가 아니라, '제약사들의 배를 불리는 질병'이기 때문이다. 그렇다고 해서 NASH가 심각하지 않다고 주장하려는 것은 아니다. 내가 하고 싶은 말은, 치료제를 개발한 제약사들이 거대한 잠재시장에서 막대한 돈을 번다는 것이다. 그 시장을 구성하는 고객들의 특징은 "오랫동안 약을 먹어야 하는 만성질환 환자로, 약효가 대체로 미미하다"라는 것이다. 9장「스타틴」에서 다뤘던 모델—삶의 의료화—이 작동하고 있는 것이다.

거대 제약사의 커다란 문제

한 전문가는 오늘날 제약산업의 R&D 모델을 일컬어 "피로의 징후가 보인다"라고 지적하며, 원가가 치솟고, 획기적인 혁신이 없고, 경쟁이 치열하고, 매출 성장이 지지부진하다는 점을 그 근거로 제시했다. 제약업계 종사자들은 "낮게 드리운 열매를 모두 수확한 지 오래다"라고 걱정하는가 하면, "테스트 방법이 복잡하고, 새로운 블록버스터를 발견하는 데 걸리는 시간이 너무 길어서 사업이 위태롭다"라며 전전긍긍하고 있다. 또한 "인체 내에 존재하는 약물 표적이 너무 많아(한 예측에 따르면 약물이 작용할 수 있는 곳은 약 8,000군데라고 한다), 화학적 제제와 생물학적 제제가 고갈되지는 않겠지만, 정곡을 찌르기가 어렵다"라는 우려가 제기되고 있다. 제약업계가 바야흐로 총체적 난국에 빠진 것일까?

어쩌면 그럴지도 모른다. 크라우드소싱 연구, 인터넷에 공유된 데이터, 날로 증가하는 새로운 스타트업의 중요성을 감안할 때, 제약업계를 주름잡고 있는 구시대의 '음험한 거인들'은 '날렵한 승자'보다는 '어슬렁거리는 공룡'처럼 보인다. 그들은 변화하거나 멸종하거나 둘 중 하나를 선택해야 할지도 모른다.

그러나 그 공룡들은 여전히 거대하고 수익성이 높으며, 제법 영리한 경영진과 연구진을 그럭저럭 보유하고 있다. 그들은 규제법령들을 속속들이 파악하고 있고, 의료계를 설득하는 데 능숙하고, 효율적인 로비스트들을 고용하고 있으며, 신속하게 혁신하고 적응하기 위해 최선을 다하고 있다. 그러므로 그들을 만만하게 보면 안 된다.

그들이 딛고 있는 땅을 뒤흔드는 요인이 하나 더 있는데, 그것은 '모든 사람이 거대 제약사를 혐오한다'라는 것이다. 정치가, 행동가, 내부고발자들에 의해 매도당하지 않는 대기업은 거의 없으며 제약사도 예외는 아니다. 언론매체도 마찬가지여서 기적의 신약을 광고할 때를 제외하면 여간해서 거대 제약사들에게 고운 시선을 보내주지 않는다.

이 같은 비판은 부분적으로 거대 제약사들이 의료계의 관행을 오염시킨 방식에 기인한다. 2002년 《뉴잉글랜드 의학 저널》의 편집자를 역임한 아서 렐먼은 다음과 같이 직격탄을 날렸다. "의료 전문가는 의료 관행뿐만 아니라 교육 및 연구 분야에서도 제약산업에 매수되었다. 영국의 대학들은 제약산업의 돈을 받는 대리인이다. 나는 그것을 수치스럽게 생각한다." 지난 20년간 일어난 사건들—나는 9장에서 그중 일부를 다루었다(283쪽 참조)—을 되돌아보면 그의 견해가 옳다는 것을 알 수 있다.

제약사들은 '자신들의 제품을 지지하는 팩트'를 홍보하고, '그러지 않는 팩트'를 최소화하거나 얼버무리는 데 일가견을 갖고 있다. 그들은 과학적 발견을 왜곡시키기도 한다. 제약사들은 영향력 있는 의사들의 환심을 사려 하고, 그들에게 술과 식사를 대접하며, 그들을 컨설턴트와 발표자로 고용한다. 제약사의 영업사원들은 의사들에게 세일즈하는 전문가이지만, 최근의 로비와 설득 노력은 의료계를 넘어 윤리학자, 저널 편집자, 언론계 종사자, 건강보험과 감독기관 종사자, 그 밖의 (약품의 판매, 법령, 정책에 영향을 미칠 수 있는) 모든 사람들을 향하고 있다. 그들이 구사하는 수법은 무궁무진하고, 그들이 뿌리는 돈의 액수는 어마어마하며, 구체적인 사례는 수많은 비평서와 논문에 낱낱이 폭로되어 있다.

많은 의사와 정치인, 일반 대중은 분연히 일어나고 있다. 렐먼이 말한 것처럼 그건 수치스러운 일이지만, 거대 제약사들이 조직화된 비판자들의 목소리에 귀를 기울임에 따라 상황이 바뀔 것으로 기대된다. 의료계의 부패와 타락은 보건의료의 신뢰성 붕괴로 이어진다는 점을 명심해야 한다.

가까운 미래에 펼쳐질 신약개발 활동의 트렌드를 하나씩 하나씩 적으며 문득 깨달은 게 있다. 이 책의 서두에서 언급했던 것과 달리, 내가 무의식중에 무슨 어젠다를 제시한 것처럼 느껴진다. 만약 내가 그랬다면, 그 내용은 다음과 같을 것이다. "신약개발—지금껏 개발된 것 중에서 가장 강력하고 효능이 뛰어난 의약품의 개발—이 제대로 이루어지려면, 영리를 추구하는 기업체들의 손아귀에서 벗어나야 한다." 지금처럼 의료계에 뒷돈을 건네는 한 거대제약사들은 신약개발의 주도 세력이 될 자격이 없다. 나는 '공공선public good을 추구하는 공적 기금에 기반한 다른 모델'을 모색해야 한다고 생각한다.

그러나 신약개발의 구도가 단기간에 쉽사리 바뀔 것 같지는 않다. 우리는 당분간 기존의 성과를 바탕으로 어떻게 해서든 풍부한 수확물을 계속 얻을 것이다. 사회가 완전히 결딴나지 않는 한, 과학—약학 포함—은 계속 전진하며 새로운 지식을 얻을 것이고, 그 지식에 기반하여 새로운 진전을 이룰 것이다. 우리는 분자 수준에서 배운 것들을 모두 취합하여 큰 걸음을 내딛기 시작할 것이며, 그것을 바탕으로 가장 어려운 질병들—심장병, 치매, 당뇨병, 암—을 정복하는 데 나름의 성과를 거둘 것이다.

신약개발의 가까운 미래를 한 문장으로 요약하면, "뭔가 큰일이 다가오고 있다"라는 것이다.

주

대중 과학서적에 학술논문 형식의 주석을 단다는 것은 왠지 쑥스러운 일이다. 그 대신 나는 장별로 중요한 참고서적들을 간략히 열거함으로써 정보의 출처를 밝힘과 동시에, 특정 약물에 대해 더 많은 것을 알고 싶어 하는 독자들에게 추가적인 정보를 제공하려고 한다. 저자의 이름과 (괄호 안에 적힌) 출판연도는 368쪽에 있는 참고문헌의 표제어를 의미한다.

서곡

의학의 역사와 약물의 역사를 분리하는 것은 사실상 불가능하다. 이 '서로 뒤엉킨 역사'에 대한 다양한 견해와 접근 방법에 대해서는 다음 서적들을 참고하라. Ban (2004), Eisenberg (2010), Gershell (2003), Greene (2007), Healy (2002, 2013), Herzberg (2009), Jones et al (2012), Kirsch and Ogas (2017), Le Fanu (2012), Li, Shorter (1997), Ravina (2011), Sneader (2005), Snelders (2006), Temin (1980), Ton and Watkins (2007).

1장

아편의 초기 역사 중 1900년대에 해당하는 부분에 대해서는 다음 서적들을 참고하라. Bard (2000), Booth (1998), Dormandy (2006, 2012), Griffin (2004), Heydari (2013), Hodgson (2001, 2004), Holmes (2003), Kritikos and Papadaki (1967), Meldrum (2003), Musto (1991), Petrovska (2012), Santoro (2011). 그 이전의 역사에 대해서는 Howard-Jones (1947)와 Macht (1915)를, '여성과 아편중독'의 역사에 대해서는 Aldrich (1994)를 참고하라.

2장

천연두, 벤저민 제스티, 에드워드 제너, 인두법, 종두법의 역사에 일반적인 정보는 Razzell (1977), Pead (2003, 2017), Behbehani (1983), Institute of Medicine (2005), Rosener (2017), Jenner (1996), Hilleman (2000), Gross and Sepkowicz (1998), Stewart and Devlin (2005), Hammarsten et al (1979), Marrin (2002)를 참고하라. 의학사에서 간과된 여걸 중 한 명인 메리 워틀리 몬태규에 대해서는 Grundy (2000, 2001), Dinc and Ulman (2007), Zaimeche et al (2017), Aravamudan (1995), Silverstein and Miller (1981)를 참고하라. 재닛 파커의 비극적 스토리는 동시대의 뉴스 보도에서 재구성되었다.

3장

미키핀과 (최초의 합성의약품인 동시에 강간약인) 클로랄하이드레이트에 관한 이야기는 Ban (2006), Inciardi (1977), Snelders et al (2006), Jones (2011), 그리고 수많은 참고문헌과 신문기사를 참고하여 재구성했다. '제니 보스히터 공격'에 관한 슬픈 이야기는, 위에서 인용한 참고문헌 중 몇 군데에서 언급되었는데, 내가 소개한 이야기 중 상당 부분은 Krajicek (2008)에서 인용되었다.

4장

1장에서 나열한 참고도서, 이를 테면 Booth (1998)중에는 이 장에서 소개한 반합성물을 다룬 것들도 많다. 그에 더하여, 나는 Brownstein (1993), Eddy (1957), Acker (2003), Rice (2003), Payte (1991), Courtwright (1992 and both 2015 entries)에서 수집한 정보와, 다양한 신문과 잡지에서 수집한 동시대의 뉴스를 참고했다.

5장

설파제는 매혹적이고 중요한 이야깃거리다. 게르하르트 도마크, 바이엘, 프론토실, 설파제(설파닐아미드와 차세대 설파제)의 개발에 대해 더 자세히 알고 싶은 독자들은 나의 저서 『감염의 전장에서』(동아시아, 2020)를 참고하라. 그 책의 방대한 참고문헌에는, 이 장의 집필에 사용된 다른 문헌들도 포함되어 있다.

6장

1950년대 정신약은, 클로르프로마진(CPZ)과 뒤이은 항정신병약뿐 아니라 신경안정제와 항우울제도 포함한다. 이들이 갑자기 등장한 데는 더욱 방대한 스토리(정신약이 등장한 이유와 시기, 견고한 매출 신장세를 유지한 이유, 정신건강치료 관행과 약물 복용에 대한 태도를 바꾼 과정)가 도사리고 있다. CPZ에 관한 중요한 문건과 그것을 둘러싼 맥락에 대해서는 다음 서적들을 참고하라. Alexander et al (2011), Ayd and Blackwell (1970), Ban (2004, 2006), Baumeister (2013), Berger (1978), Burns (2006),

Caldwell (1970), de Ropp (1961), Dowbiggin (2011), Eisenberg (1986, 2010), 탁월한 Healy (2002), Herzberg (2009), Lopez-Munoz et al (2005), Millon (2004), Moncrieff (2009), Overholser (1956), Perrine (1996), Shorter (1997, 2011), Siegel (2005), Sneader (2002, 2005), 필수적인 (1974), Tone (2009), Wallace and Gach (2008), Whitaker (2002). 또한 나는 앙리 라보리, 장 들레가 남긴 기록과 다른 1950년대 연구자들의 기술도 참고했다.

간주곡_황금기

'신약개발의 황금기'의 구성 요소에 대한 학자들의 견해는 다르다. 어떤 학자들은 프리드리히 제르튀너와 유스투스 폰 리비히의 연구와 함께 1800년대에 시작되었다고 한다. 두 사람은 오랜 정제 및 분석 과정을 시작했고, 의료용 화합물을 분자 수준에서 연구했다. 어떤 학자들은 19세기 말 루이 파스퇴르의 배종설과 함께 시작되었다고 말하며, 바이엘과 같은 제약회사의 합성화합물에 초점을 맞춘다. 그러나 대부분의 역사가들은 1930년에서 1960년 사이의 30년 동안에 초점을 맞춘다. 이 시기는 우리가 오늘 현대적인 제약사로 알고 있는 제약회사들로부터 새로운 '기적의 약'들이 쏟아져 나왔다. 이것은 Le Fanu (2012) and Ravina (2011)의 견해이며, 나는 그들의 저술로부터 이 장에서 언급한 짤막한 역사에 대한 많은 사실을 수집했다.

7장

피임약의 역사에 대해서는 Asbell (1995), Djerassi (2009), Dhont (2010), Goldin and Katz (2002), Liao and Dollin (2012), Potts (2003), Planned Parenthood Federation of America (2015)를 참고하라. 록펠러재단의 인간의 과학 프로그램에 대한 상세한 내용은 Kay (1993)를 참고하라. 비아그라의 등장은 언론의 폭발적인 반응을 불러 일으켰는데, 그중에서 내가 이 장에서 언급한 것(특히 《뉴욕타임스》와 《BBC》의 기사들. 이것들은 온라인에서 검색할 수도 있다)의 신호탄이 된 것은, 내가 언급한 《타임》(May 4, 1998)의 커버스토리였다. 나는 또한 Campbell (2000), Goldstein (2012), Osterloh (2015)을 참고했다. Klotz (2005)는 자일스 브린들리의 강연을 직접 듣고 흥미로운 논평을 제공했다.

8장

이 장은 집필하기가 매우 어려웠다. 왜냐하면 오늘날 아편유사제 유행을 초래하는 약물을 집중적으로 다루는 데다, 우리가 오늘날 직면한 이슈가 1830년대 이후 아편유사제로 인해 직면한 이슈와 기본적으로 동일하다는 것을 증명하기 때문이다. 다시 말해서 우리는 양귀비와의 오랜 비정상적 사랑을 통제하는 데 있어서 별로 나아진 게 없으며, 되레 상황이 더 악화되고 있다. 이건 나(뼛속까지 기술 낙관론자)에게 뼈아픈 교훈이다, 왜냐하면 아편유사제 문제의 성질과 규모가 본질적으로 비관적이기 때문이다. 내가 1장에서부터 4장까지 참고한 문헌들 중 상당수는 이 장에서도 사용되었는데, 그중에서도 대표적인 것은 Booth (1998), Acker (2003), Courtwright (both 2015 articles), Li (2014)이다. 파울 얀센에 대한 추가적인 디테일은 Black (2005)과 Stanley (2014)를 참고하라. 그리고 오늘날의 전염병을 다룬 수많은 문건, 깜짝 놀랄 만한 뉴스, 블로그 포스팅, 인기 잡지의 기사, 종종 팩트를 다루고 간혹 손쉬운 답변을 제시하는 사설이 도처에 무진장 널려 있다. 그러나 나는 이런 자료들을 아주 가끔씩 매우 선택적으로 사용했다.

9장

스타틴과 관련된 나의 개인적 경험 때문에 이 장의 내용이 다소 과열된 된 듯한 인상을 줄 수 있다. 그러나 나는 나 개인의 건강을 가능한 한 객관적으로 기술하려고 노력했으며, 스타틴 자체와 그 마케팅에 대해 더 많이 알수록 그것들이 의학계의 전형적인 난맥상을 그대로 드러내고 있다는 확신이 들었다. 스타틴에 투자된 뭉칫돈과 스타틴을 복용하는 인구의 규모 때문에, 오늘날 스타틴 제조사와 비평가들 사이의 갑론을박이 치열하게 전개되고 있다. 그런 논란은 스타틴 자체만큼이나 중요하며, 2013년 ACC/AHA의 지침이 발표된 이후 쏟아져 나온 수백 편의 논문에 고스란히 반영되어 있다. 내가 참고한 문헌 중에서 가장 중요한 것은 다음과 같다. Greene (2007), Agency for Healthcare Research and Quality, US DHHS (2015), Barrett et al (2016), Berger et al (2015), Brown and Goldstein (2004), Cholesterol Treatment Trialists' Collaborators (2012), de Lorgeril and Rabaeus (2015), 논란 많은 Diamond and Ravnskov (2015), DuBroff and de Lorgeril (2015), Endo (2010), Fitchett et al (2015), Garbarino (2011), Goldstein and Brown (2015), Hobbs et al (2016), Ioannidis (2014), Julian and Pocock (2015), McDonagh (2014), Mega et al (2015), Miller and Martin (2016), Pacific Northwest Evidence-Based Practice Center (2015), Ridker et al (2012), Robinson and Kausik (2016), Schwartz (2011), Stossel (2008), Sugiyama et al (2014), Sun (2014), Taylor et al (2013), Wanamaker et al (2015). 나의 개인적 여정의 디테일과 '좋은 스타틴 과학과 나쁜 스타틴 과학을 구별하는 유용한 팁'에 대해서는 Hager (2016)를 참고하라.

10장

단클론항체는 매우 새로운 주제이므로, 나는 이 장의 상당 부분을 (신중히 선택한) 뉴스 스토리와 의학 웹사이트의 정보에 의존해 집필했다. Eichmann (2005)은 세자르 밀스테인과 게오르게스 쾰러의 연구를 (쾰러의 관점에서) 가장 완전하게 검토했으며, 그들의 치료법을 최초로 광범위하게 다룬 것은 Wade (1982)다. 다른 중요한 참고문헌으로는 Yamada (2011), Buss et al (2012), Liu (2014), Carter (2006), Ribatti (2014)가 있다. 면역계 일반에 대해 좀 더 많이 알고 싶은 독자들은 Hall (1998)을 참고하라. 이 책은 매우 훌륭하지만, 약간 시대에 뒤떨어졌다.

피날레

제약산업의 미래에 대한 사변적 서술은 전문적 문헌과 대중매체에 지천으로 널려 있다. 시대가 어떻게 바뀌고 있는지에 대해 깊은 통찰을 원하는 독자들은 Gershell and Atkins (2003), Ratti and Trist (2001), Ravina (2011), Munos (2009), Hurley (2014), Shaw (2017)를 참고하라.

참고문헌

이 목록에는 이 책을 집필하는 데 사용된 문헌 중 상당수 — 그러나 전부는 아니다 — 가 포함되어 있다. 더욱이 나는 최근 나온 수십 건의 신문 및 잡지 기사, TV 프로그램 대본, 기업의 보고서, 웹페이지를 신중히 참고했다. 내가 '신중히'라는 말을 쓴 이유는, 일간 신문과 주간 신문에 실린 보도들은 선정적이거나, 형평성이 결여되거나, (시선을 끌려는) 매체와 (돈을 벌려는) 제약사/기업체의 속셈을 깔고 있는 경우가 많기 때문이다. 다시 말해서 적어도 약에 관한 한, 신문, TV, 웹페이지(특히 소셜미디어)는 과장된 주장으로 넘쳐난다. 그러므로 탐구자들은 늘 경계하기 바란다. 그런 기사와 포스팅을 읽어본 독자들은 동감하겠지만, 나의 분석은 일상적인 소음을 멀리하는 경향이 있다.

Acker, Caroline Jean. "Take as Directed: The Dilemmas of Regulating Addictive Analgesics and Other Psychoactive Drugs." *In Opioids and Pain Relief: A Historical Perspective*, edited by Marcia L. Meldrum, 35–55. Seattle: IASP Press, 2003.

Agency for Healthcare Research and Quality, US Department of Health and Human Services. "Statins for Prevention of Cardiovascular Disease in Adults: System-atic Review for the U.S. Preventive Services Task Force." AHRQ Publication No. 14–05206-EF-2 (Dec. 2015).

Aldrich, Michael R. "Historical Notes on Women Addicts." *J Psychoactive Drugs* 26, no. 1 (1994): 61–64.

Alexander, G. Caleb, et al. "Increasing Off-Label Use of Antipsychotic Medications in the United States, 1995–2008." *Pharmacoepidemio. Drug Saf* 20, no. 2 (2011): 177–218.

Aravamudan, Srinivas. "Lady Mary Wortley Montagu in the Hammam; Masquer-ade, Womanliness, and Levantinization." *ELH* 62, no.1 (1995): 69–104.

Asbell, Bernard. *The Pill: A Biography of the Drug that Changed the World*. New York: Random House, 1995.

Ayd, Frank J., and Barry Blackwell. *Discoveries in Biological Psychiatry*. Philadelphia: J. B. Lippincott Co, 1970.

Ban, Thomas, et al, eds. *Reflections on Twentieth-Century Psychopharmacology*. Scot-land, UK: CINP, 2004.

Ban, Thomas A. "The Role of Serendipity in Drug Discovery." *Dialogues Clin Neu-rosci* 8, no. 3 (2006): 335–44.

Bard, Solomon. "Tea and Opium." *J Hong Kong Branch R Asiat Soc* 40 (2000): 1–19.

Barrett, Bruce, et al. "Communicating Statin Evidence to Support Shared Decision-Making." *BMC Fam Pract* 17 (2016): 41.

Baumeister, A. "The Chlorpromazine Enigma." *J Hist Neurosci* 22, no. 1 (2013): 14–29.

Behbehani, Abbas M. "The Smallpox Story: Life and Death of an Old Disease." *Microbiol Rev* 47, no. 4 (1983): 455–509.

Berger, Philip A. "Medical Treatment of Mental Illness." *Science* 200, no. 4344 (1978): 974–81.

Berger, Samantha, et al. "Dietary Cholesterol and Cardiovascular Disease: A Sys-tematic Review and Meta-Analysis." *Am J Clin Nutr* 102 (2015): 276–94.

Black, Sir James. "A Personal Perspective on Dr. Paul Janssen." *J Med Chem* 48 (2005): 1687–88.

Booth, Martin. *Opium: A History*. New York: St. Martin's Press, 1998.

Boylston, Arthur. "The Origins of Inoculation." *J R Soc Med* 105 (2012): 309–13.

Brown, Michael S., and Joseph L. Goldstein. "A Tribute to Akira Endo, Discoverer of a 'Penicillin' for Cholesterol." *Atheroscler Suppl* 5 (2004): 13–16.

Brown, Thomas H. "The African Connection." *JAMA* 260, no. 15 (1988): 2,247–9.

Brownstein, Michael. "A Brief History of Opiates, Opiod Peptides, and Opiod Receptors." *Proc Natl Acad Sci U S A* 90 (1993): 5,391–3.

Burns, Tom. *Psychiatry: A Very Short Introduction*. Oxford: Oxford University Press, 2006.

Buss, Nicholas, et al. "Monoclonal Antibody Therapeutics: History and Future." *Curr Opinion in Pharmacology* 12 (2012): 615–22.

Caldwell, Anne E. *Origins of Psychopharmacology: From CPZ to LSD*. Springfield, IL: Charles C. Thomas, 1970.

Campbell, S. F. "Science, Art and Drug Discovery: A Personal Perspective." *Clin Sci* 99 (2000): 255–60.

Carter, Paul J. "Potent Antibody Therapeutics by Design." *Nat Rev Immunol* 6 (2006): 343–57.

Cholesterol Treatment Trialists' Collaborators. "The Effects of Lowering LDL Cholesterol with Statin Therapy in People at Low Risk of Vascular Disease: Meta-Analysis of Individual Data from 27 Randomized Trials." *Lancet* 380 (2012): 581–90.

Courtwright, David T. "A Century of American Narcotic Policy." In *Treating Drug Problems: Volume 2: Commissioned Papers on Historical, Institutional, and Economic Contexts of Drug Treatment*, edited by Gerstein, D. R., and H. J. Harwood. Washington, D.C.: National Academies Press, 1992.

———. "The Cycles of American Drug Policy." *History Faculty Publications* 25 (2015): https://

digitalcommons.unf.edu/ahis_facpub/25.

———. "Preventing and Treating Narcotic Addiction—A Century of Federal Drug Control." *NEJM* 373, no. 22 (2015): 2095–7.

Covington, Edward C. "Opiophobia, Opiophilia, Opioagnosia." *Pain Med* 1, no. 3 (2000): 217–23.

de Lorgeril, Michel, and Mikael Rabaeus. "Beyond Confusion and Controversy, Can We Evaluate the Real Efficacy and Safety of Cholesterol-Lowering with Stains?" *JCBR* 1, no. 1 (2015): 67–92.

de Ridder, Michael. "Heroin: New Facts About an Old Myth." *J Psychoactive Drugs* 26, no. 1 (1994): 65–68.

Defalque, Ray, and Amos J. Wright. "The Early History of Methadone: Myths and Facts." *Bull Anesth Hist* 25, no. 3 (2007): 13–16.

de Ropp, Robert. *Drugs and the Mind*. New York: Grove Press, 1961.

Dhont, Marc. "History of Oral Contraception." *Eur J Contracept Reprod Health Care* 15(sup2) (2010): S12–S18.

Diamond, David M., and Uffe Ravnskov. "How Statistical Deception Created the Appearance that Statins Are Safe and Effective in Primary and Secondary Prevention of Cardiovascular Disease. *Expert Rev Clin Pharmacol* (2015): Early online, 1–10.

Dinc, Gulten, and Yesim Isil Ulman. "The Introduction of Variolation 'A La Turca' to the West by Lady Mary Montagu and Turkey's Contribution to This." *Vaccine* 25 (2007): 4,261–5.

Djerassi, Carl. "Ludwig Haberlandt—'Grandfather of the Pill.' " *Wien Klin Wochenschr* 121 (2009): 727–8.

Dormandy, Thomas. *The Worst of Evils: The Fight Against Pain*. New Haven: Yale University Press, 2006.

———. *Opium: Reality's Dark Dream*. New Haven: Yale University Press, 2012.

Dowbiggin, Ian. *The Quest for Mental Health: A Tale of Science, Scandal, Sorrow, and Mass Society*. Cambridge, UK: Cambridge University Press, 2011.

DuBroff, Robert, and Michel de Lorgeril. "Cholesterol Confusion and Statin Controversy." *World J Cardiol* 7, no. 7 (2015): 404–9.

Eddy, Nathan B. "The History of the Development of Narcotics." *Law Contemp Probl* 22, no. 1 (1957): 3–8.

Eichmann, Klaus. *Ko hler's Invention*. Basel: Birkhäuser Verlag, 2005.

Eisenberg, Leon. "Mindlessness and Brainlessness in Psychiatry." *Brit J Psychiatry* 148 (1986): 497–508.

———. "Were We All Asleep at the Switch? A Personal Reminiscence of Psychiatry from

1940 to 2010." *Acta Psychiatr Scand* 122 (2010): 89–102.

Endo, Akido. "A Historical Perspective on the Discovery of Statins." *Proc Jpn Acad Ser B Phys Biol Sci* 86 (2010): 484–93.

Fitchett, David H., et al. "Statin Intolerance." *Circulation* 131 (2015): e389–e391.

Garbarino, Jeanne. "Cholesterol and Controversy: Past, Present, and Future." *Scientific American* (blog), November 15, 2011. https://blogs.scientificamerican .com/guest-blog/cholesterol-confusion-and-why-we-should-rethink-our -approach-to-statin-therapy/.

Gasperskaja, Evelina, and Vaidutis Kuc̆inskas. "The Most Common Technolo-gies and Tools for functional Genome Analysis." *Acta Med Litu* 24, no. 1 (2017): 1–11.

Gershell, Leland J., and Joshua H. Atkins. "A Brief History of Novel Drug Technologies." *Nat Rev Drug Discov* 2 (2003): 321–7.

Goldin, Claudia, and Lawrence F. Katz. "The Power of the Pill: Oral Contraceptives and Women's Career and Marriage Decisions." *J Polit Econ* 110, no. 4 (2002): 730–70.

Goldstein, Irwin. "The Hour Lecture That Changed Sexual Medicine—the Giles Brindley Injection Story." *J Sex Med* 9, no. 2 (2012): 337–42.

Goldstein, Joseph L., and Michael S. Brown. "A Century of Cholesterol and Coronaries: From Plaques to Genes to Statins." *Cell* 161 (2015): 161–72.

Greene, Jeremy A. *Prescribing by Numbers: Drugs and the Definition of Disease*. Baltimore: Johns Hopkins University Press, 2007.

Griffin, J. P. "Venetian Treacle and the Foundation of Medicines Regulation." *Brit J Clin Pharmacol* 58, no. 3 (2004): 317–25.

Gross, Cary P., and Kent A. Sepkowicz. "The Myth of the Medical Breakthrough: Smallpox, Vaccination, and Jenner Reconsidered." *Int J Inf Dis* 3 , no. 1 (1998): 54–60.

Grundy, Isobel. "Montagu's Variolation." *Endeavour* 24, no. 1 (2000): 4–7.

———. *Lady Mary Montagu: Comet of the Enlightenment*. Oxford, UK: Oxford Uni-versity Press, 2001.

Hager, Thomas. *The Demon Under the Microscope*. New York: Harmony Books, 2006.

———. *Understanding Statins*. Eugene, OR: Monroe Press, 2016.

Hall, Stephen S. *A Commotion in the Blood: Life, Death, and the Immune System*. New York: Henry Holt and Company, 1998.

Hammarsten, James F., et al. "Who Discovered Smallpox Vaccination? Edward Jenner or Benjamin Jesty?" *Trans Am Clin Climatol Assoc* 90 (1979): 44–55.

Healy, David. *The Creation of Psychopharmacology*. Cambridge, MA: Harvard University Press, 2002.

———. *Pharmageddon*. Berkeley: University of California Press, 2013.

Herbert, Eugenia. "Smallpox Inoculation in Africa." *J Afr Hist* XVI(4) (1975): 539–59.

Herzberg, David. *Happy Pills in America: From Miltown to Prozac.* Baltimore: Johns Hopkins University Press, 2009.

Heydari, Mojtaba, et al. "Medicinal Aspects of Opium as Described in Avicenna's Canon of Medicine." *Acta Med Hist Adriat* 11, no. 1 (2013): 101–12.

Hilleman, Maurice R. "Vaccines in Historic Evolution and Perspective: A Narrative of Vaccine Discoveries." *Vaccine* 18 (2000): 1,436–47.

Hobbs, F. D. Richard, et al. "Is Statin-Modified Reduction in Lipids the Most Important Preventive Therapy for Cardiovascular Disease? A Pro/Con Debate." *BMC Med* 14 (2016): 4.

Hodgson, Barbara. *In the Arms of Morpheus.* Buffalo, NY: Firefly Books, 2001.

———. *Opium: A Portrait of the Heavenly Demon.* Vancouver: Greystone Books, 2004.

Holmes, Martha Stoddard. " 'The Grandest Badge of His Art': Three Victorian Doctors, Pain Relief, and the Art of Medicine." In *Opioids and Pain Relief: A Historical Perspective*, edited by Marcia L. Meldrum, 21–34. Seattle: IASP Press, 2003.

Honigsbaum, Mark. "Antibiotic Antagonist: The Curious Career of René Dubos." *Lancet* 387, no. 10014 (2016): 118–9.

Howard-Jones, Norman. "A Critical Study of the Origins and Early Development of Hypodermic Medication." *J Hist Med Allied Sci* 2, no. 2 (1947): 201–49.

Hurley, Dan. "Why Are So Few Blockbuster Drugs Invented Today?" *New York Times Magazine*, November 13, 2014.

Inciardi, James A. "The Changing Life of Mickey Finn: Some Notes on Chloral Hydrate Down Through the Ages." *J Pop Cult* 11, no. 3 (1977): 591–6.

Institute of Medicine, Board on Health Promotion and Disease Prevention, Committee on Smallpox Vaccination Program Implementation. *The Smallpox Vaccination Program: Public Health in an Age of Terrorism.* Washington, D.C.: National Academies Press, 2005.

Ioannidis, John P. "More Than a Billion People Taking Statins? Potential Implications of the New Cardiovascular Guidelines." *JAMA* 311, no. 5 (2014): 463.

Jenner, Edward. *Vaccination Against Smallpox.* Amherst, MA: Prometheus Books, 1996.

Jones, Alan Wayne. "Early Drug Discovery and the Rise of Pharmaceutical Chemistry." *Drug Test Anal* 3 (2011): 337–44.

Jones, David S., et al. "The Burden of Disease and the Changing Task of Medicine." *NEJM* 366, no. 25 (2012): 2,333–8.

Julian, Desmond G., and Stuart J. Pocock. "Effects of Long-Term Use of Cardiovascular Drugs." *Lancet* 385 (2015): 325.

Kay, Lily. *The Molecular Vision of Life: Caltech, The Rockefeller Foundation, and the Rise of the New*

Biology. New York: Oxford University Press, 1993.

Kirsch, Donald R., and Ogi Ogas. *The Drug Hunters*. New York: Arcade Publishing, 2017.

Klotz, L. "How (Not) to Communicate New Scientific Information: A Memoir of the Famous Brindley Lecture." BJU Int 96, no. 7 (2005): 956–7.

Krajicek, David J. "The Justice Story: Attacked by the Gang." New York *Daily News*, October 25, 2008.

Kritikos, P. G., and S. P. Papadaki. "The History of the Poppy and of Opium and Their Expansion in Antiquity in the Eastern Mediterranean Area." United Nations Office on Drugs and Crime (1967). http://www.unodc.org/unodc/en /data – and– analysis/ bulletin/bulletin_1967–01–01_3_page004.html.

Le Fanu, James. *The Rise and Fall of Modern Medicine* (Revised Ed.). New York: Basic Books, 2012.

Li, Jie Jack. *Laughing Gas, Viagra, and Lipitor: The Human Stories Behind the Drugs We Use*. Oxford, UK: Oxford University Press, 2006.

–––. *Blockbuster Drugs*. Oxford, UK: Oxford University Press, 2014.

Liao, Pamela Verma, and Janet Dollin. "Half a Century of the Oral Contraceptive Pill." *Can Fam Physician* 58 (2012): e757–e760.

Liu, Justin K. H. "The History of Monoclonal Antibody Development— Progress, Remaining Challenges and Future Innovations." *Ann Med Surg* 3 (2014): 113–6.

Lopez– Munoz, Francisco, et al. "History of the Discovery and Clinical Introduction of Chlorpromazine." *Ann Clin Psychiatry* 17, no. 3 (2005): 113–35.

Macht, David I. "The History of Opium and Some of Its Preparations and Alka-loids." *JAMA* 64, no. 6 (1915): 477–81.

Magura, Stephan, and Andrew Rosenblum. "Leaving Methadone Treatment: Lessons Learned, Lessons Forgotten, Lessons Ignored." *Mt Sinai J Med* 68, no. 1 (2001): 62–74.

Majno, Guido. *The Healing Hand*. Cambridge: Harvard University Press, 1975.

Marrin, Albert. *Dr. Jenner and the Speckled Monster*. New York: Dutton Children's Books, 2002.

McDonagh, Jonathan. " Statin– Related Cognitive Impairment in the Real World: You'll Live Longer, but You Might Not Like It." *JAMA Intern Med* 174, no. 12 (2014): 1,889.

Mega, Jessica L., et al. "Genetic risk, Coronary Heart Disease Events, and the Clinical Benefit of Statin Therapy: An Analysis of Primary and Secondary Preven-tion Trials." *Lancet* 385, no. 9984 (2015): 2,264–71.

Meldrum, Marcia L., ed. *Opioids and Pain Relief: A Historical Perspective*. Seattle: IASP Press, 2003.

Miller, P. Elliott, and Seth S. Martin. "Approach to Statin Use in 2016: An Update." *Curr*

Atheroscler Rep 18 (2016): 20.

Millon, Theodore. *Masters of the Mind: Exploring the Story of Mental Illness from Ancient Times to the New Millennium*. New York: John Wiley & Sons, 2004.

Moncrieff, Joanna. *The Myth of the Chemical Cure: A Critique of Psychiatric Drug Treatment*. New York: Palgrave Macmillan, 2009.

Munos, Bernard. "Lessons from 60 years of Pharmaceutical Innovation." *Nat Rev Drug Discov* 8 (2009): 959–68.

Musto, David F. "Opium, Cocaine and Marijuana in American History." *Scientific American* (July 1991): 20–27.

Osterloh, Ian. "How I discovered Viagra." *Cosmos Magazine*, April 27, 2015.

Overholser, Winfred. "Has Chlorpromazine Inaugurated a New Era in Mental Hospitals?" *J Clin Exp Psychophathol Q Rev Psychiatry Neurol* 17, no. 2 (1956): 197–201.

Pacific Northwest Evidence-Based Practice Center. "Statins for Prevention of Cardiovascular Disease in Adults: Systematic Review for the U.S. Preventive Services Task Force." *Evidence Synthesis* 139 (2015).

Payte, J. Thomas. "A Brief History of Methadone in the Treatment of Opioid Dependence: A Personal Perspective." *J Psychoactive Drugs* 23, no. 2 (1991): 103–7.

Pead, Patrick J. "Benjamin Jesty: New Light in the Dawn of Vaccination." *Lancet* 362 (2003): 2,104–9.

———. *The Homespun Origins of Vaccination: A Brief History*. Sussex: Timefile Books, 2017.

Perrine, Daniel M. *The Chemistry of Mind-Altering Drugs: History, Pharmacology, and Cultural Context*. Washington, D.C.: American Chemical Society, 1996.

Petrovska, Biljana Bauer. "Historical Review of Medicinal Plants' Usage." *Pharmacogn Rev* 6, no. 11 (2012): 1–5.

Planned Parenthood Federation of America. *The Birth Control Pill: A History*. 2015. https://www.plannedparenthood.org/f iles/1514/3518/7100/Pill _History_FactSheet.pdf

Pringle, Peter. *Experiment Eleven*. New York: Walker & Company, 2012.

Potts, Malcolm. "Two Pills, Two Paths: A Tale of Gender Bias." *Endeavour* 27, no. 3 (2003): 127–30.

Ratti, Emiliangel, and David Trist. "Continuing Evolution of the Drug Discovery Process in the Pharmaceutical Industry." *Pure Appl Chem* 73, no. 1 (2001): 67–75.

Raviña, Enrique. *The Evolution of Drug Discovery: From Traditional Medicines to Modern Drugs*. Weinheim, Germany: Wiley-VCH, 2011.

Razzell, Peter. *The Conquest of Smallpox*. Sussex, UK: Caliban Books, 1977.

Ribatti, Domenico. "From the Discovery of Monoclonal Antibodies to Their Therapeutic Application: An Historical Reappraisal." *Immunol Lett* 161 (2014): 96–99.

Rice, Kenner C. "Analgesic Research at the National Institutes of Health: State of the Art 1930s to Present." In *Opioids and Pain Relief: A Historical Perspective*, edited by Marcia L. Meldrum, 57–83. Seattle: IASP Press, 2003.

Ridker, Paul M., et al. "Cardiovascular Benefits and Diabetes Risks of Statin Therapy in Primary Prevention: An Analysis from the JUPITER Trial." *Lancet* 380, no. 9841 (2012): 565–71.

Robins, Nick. "The Corporation That Changed the World: How the East India Company Shaped the Modern Multinational." *Asian Aff* 43, no. 1 (2012): 12–26.

Robinson, Jennifer G., and Ray Kausik. "Moving Toward the Next Paradigm for Cardiovascular Prevention." *Circulation* 133 (2016): 1,533–6.

Rosner, Lisa. *Vaccination and Its Critics*. Santa Barbara: Greenwood, 2017.

Santoro, Domenica, et al. "Development of the concept of pain in history." *J Nephrol* 24(S17) (2011): S133–S136.

Schwartz, J. Stanford. "Primary Prevention of Coronary Heart Disease with Statins: It's Not About the Money." *Circulation* 124 (2011): 130–2.

Shaw, Daniel L. "Is Open Science the Future of Drug Development?" *Yale J Bio Med* 90 (2017): 147–51. Shorter, Edward. *A History of Psychiatry: From the Era of the Asylum to the Age of Prozac*. New York: John Wiley & Sons, 1997.

Shorter, Edwin, ed. *An Oral History of Neuropsychopharmacology, The First Fifty Years, Peer Interviews*, vol. 1. Brentwood, TN: ACNP, 2011.

Siegel, Ronald K. *Intoxication: The Universal Drive for Mind- Altering Drugs*. Rochester: Park St. Press., 2005

Silverstein, Arthur M., and Genevieve Miller. "The Royal Experiment on Immunity: 1721–22." *Cellular Immunol* 61 (1981): 437–47. Sneader, Walter. "The 50th Anniversary of Chlorpromazine." *Drug News Perspect* 15, no. 7 (2002): 466–71.

———. *Drug Discovery: A History*. Sussex, UK: John Wiley & Sons, 2005.

Snelders, Stephen, et al. "On Cannabis, Chloral Hydrate, and the Career Cycles of Psychotropic Drugs in Medicine." *Bull Hist Med* 80 (2006): 95–114.

Stanley, Theodore H. "The Fentanyl Story." *J Pain* 15, no. 12 (2014): 1,215–26.

Stewart, Alexandra J., and Phillip M. Devlin. "The History of the Smallpox Vaccine." *Journal of Infect* 52 (2005): 329–34.

Stossel, Thomas P. "The Discovery of Statins." *Cell* 134 (2008): 903–5.

Sugiyama, Takehiro, et al. "Different Time Trends of Caloric and Fat Intake Between Statin Users and Nonusers Among US Adults: Gluttony in the Time of Statins?" *JAMA Intern Med* 174, no. 7 (2014): 1,038–45.

Sun, Gordon H. "Statins: The Good, the Bad, and the Unknown." *Medscape*, October 10, 2014.

Swazey, Judith P. *Chlorpromazine in Psychiatry: A Study of Therapeutic Innovation*. Cambridge, MA: MIT Press, 1974.

Taylor, Fiona, et al. "Statin Therapy for Primary Prevention of Cardiovascular Disease." *JAMA* 310, no. 22 (2013): 2,451–2.

Temin, Peter. *Taking Your Medicine: Drug Regulation in the United States*. Cambridge: Harvard University Press, 1980.

Tone, Andrea. *The Age of Anxiety*. New York: Basic Books, 2009.

Tone, Andrea, and Elizabeth Siegel Watkins. *Medicating Modern America: Prescription Drugs in History*. New York: New York University Press, 2007.

Wade, Nicholas. "Hybridomas: The Making of a Revolution." *Science* 215, no. 26 (1982): 1,073–5.

Wallace, Edwin R., and John Gach, eds. *History of Psychiatry and Medical Psychology*. New York: Springer, 2008.

Wanamaker, Brett L., et al. "Cholesterol, Statins, and Dementia: What the Cardiologist Should Know." *Clin Cardiol* 38, no. 4 (2015): 243–50.

Whitaker, Robert. *Mad in America: Bad Science, Bad Medicine, and the Enduring Mistreatment of the Mentally Ill*. New York: Basic Books, 2002.

Yamada, Taketo. "Therapeutic Monoclonal Antibodies." *Keio J Med* 60, no. 2 (2011): 37–46.

Zaimeche, Salah, et al. "Lady Montagu and the Introduction of Smallpox Inoculation to England." www.muslimheritage.com/article/lady-montagu-and -introduction-smallpox-inoculation-england.

옮긴이의 말

나는 한국 민주화의 분수령이던 1980년대 초 대학에서 경영학을 공부하며 경제학·사회학·철학을 곁눈질했다. 대학과 대학원을 졸업한 뒤에는 은행·증권·유통업을 전전하며 꿈틀대는 자본주의의 기운을 온몸으로 느꼈다. 그러던 중 1997년 IMF를 계기로 진로를 바꿔, 1999년 서른아홉 살의 나이에 약학대학에 신입생으로 들어가 생명과학을 공부하며 과학에 눈을 떴다. 약대를 졸업한 후에는 약사 면허를 취득하여, 10년간 '낮에는 약사, 밤에는 과학정보 공유자'로 일했다. 그리하여 2014년 '진화론의 교과서'로 통하는 『센스 앤 넌센스』를 번역·출간하며, 약국 문을 닫고 생명과학 전도사로 나섰다.

어언 예순 살이 된 지금, 지난 40년을 돌이켜보면 '과학으로 바꾸길 참 잘했다'라는 생각이 들며, 나를 과학으로 이끈 약학에 고마움을 느낀다. 다른 한편, '만약 약학을 먼저 공부하고 경영학을 나중에 공부했다면 어땠을까?'라는 의문도 든다. 결론적으로 말하면 경영학을 먼저 공부하길 잘했다고 생각한다. 만약 약학을 먼저 공부했다면, 약학에 매몰되어 제약산업의 흐름을 제대로 이해하지 못했을 것이다. 그러나 경영학을 먼저 공부한 덕분에 약학의 배후에서 요동치는 거대자본의 논리를 늘 염두에 둘 수 있었다.

각설하고, 동아시아 출판사에서 번역을 의뢰한 토머스 헤이거의 『텐 드럭스』 원고를 보는 순간, 나는 손뼉을 탁 쳤다. "늘 그랬지만, 이 회사 사장은 임자를 제대로 찾는 촉이 있구나!"

한마디로 『텐 드럭스』는 역자 양병찬과 궁합이 맞는 책이다. 모름지기 과학책이라고 하면 정보가 가장 중요하다. 과학책인지 수필집인지 도통 알 수 없는 책들이 범람하는 요즘, 내가 번역한 책들은 모두 해당 분야의 과학자들이 쓴 책으로 정보가 풍성했음을 자부한다. 그러나 과학자들의 시각에서 과학을 논하는 것도 매우 중요하지만, '자본의 논리에 휘둘리는 과학'이라는 현실을 제대로 짚어주는 책도 하나쯤 필요하다는 게 내 생각이었다. 특히 블록버스터들이 판치는 약학 분야임에랴. 그러나 과학적 배경이 부족한 저널리스트가 그런 책을 함부로 썼다가는 이것도 저것도 아닌 '얼치기 과학 평론'이 되기 십상이다.

지금껏 나의 우려를 불식했던 저자들이 몇 명 있었다. 첫 번째는 퓰리처상에 빛나는 『핀치의 부리』의 저자 조너선 와이너이고, 두 번째는 『해부학자』의 저자 빌 헤이스다. 두 사람은 우리 식으로 표현하면 '문과' 출신임에도 도서관과 과학 현장을 부지런히 오가며 과학 공부에 몰두하여 웬만한 과학자 뺨치는 '통찰력 넘치는 과학책'을 발간했다.

약학과 의학 분야에서는 토머스 헤이거도 만만치 않다. 그는 최근 발간된 『감염의 전장에서』에서 항생제 개발의 역사를 다뤄, 코로나바이러스 팬데믹에서 우리의 좌표를 돌아보게 했다. 그런데 『텐 드럭스』에서는 무려 열 개 분야로 대상을 넓혀, 가짓수로는 100여 가지 약물의 역사와 전망을 아우르는 능력을 과시했다.

최근 '의약품의 역사'를 다룬 책들이 출간되어 독자들의 관심을 끌었다. 그러나 대부분은 구조론·기능론을 벗어나지 못해 탄생설화나 영웅담에 빠지기 쉬웠다. 그러나 헤이거는 『텐 드럭스』에서, 약물의 탄생 및 진화 과정은 물론 (저널리스트답게) 그것을 둘러싼 정치·경제·사회·문화적 배경까지도 살펴본다. 소재를 선택하는 데서도, 아스피린이나 페니실린과 같은 단골메뉴를 과감히 생략하고 '마약', '정신병 치료제', '데이트강간 약물'과 같은 미묘한 항목을 다뤘다.

그리고 신종 바이러스 팬데믹을 예견이라도 한 듯 천연두 백신의 개발 과정을 비중 있게 소개했는데, 지금껏 알려진 에드워드 제너 대신 '레이디 몬태규'라는 여성을 새로이 부각한다. 그뿐만이 아니다. 헤이거는 최신 의약품인 단클론항체monoclonal antibody의 개발 및 발전 과정까지도 상세히 다루며, 자신의 사견임을 전제하고 콜레스테롤 강하제(일명 스타틴)를 강도 높게 비판한다. 그의 주장을 몇 개의 키워드로 요약하면, '약 권하는 사회', '유병장수시대', '삶의 의료화(뭐든 약으로 해결하는 사회)'라고 할 수 있다.

약사인 나의 의견도 헤이거와 대동소이하다. 내가 한 인터뷰에 실린 글로 역자로서의 의견을 갈음한다. "약사로서 양 동문의 꿈은 환자에게 필요하지 않은 약은 먹게 하지 않는 것이다. 일부 의료인 중에는 돈을 벌기 위해 약물오남용을 부추기는 사례가 적지 않기 때문이다. 남들에겐 그럴 수도 있는 편법이지만 자신은 그러고 싶지 않다는 고집, 그가 자기 일에 남다른 자부심을 갖는 이유는 이러한 고집을 꿋꿋이 지키고 있기 때문이다."

2020년 10월
양병찬